新世纪乡村医生培训教材

中医儿科学

主　编　王文华　高桂奇
副主编　王家鹏　王龙梅　刘　菁
　　　　刘传旭
编　委　（以姓氏笔画为序）
　　　　王文华　王龙梅　王家鹏
　　　　刘　菁　刘传旭　高桂奇

中国中医药出版社
·北　京·

图书在版编目（CIP）数据

中医儿科学/王文华，高桂奇主编．—北京：中国中医药出版社，2010.7（2018.1重印）
新世纪乡村医生培训教材
ISBN 978 - 7 - 80231 - 996 - 7

Ⅰ．①中…　Ⅱ．①王…　②高…　Ⅲ．①中医儿科学 - 乡村医生 - 教材　Ⅳ．①R272

中国版本图书馆 CIP 数据核字（2010）第 092452 号

中国中医药出版社出版
北京市朝阳区北三环东路 28 号易亨大厦 16 层
邮政编码　100013
传真　010 64405750
廊坊市晶艺印务有限公司印刷
各地新华书店经销
*
开本 787×1092　1/16　印张 12　字数 287 千字
2010 年 7 月第 1 版　2018 年 1 月第 4 次印刷
书　号　ISBN 978 - 7 - 80231 - 996 - 7
*
定价　35.00 元
网址　www.cptcm.com

如有印装质量问题请与本社出版部调换
版权专有　侵权必究
社长热线　010 64405720
读者服务部电话　010 64065415　010 84042153
书店网址　csln.net/qksd/

乡村医生中医学专业培训教材

编审委员会

主 任 委 员　武继彪　金鲁明

副主任委员　盖一峰

委　　　员　(按姓氏笔画排序)

史　梅　刘健美　苏培庆

李广元　张钦德　赵美芹

战文翔　徐传庚　黄学英

秘　　　书　宋永刚

前　言

　　为了贯彻落实《中共中央、国务院关于进一步加强农村卫生工作的决定》和卫生部、教育部等五部委《关于加强农村卫生人才和队伍建设的意见》、国家中医药管理局《关于农村中医药人才培养和队伍建设的实施意见》等文件精神，各省、自治区相继开展了乡村医生中医学专业的培训工作，以满足广大的农村基层和城镇社区对实用性技能型中医药人才的迫切需求。能否培养出高素质的实用性技能型中医药人才，教材的选用是关键因素之一，为此，我们组织编写了乡村医生培训教材。

　　教材编写的指导思想与目标：以科学发展观为指导思想，以农村基层和城镇社区的在职、在岗中医药人员教育培训为重点，提高乡村医生中医药基本理论、基本知识和基本技能水平，突出实用性，侧重中医药临床能力的培养，提高其实际工作能力，使乡村医生通过接受中医药知识与技能培训，掌握基本知识，提高整体素质和服务水平，为农村基层和城镇社区培养出综合素质较高、技能水平过硬的实用性中医药人才。

　　教材编写的原则和基本要求：①教材科学定位：以培养高素质的乡村医生、提高乡村医生学历层次和业务水平为出发点，降低理论深度上的要求，建立实用技能体系。②突出中医药特色：教材在内容选取和编写上，要保持中医药特色，贯穿以能力培养为主线的思想，理论知识要宽泛，实践技能要突出，实践课要占到50%的比例。③教学体系合理：重视知识体系和能力体系的统一，重视理论和实践的结合，要充分体现乡村医生在学习中的主体性，教材编写要有利于学生学习。④实行主编负责制：由主编组建各教材编委会，并提出主导意见和编写大纲，经编委会充分讨论修改、完善后执行。由主编落实各参编人员的编写任务。各参编人员根据讨论通过的编写原则、要求，负责分工编写，在规定时间内完成参编部分的稿件。最后由主编统稿、定稿，交付出版社。

　　编写科目：编写的科目主要分为中医与西医两大类，具体包括：中医基础学、中药学、方剂学、人体解剖学、生理学、药理学、诊断学基础、中医内科学、内科学、中医外科学、中医妇科学、中医儿科学、心身医学、卫生法规、卫生防疫概论、常见急症处理、古典医著选、针灸推拿学、常用护理技术、中草药基础知识等共20门课程。

由于乡村医生培训教材是我国第一套针对乡村医生中医学专业的系统而全面的系列教材，涉及面较广，是一项全新而复杂的系统工作，从教材的选定到内容的确定，我们做了大量的探索性的工作。即使如此，本套教材也难免有不足甚至是疏漏之处，敬请各教学单位、各位教学人员在使用过程中发现问题时，多提宝贵意见，以便我们及时改进，使教材的质量不断提高，真正地为"培养出综合素质较高、技能水平过硬的实用性中医药人才"而编写出高质量的培训教材。

乡村医生培训教材编审委员会

2009 年 12 月

编写说明

为了全面贯彻落实《中共中央、国务院关于进一步加强农村卫生工作的决定》和卫生部、教育部等五部委《关于加强农村卫生人才培养和队伍建设的意见》、国家中医药管理局《关于农村中医药人才培养和队伍建设的实施意见》等文件精神，在乡村医生中医学专业教材编写委员会的组织领导下，我们编写了这套"新世纪乡村医生培训教材"，《中医儿科学》是其中主干课程之一。

本教材在以往大、中专教材的基础上，根据乡村医生的培养目标进行编写，以培养高素质的乡村医生、提高乡村医生学历层次和业务水平为出发点，降低理论深度上的要求，建立实用中医儿科技能体系。体现中医学专业学历教育面向基层是编写本教材遵循的主要原则，因此，不论在病种的选择方面、疾病的描述、诊断、治疗等方面都力求实用，特别是介绍了一些儿科临床简便易行而又确有疗效的外治及针灸、推拿疗法。并注意突出农村常见儿科疾病与时行疾病的诊断及中医预防与治疗措施。疾病的诊断及分型参考中华人民共和国中医药行业标准——中医儿科病证诊断疗效标准。同时，根据临床要求和疾病谱的变化，在以往中专、专科教材的基础上，增加了反复呼吸道感染、手足口病等多发病种，并努力体现中医儿科学治疗特色，注重培养实践动手能力及处理常见病症的能力，使之更符合时代的要求和广大农村、社区医疗工作的需要。

本教材分总论、各论两个部分，共八章。分别介绍了中医儿科学基础知识、常见病证、时行疾病及新生儿疾病的诊断、治疗。教材编写分工如下：第一章的第一、四、六、七节，第二章与附录五、六由王文华编写；第一章的第二、三、五节及附录二、三、四由王龙梅编写；第三章及附录一由高桂奇编写；第四、五章由刘传旭编写；第六章由王家鹏编写；第七、八章由刘菁编写。

本教材的编写尽管做了很多努力，但由于编者水平所限，编写时间仓促，不足之处在所难免，热忱欢迎各院校老师和乡医同学们在使用过程中提出宝贵意见，以便今后进一步修订提高。

编者
2010 年 4 月

目　录

总　论

各 论

附　录

总　论

第一章　儿科学基础

第一节　中医儿科学发展简史

中医儿科学，是以中医学理论体系为指导，以中医治疗方法为手段，研究从胎儿至青少年这一时期的生长发育、预防保健和疾病防治的一门临床学科。

历代医家为了中华民族的繁衍昌盛，作出了卓越的贡献。随着中医学的发展，中医儿科学逐步形成了自己的理论和实践体系，并不断充实发展。中医儿科学的发展历史，可以划分为四个主要阶段。

一、中医儿科学的萌芽期（远古～南北朝）

中医儿科医学起源很早，4000 年前商代殷墟出土的甲骨文中就有龋齿和"贞子疾首"等小儿常见病的记载。《史记·扁鹊仓公列传》记载了最早的儿科医生扁鹊："扁鹊……入咸阳，闻秦人爱小儿，即为小儿医。"现存最早的医学专著《五十二病方》中有"婴儿病痫"、"婴儿瘛"的记述。《黄帝内经》建立的中医学体系不仅有效地指导了中医儿科，而且论述了小儿生长发育、儿科疾病的病因病理以及泄泻、喘鸣等病证的诊断及预后。《伤寒杂病论》以六经辨证治疗外感病、以脏腑辨证论治杂病，对后世儿科学辨证体系的形成产生了重要的影响。

二、中医儿科学的形成期（隋朝～宋朝）

隋唐时期，太医署专设"少小科"，学制 5 年，促进了儿科学的发展。隋代巢元方主持编撰《诸病源候论》，其中论小儿杂病诸候 6 卷 255 候，详细描述了小儿疾病的病因病理和证候，并提出"不可暖衣，……宜时见风日，……常当节适乳哺"等小儿养育观。唐代孙思邈的《备急千金要方》把妇人、小儿方列于卷首，从小儿初生护养至伤寒、杂病分九门，载方 380 首，是儿科学的重要文献。

《颅囟经》为我国最早的儿科专著，流行于唐末宋初，现存版本是从明代《永乐大典》中辑出的。书中首创小儿为"纯阳之体"的理论，为后世医家关于小儿生理病理特点的论述提供了理论依据。

北宋钱乙（字仲阳）专业从事儿科 40 年，是中医儿科学术发展史上有杰出贡献的医家。其弟子阎季忠收集整理钱乙的理论和实践经验，编写成《小儿药证直诀》3 卷。该书重视小儿面部望诊，指出了惊与痫的区别，首创急惊风、慢惊风的不同病因病理和治疗方药。提出了"诸疳皆脾胃病，亡津液之所作"的理论。将小儿生理病理特点概括为"脏腑柔弱、易虚易实、易寒易热"。首创儿科五脏辨证体系，提出"心主惊"、"肝主风"、"脾主困"、"肺主喘"、"肾主虚"的辨证纲领，成为中医儿科辨证学中最重要的方法。钱乙善于化裁古方，研制新方，他创制了 134 首药方，如异功散、泻白散、导赤散、七味白术散等，至今仍为儿科临床所常用。钱乙对中医儿科学体系的形成作出了突出贡献，被后世誉为"儿科之圣"。

北宋时期，各地天花、麻疹等时行疾病流行，山东名医董汲擅用寒凉法，撰写了《小儿斑疹备急方论》，书中记录了用白虎汤及青黛、大黄等药物的治疗经验，是天花、麻疹类专著之始。南宋陈文中编著《小儿痘疹方论》、《小儿病源方论》，他重视固护小儿元阳，温养脾胃，对痘疹类时行疾病因阳气虚寒而产生的逆证，用温补托毒法救急。陈文中主温补与钱乙、董汲主寒凉两种学术思想的争鸣，促进了中医儿科学的发展，为儿科疾病辨证论治提供了全面的理论依据和丰富的治疗方法。

三、中医儿科学的发展期（元朝～中华人民共和国成立前）

金、元、明、清时期，儿科名医辈出，儿科专著不断问世，学术方面各有所长，促进了中医儿科学的发展。

金元四大家各有特长，他们的学术争鸣，丰富了儿科学的内容。刘完素在《宣明论方·小儿科论》中说："大概小儿病者纯阳，热多冷少也。"主张用辛凉苦寒治疗小儿热性病，如将凉膈散灵活应用于儿科临床。张从正治热性病善用攻下法，为治疗小儿热性病采用"上病下取"提供了理论依据。李杲重视调理脾胃，他的补中益气汤、清暑益气汤为儿科广泛应用。朱丹溪倡导小儿"阳常有余，阴常不足"，注重养阴。

元代儿科名医曾世荣，著有《活幼心书》、《活幼口议》，详述小儿病因、证候及治疗原则，如将急惊风归纳为四证八候，提出镇惊、截风、退热、化痰等治法，并认识到"惊风三发便成痫"、"瘀血成痫"。其学术思想对儿科学的发展具有一定的贡献。

明代薛铠、薛己父子精专儿科，著《保婴撮要》20 卷，采用"烧灼法断脐"预防新生儿破伤风，倡导乳儿用药"若用汤药，宜疗乳母"的新的给药途径。儿科世医万全，著作颇多，仅儿科就有《育婴家秘》、《幼科发挥》、《痘疹心法》、《片玉心书》、《片玉痘疹》等。万氏十分重视小儿胎养、新生儿护养与婴幼儿调养，提出小儿发病的三因论。他在朱丹溪养阴思想的基础上，提出了小儿阳常有余，阴常不足，肝常有余，脾常不足，心常有余，肺常不足，肾常虚，即"三有余，四不足"的观点，对后世探讨小儿生理病理特点具有指导意义。治疗方面"首重保护胃气"，"五脏有病，或泄或补，慎勿犯胃气"，并将推拿疗法应用于儿科。

此外，明代王肯堂的《证治准绳·幼科》、翁仲仁的《幼科金镜录》、鲁伯嗣的《婴童百问》、张介宾的《景岳全书·小儿则》等，都反映了当时儿科的学术理论及诊疗水平，为儿科学的发展做出了重要的贡献。

清代儿科医家夏禹铸著《幼科铁镜》，重视望诊，提出"小儿病于内，必形于外"的论点，主张从望面色、审苗窍来辨别脏腑的寒热虚实，运用"灯火十三燋"治疗脐风等证。提出了"疗惊必先豁痰，豁痰必先祛风，祛风必先解热，解热必先祛邪"的惊风治法。陈复正（字飞霞）著《幼幼集成》，汇集、整理了清代以前的儿科理论与临床经验，首创"禀赋"、"护胎"，认为胎婴在腹，与母亲的精神、饮食、劳逸等有密切关系，孕母必须重视这些方面的调摄。他对小儿指纹诊法颇有见地，在前人的基础上，将虎口脉纹辨证归纳为"浮沉分表里、红紫辨寒热、淡滞定虚实"，"风轻、气重、命危"，切合临床实际，为后世多数儿科医家所采纳。

清代温病学的形成，对儿科学的发展影响较大。小儿易患热性病、传染病，不少医家对温热病有较深入的研究。如吴瑭撰《温病条辨·解儿难》，提出了"小儿稚阳未充，稚阴未长"的"稚阴稚阳"学说，从而补充完善了"纯阳"学说，成为指导儿科临床的基本理论。叶天士创卫气营血辨证理论，使儿科辨证方法更趋完善。

明清时期，天花、麻疹等时行疾病流行，当时儿科医家十分重视痘疹的防治。据医史学家考证，我国的人痘接种术始于16世纪中叶，17世纪已相当盛行，并先后流传到国外。100年后英国人琴纳发明了牛痘接种术（1796年）后，此法才逐渐被取代。人痘接种术的发明不仅是儿科学术史上光辉的一页，而且开创了世界免疫学的先河。

小儿推拿对小儿保健和疾病防治有重要作用，其手法和穴位均有别于成人。明清时期已形成理论体系，相继刊行了诸多小儿推拿专著。如龚云林的《小儿推拿方脉活婴秘旨》，熊应雄的《推拿广意》，周于藩的《小儿推拿秘诀》等，详细论述了推拿手法与适应病症。

四、中医儿科学的新时期（中华人民共和国成立后）

新中国成立后，党和政府十分重视儿童健康，积极推行新法接生，建立妇幼保健网络，使传染病的发病率大幅度下降。在党的中医政策鼓舞下，取得了许多可喜的成果。如20世纪50年代中医药治疗"流行性乙型脑炎"的成功经验，不仅提高了治愈率，而且减少了后遗症的发生，充分发挥了中医中药的优势。对婴幼儿泄泻，病毒性肺炎，流行性感冒，急、慢性肾炎，肾病综合征、哮喘等小儿病毒性疾病、免疫性疾病及疑难杂症的治疗，均取得了较好的临床疗效。

在医学教育方面，自20世纪50年代开始了现代中医中等及高等教育，培养了大批中医儿科人才，编写了《中医儿科学》教材，整理、出版了大量中医儿科学著作，发展了中医儿科教育事业，使中医儿科学进入了一个崭新的发展阶段。

第二节　小儿年龄分期

小儿处于生长发育的动态变化过程中，各系统组织器官逐渐发育完善，功能亦渐趋成熟，根据其解剖、生理、病理特点，将整个小儿时期划分为七期，以便于指导儿童保健和疾病防治。

一、胎儿期

从受精卵形成到胎儿出生，共40周，称为胎儿期。胎儿在孕育期间，通过胎盘、脐带与孕母相连，依靠母体气血供养，在胞宫内生长发育。

此期的特点是胎儿生长发育迅速，完全依靠母体生存。因此母体的健康状况、生活工作条件、营养和卫生环境，以及疾病、用药等直接影响到胎儿的生长发育。尤其是前三个月，是胎儿各系统器官的分化成型时期，此时孕妇若受到理化创伤、营养缺乏、吸烟酗酒、滥用药物、感染、心理创伤等不利因素的影响，均可使胎儿生长发育出现障碍，导致死胎、流产、先天畸形等不良后果。

此期要做好孕期卫生指导，注意饮食调养，进行适当的体育活动，定期监测胎儿生长发育情况。避免滥用药物和接触有害物质，预防感染，保持良好心情是孕妇和胎儿保健工作的重要内容。

二、新生儿期

自胎儿娩出、脐带结扎至满28天称为新生儿期，此期包含在婴儿期内。这一时期小儿刚脱离母体而独立生活，经历了内外环境的突然变化，开始呼吸和循环调整，依靠自己的消化系统摄取营养、泌尿系统排泄代谢产物。新生儿对环境的适应能力和对疾病的抵抗力均较差，容易发生各种疾病，如产伤、窒息、新生儿黄疸、新生儿破伤风、呼吸道感染、腹泻等，患病后反应差、变化快，死亡率较高。

此期应注意合理喂养，细心养护，注意保暖及食具、衣物的卫生，防止皮肤、黏膜损伤等。

目前国内还将胎龄满28周至出生后7天定为围生期。这一时期发病率和死亡率最高，约占新生儿死亡率的70%，因此应特别重视围生期的保健。

三、婴儿期

自胎儿出生至1周岁，称为婴儿期，亦称乳儿期。此期的特点是，小儿生长发育极其迅速，各系统组织器官不断发育和完善，为体格生长的第一个高峰。至1周岁时，体重增长到出生时的3倍，身长增长到出生时的1.5倍，头围已达46cm左右，乳牙开始萌出。由于生长发育迅速，需要摄入的热量和营养素特别高，但此时消化系统功能尚不完善，容易发生营养不良和消化功能紊乱，易患佝偻病、贫血、营养不良、腹泻等疾病。出生6个月以后，由于婴儿体内来自母体的免疫球蛋白逐渐消失，而自身免疫系统尚未发育成熟，对疾病的抵抗力较差，易患各种感染性疾病和传染病。

此期应大力提倡母乳喂养，及时添加辅食。有计划地进行预防接种，多晒太阳，增强机体抗病能力。

四、幼儿期

从1周岁至满3周岁为幼儿期。这一时期小儿体格增长较前减慢，但中枢神经系统发育加快，大脑功能逐渐成熟，如语言、动作、表达能力明显增强。前囟门闭合，乳牙长齐，饮食逐步过渡至多样复杂化，学会控制大小便。此时小儿活动能力增强，活动范围扩大，但对危险的识别能力差，自我保护能力有限，因此意外伤害发生率较高，应格外注意保护。由于断奶、食物种类的改变，易患营养不良及消化功能紊乱性疾病。由于活动范围的扩大，以及自身免疫能力的不足，容易发生多种时行疾病，如痄腮、水痘、丹痧、顿咳等。

此期应注意按时断奶及断奶后的合理喂养，做好预防接种工作，注意传染病的预防。还要重视对幼儿的早期教育，着手进行生活习惯和卫生习惯的培养，防止中毒、烫伤等意外事故的发生。

五、学龄前期

自 3 周岁至 6~7 岁入小学前为学龄前期。这一时期体格发育稳步增长，智能发育明显增快，语言能力、理解能力、模仿能力、思维能力增强，好奇、多问，是小儿性格特点形成的关键时期。此期小儿抗病力较前增强，但有关免疫反应性疾病，如肾炎、结缔组织病、过敏性紫癜等开始增多。

此时期要培养小儿良好的生活、学习习惯，重视思想品德教育，培养他们爱劳动、讲卫生、爱集体、懂礼貌等优良的品质。注意加强体格锻炼，增强抗病能力，同时应注意防止误食药物、毒物，避免触电、溺水、车祸等意外事故发生。

六、学龄期

从入小学开始（6~7 周岁）到青春期前（12~14 周岁），称为学龄期。这一时期小儿体格发育呈平稳增长，除生殖系统外，其他器官的发育到本期末已接近成人水平。脑的形态发育已与成人基本相同，智能发育趋向成熟，控制、理解、分析、综合能力增强，是长知识，接受文化教育的重要时期，应在学校和家庭教育中使他们在德、智、体、美、劳等方面得到全面发展。

此期对各种传染病的抵抗能力增强，疾病的种类及表现基本接近成人。但要注意预防龋齿和近视，保证足够营养和睡眠，预防精神、行为、心理等方面的问题。

七、青春期

女孩从 11~12 岁开始到 17~18 岁，男孩从 13~14 岁开始到 18~20 岁。女孩比男孩青春期开始与结束的年龄早 2 年左右。青春期个体差异较大，可相差 2~4 岁。此期主要特点为体格生长出现第二个高峰，体重、身高显著增长，第二性征逐渐明显，生殖系统发育加速并趋于成熟，女孩乳房发育，月经来潮，男孩喉结显现，发生遗精；又由于神经、内分泌调节不够稳定，有时易出现心理和精神行为方面的变化。至本期结束时各系统发育成熟，体格生长逐渐停止。

此期应保证营养充足，满足发育所需；及时进行生理卫生教育，做好心理卫生工作；教育青少年树立正确的人生观、世界观，促进身心的健康成长。

第三节　小儿生长发育

生长发育是小儿区别于成人的基本特点，是指从受精卵到成人的成熟过程。生长是指小儿身体各器官、系统的长大，是形体的增加，是量的增长；发育指细胞、组织、器官的分化完善和功能成熟，是机体功能的演进，是质的变化。生长发育两者紧密相关，不能截然分开。掌握小儿生长发育规律，对于指导儿童保健，防治儿科疾病具有重要意义。

一、小儿生长发育的规律

小儿的生长发育遵循人类共同的规律性，即生长发育是连续的过程；各系统器官发育不平衡；生长发育有一定规律，但存在个体差异，生长发育受遗传和环境的共同影响。

（一）生长发育的一般规律

生长发育遵循由上到下、由近到远、由粗到细、由低级到高级、由简单到复杂的规律。如出生后运动发育的规律为：先抬头，后抬胸，再会坐、立、行（由上到下）；从臂到手，从腿到脚的活动（由近到远）；从全掌抓握到手指拾取（由粗到细）；先画直线，后画圈、图形（由简单到复杂）；由看、听、感觉等感性认识发展到记忆、思维、分析、判断等理性认识（由低级到高级）。

（二）生长发育的连续性和阶段性

生长发育是一个连续的过程，但各年龄段生长发育的速度不同，具有阶段性。一般年龄越小，体格增长越快，出生后开始6个月生长最快，1周岁后基本稳步成长，至青春期又迅速加快。

（三）各系统器官发育不平衡

在发育过程中，各系统的发育速度快慢不同，各有先后。一般神经系统发育最早，尤其是脑的发育，7~8岁大脑的重量已接近成人；生殖系统发育最迟；淋巴系统则先快而后回缩，青春期前达到高峰，以后逐渐下降；肌肉组织则须到学龄期才发育加快。

（四）生长发育的个体差异

小儿的生长发育虽然有一定的规律性，但个体之间并不完全一致，在一定范围内受遗传、性别、环境、营养等方面的影响而存在很大差异。因此在判断小儿发育是否正常时应充分考虑各种影响因素，并需做连续动态的观察，才能作出正确的判断。

二、体格生长的常用指标

（一）体重

体重是小儿器官、骨骼和体液的总重量。体重测定可以反映小儿体格发育和衡量小儿营养状况，并作为计算临床用药量和输液量的主要依据。

小儿体重的增长不是匀速的，一般年龄愈小，增长愈快。正常小儿出生时的平均体重约为3kg，出生后的前半年平均每月增长约0.7kg，后半年平均每月增长约0.3~0.4kg，1周岁以后平均每年增加约2kg。临床可用以下公式推算小儿体重：

≤6个月：体重（kg）＝出生体重（kg）＋月龄×0.7kg

7~12个月：体重（kg）＝7＋（月龄－6）×0.5（kg）

2~10岁：体重（kg）＝年龄×2＋8（kg）

10~12岁以后进入青春期，体重增加极快，不能按公式计算测量方法：空腹、排空大小便、脱去衣裤、鞋袜。

同一年龄小儿的体重可有一定的个体差异，其波动范围一般不超过正常均值的10%。体重增长过快常见于肥胖症，体重低于正常均值的15%则提示营养不良或有慢性疾患。

（二）身高（长）

身高是指从头顶至足底的垂直长度，主要反映机体骨骼发育状况。

身高（长）的增长规律与体重相似，年龄越小增长越快。正常小儿出生时身长约为50cm，生后第一年身长增长最快，约25cm，1周岁时身长约为75cm，1岁后增长减慢，全年增长10cm，因此2岁小儿身长约85cm，2岁以后生长速度减慢，至青春期前身高年平均增长约5~7cm。临床可用以下公式推算2岁后至12岁儿童的身高：

$$身高（cm）= 年龄 \times 7 + 70（cm）$$

测量方法：一般3岁以下小儿量卧位时身长，3岁以上小儿测量身高。测量时脱去鞋袜，摘帽，取立正姿势，两腿伸直，头顶、足跟紧贴测量板。立位与卧位测量值约相差1~2cm。

身高的增长与种族、遗传、体质、营养、运动、疾病等因素有关，身高的显著异常是疾病的表现，如身高低于正常均值的30%，应考虑侏儒症、克汀病、营养不良等。

小儿身高是头、脊柱及下肢的总和，但三者的发育速度是不平衡的，头部发育较早，下肢发育较晚，因此临床上还有上部量、下部量和坐高的测定。上部量指从头顶至耻骨联合上缘的长度，下部量指从耻骨联合上缘至足底的长度，坐高指头顶至坐骨结节的长度，主要用于内分泌和骨骼疾病的诊断。

（三）头围

头围的大小直接反映了颅骨和脑的发育。正常新生儿头围约为32~34cm，出生后前3个月和后9个月各增长6cm，1周岁时约为46cm，2周岁时约为48cm，5周岁时约增长至50cm，15岁时接近成人，约为54~58cm。

测量方法：用软尺自两侧眉弓上缘处，经过枕骨结节，绕头一周的长度为头围。测量时小儿应脱帽，软尺应紧贴皮肤，左右对称，松紧适中。

测量头围在2岁以内最有价值，怀疑头围异常时，连续跟踪测量比一次测量更为重要。头围过小多见于脑发育不良、小头畸形等，头围过大常提示脑积水及佝偻病等。

（四）囟门

囟门有前囟、后囟之分。前囟门是额骨和顶骨之间的菱形间隙，出生时大小约为1.5~2cm，在出生后的12~18个月闭合。后囟门是顶骨和枕骨之间的三角形间隙，部分小儿出生时就已闭合，未闭合者最迟于生后2~4个月内闭合。

测量方法：囟门对边中点间的连线距离。

囟门反映小儿颅骨间隙闭合情况，囟门关闭的早晚在某种程度上与脑的发育及疾病影响有关。前囟早闭或过小多见于小头畸形，晚闭或过大见于佝偻病、脑积水、先天性甲状腺功能低下等。正常囟门平坦有波动感，若前囟门饱满或隆起紧张、波动增强提示颅内压增高，多见于脑积水、脑炎、脑膜炎等；前囟门凹陷可见于脱水或重度营养不良。后囟过大或闭合过迟，可能是先天性甲状腺功能低下的一个体征。

（五）胸围

胸围的大小与肺和胸廓的发育有关。出生时胸围约32cm。一般在1岁时，胸围与头围大致相等，2岁后胸围渐大于头围，约为头围厘米数加年龄减1，胸廓也由出生时的圆桶状逐渐变为扁平状。

胸围反映胸廓、肺、肌肉、皮下脂肪的发育状况，一般营养不良或缺少锻炼的小儿胸廓发育差，胸围超过头围的时间较晚；反之，营养状况良好的小儿，胸围超过头围的时间较早。

测量方法：安静状态下，用软尺沿乳头下缘，向背后经肩胛角下缘，水平绕胸一周的长度。

（六）牙齿

牙齿的生长与骨骼发育有一定的关系，但并不完全平行。人一生有两副牙齿，即乳牙和恒牙。通常小儿出生后4～10个月乳牙开始萌出，出牙顺序是先下颌后上颌，自前向后依次萌出，唯尖牙例外。20颗乳牙约在2～2.5岁出齐。出牙为生理现象，一般不伴随任何症状，有的小儿可有暂时流涎、烦躁不安或低热等症状。出牙时间与遗传、内分泌等有关。出牙时间推迟，常见于佝偻病、呆小病、营养不良等。

2岁以内乳牙颗数可用以下公式推算：

乳牙数 = 月龄 – 4（或6）

6岁左右开始出第一恒磨牙，7～12岁开始乳牙按萌出先后逐个脱落，代之以恒牙，第三磨牙（智齿）一般在20～30岁时长出，也有终生不出者。

（七）呼吸、脉搏、血压

小儿由于新陈代谢旺盛，年龄越小，呼吸、脉搏越快，而血压则随着年龄的增加而上升。小儿呼吸、脉搏、血压易受发热、运动、哭闹等影响，测量应在安静状态下进行。对小儿呼吸频率的检测可观察其腹部的起伏状况，也可用少量棉花纤维放置于小儿的鼻孔边缘，观察棉花纤维的摆动次数；对小儿脉搏的检测可通过寸口脉或心脏听诊完成。

测量血压时应根据不同年龄选择不同宽度的袖带，袖带宽度应为上臂长度的2/3，袖带过宽测得的血压值较实际血压值为低，过窄测得的血压值较实际血压值为高。（表1-1）

表1-1	各年龄组小儿呼吸、脉搏的正常值	
年龄	呼吸（次数/每分钟）	脉搏（次数/每分钟）
新生儿	40～45	120～140
<1岁	30～40	110～130
1～3岁	25～30	100～120
4～7岁	20～25	80～100
8～14岁	18～20	70～90

不同年龄小儿血压正常值可用下列公式推算：

收缩压（mmHg）= 80 + 2 × 年龄

舒张压＝收缩压×2/3

三、神经心理发育

小儿神经心理发育包括感知、运动、语言、性格、心理活动等方面，是反映小儿发育正常与否的重要指征。神经心理发育除与先天遗传因素有关外，还与后天所处环境及受到的教育等密切相关。

（一）感知发育

1. 视觉 新生儿只能短暂注视15～20cm以内缓慢移动的物体；3个月时头眼协调好，可追寻活动的玩具或人；4～5个月开始能认识母亲的面容，初步分辨颜色；6个月目光能跟随在水平及垂直方向移动的事物，可注视远距离的物体，如汽车、行走的人等；8～9个月时出现视深度感觉，能看到小物体；1岁半时能区别各种形状；2岁时能区别垂直线与横线，目光跟踪落地的物体；5岁时可区别各种颜色；6岁时视深度充分发育，视力可达1.0。

2. 听觉 新生儿出生3～7天听觉已相当良好；3个月时可转头向声源；4个月时听到悦耳声音会有微笑；5～6个月时对母亲语声有反应；8个月时开始能区别简单语言的意义；9个月时能寻找来自不同方向的声源；1～2岁时听懂简单的吩咐；4岁时听觉发育完善。

（二）运动发育

小儿动作发育遵循一定的规律，发育顺序是由上到下、由粗到细、由不协调到协调。

1. 粗动作发育 可归纳为："二抬四翻六会坐，七滚八爬周会走。"新生儿俯卧时能抬头1～2秒，3个月时抬头较稳；5～6个月时开始有目的地翻身；6个月能独坐片刻；8～9个月可用双上肢向前爬；10个月可扶走；12个月能独自走路；24个月可双足并跳；36个月能双足交替登楼，会骑三轮车。

2. 精细运动 是手指精细运动的发育。新生儿时双手握拳；3～4个月能自行玩手，并企图抓握玩具；5个月时眼与手的动作取得协调，能有意识地抓取面前的物品；5～7个月时能在两手间有意识交换玩具并出现敲、捶等动作；9～10个月时可用拇指、食指拾东西；12～15个月时学会用匙、握笔乱涂；18个月时能摆放2～3块方积木；2岁时会翻书；3岁时会穿、脱简单的衣服。

（三）语言发育

语言是表达思维、意识的一种方式，与智能有直接的联系。小儿语言发育要经过发音、理解与表达三个阶段。新生儿仅会哭叫；2个月能发出无意识的和谐喉音；3个月发出咿呀之声；4个月能发出笑声、发单音"呀"；7～8个月能发出复音如"爸爸"、"妈妈"等；1岁时能说出简单的生活用语，如吃、走、拿等；1岁半时用语言表达自己的要求；2～3岁时思维、语言发育迅速，模仿性强，已能朗诵及唱歌；5岁后能用完整的语言表达自己的意思。

（四）心理活动的发展

1. 社会心理行为 2～3个月的小儿以笑、停止啼哭、伸手或发出声音等，表现出见到父母的愉快；3～4个月会对外界感到高兴的事情表现出大笑，通过表情改变如烦躁、哭闹表示不愉快；7~8个月会对不熟悉的人表现出怕生；9~12个月会对外界不同的事情做出不同的面部表情，开始早期的模仿行为；18个月的小儿逐渐建立了自我控制能力，在成人附近可以较长时间独自玩耍；2岁左右对父母的依赖性减弱，易与父母分开；3岁后可与小朋友做游戏，能表现出自尊心、害羞等。

2. 注意力的发展 注意是认知过程的开始，可分为无意注意和有意注意。婴儿时期以无意注意为主，3个月开始能短暂地集中注意人脸和声音。随着年龄增长、活动范围扩大及动作语言的发展，小儿的有意注意逐渐增多，但幼儿期仍以无意注意为主，有意注意易分散和转移。5~6岁后才能较好地控制其注意力。

第四节 小儿生理病理特点

小儿自出生到成人，始终处于不断的生长发育过程之中，年龄越小生长发育越快。小儿无论是在形体、生理方面，还是在疾病种类、病情演变方面，都有别于成人，而且年龄越小，这种与成人的差异就越显著。因此，不能简单地将小儿看成是成人的缩影。掌握小儿的生理病理特点，对于指导儿童保健和疾病防治，有着重要的意义。

一、生理特点

历代医家对小儿生理特点论述较多，并创立了"纯阳"学说和"稚阴稚阳"学说。归纳小儿的生理特点有：脏腑娇嫩，形气未充；生机蓬勃，发育迅速。

（一）脏腑娇嫩，形气未充

脏腑，指五脏六腑；娇嫩，指娇弱柔嫩，不耐攻伐；形，指机体的形体结构，如脏腑经络、四肢百骸、精血津液等；气，指各种生理功能，如肺气、脾气、肾气等；充，指充实旺盛。脏腑娇嫩，是指小儿时期，机体各器官和系统的发育不成熟、不完善。形气未充，是指小儿五脏六腑的形态未成熟、各种生理功能未健全。如小儿的语言能力、行为能力均较成人为差，生殖能力至青春期才逐步具备等。

古代医家对小儿的这一生理特点论述较多，最早见于《灵枢·逆顺肥瘦》："婴儿者，其肉脆血少气弱。"肉脆，指肌肉等有形之质脆薄不坚；血少，指血液等营养物质相对不足；气弱，指脏腑功能未臻健全。《诸病源候论·养小儿候》亦云："小儿脏腑之气软弱。"《小儿药证直诀·变蒸》曰："五脏六腑，成而未全……全而未壮"。清·吴鞠通在《温病条辨·解儿难》中提出了"小儿稚阳未充，稚阴未长"的观点，创立了"稚阴稚阳"学说。这里的"阴"，指人体的精、血、津液等物质；"阳"指脏腑的各种生理功能活动。"稚阴稚阳"学说进一步阐明了小儿时期，无论在物质基础还是生理功能方面，都是幼稚和不完善的。小儿时期五脏六腑的形与气皆属不足，尤其以肺、脾、肾三脏不足更为突出，年龄越小，这种特点就越显著。明代医家万全将此总结为"脾常不足"、"肺常不足"、"肾常虚"。

1. 脾常不足 脾为后天之本，主运化水谷精微，为气血生化之源。由于小儿生长发育迅速，对水谷精微需求较成人更为迫切，但小儿脾胃运化功能尚未健全，若饮食稍增，易致运化失常，故曰脾常不足。这种不足是在生理范围内的相对不足。

2. 肺常不足 肺为娇脏，主气，司呼吸，外合皮毛腠理。小儿肺脏娇弱，卫外不固，易受外邪侵袭；脾与肺为母子关系，肺主气有赖于脾之运化精微的充养，小儿脾常不足，故肺气亦弱，外邪易乘虚而入，故曰肺常不足。

3. 肾常虚 肾藏精，主骨，为先天之本，肾气能促进机体的生长发育和生殖。小儿骨、脑、发、耳、齿的正常发育及功能均与肾脏有关。小儿时期处于不断的生长发育过程中，气血未充，肾气未盛，天癸未至，可随年龄增长而逐渐充盛，故曰"肾常虚"。

（二）生机蓬勃，发育迅速

是指小儿在生长发育的过程中，无论在机体的形态结构方面，还是在生理功能方面，都在不断地、迅速地向着成熟完善的方向发展，而且年龄越小，生长发育的速度越快。以小儿体格生长为例，小儿体重从初生至周岁增长 3 倍，身长增长 1.5 倍。

古代医家把小儿的这种生理特点称为"纯阳"。如《颅囟经·脉法》首先提出："凡孩子 3 岁以下，呼为纯阳，元气未散。"所谓"纯阳"是指小儿在生长发育过程中，表现为生机旺盛，蓬勃发展，犹如旭日初升，草木方萌，蒸蒸日上，欣欣向荣而言。"纯阳"并非"盛阳"，也不是说正常小儿是阳亢阴亏或有阳无阴之体。

"稚阴稚阳"与"纯阳"是古代医家用来概括小儿生理特点的两个方面。前者是指小儿机体柔弱，阴阳二气尚属不足；后者是指小儿在生长发育过程中，生机蓬勃，发育迅速，与成人迥然不同。稚阴稚阳与纯阳学说从不同角度反映了小儿的生理特点，同时也为阐明小儿的病理特点，指导临床治疗提供了重要的理论依据。

二、病理特点

小儿疾病的发生，病因与成人基本相同，但由于小儿的体质与生理特点与成人迥然有别，因此患病后对疾病的反应亦与成人有着明显的不同。归纳小儿的病理特点有：发病容易，传变迅速；脏气清灵，易趋康复。

（一）发病容易，传变迅速

由于小儿脏腑娇嫩，形气未充，为"稚阴稚阳"之体，加之寒暖不能自调，乳食不知自节，一旦家长调护喂养失宜，则外易为六淫侵袭，内易为饮食所伤。因此，小儿不仅容易发病，而且患病之后易于传变。年龄越小，这一病理特点也越明显。《医学三字经·小儿》曰："稚阳体，邪易干。"《温病条辨·解儿难》曰："脏腑薄，藩篱疏，易于传变；肌肤嫩，神气怯，易于感触。"就指出了小儿的这个病理特点。

1. 发病容易 小儿发病容易，突出表现在肺、脾疾病及时行疾病方面。其中，以肺脾二脏病证尤为多见。

小儿肺常不足，卫外功能未固，加之寒暖不能自调，一旦调护失宜，则易于感受外邪，外邪伤人，首先犯肺，引发感冒、咳嗽、肺炎喘嗽等肺系病证。因此，肺系疾病在儿科最为常见。

小儿"脾常不足"，脾胃发育未臻完善，运化能力较差，而生长发育所需水谷精气，却较成人更为迫切，加之小儿乳食不知自节，若家长喂养不当，易患呕吐、泄泻、厌食、积滞等脾胃病证，其发病率在儿科仅次于肺系病证而居第二位。

小儿为稚阴稚阳之体，形气未充，御邪能力较弱，易于感受各种时邪，形成麻疹、痄腮、水痘、痢疾等时行疾病。时行疾病一旦发生，又易于在儿童中相互传染，造成流行。

小儿患病，易于出现高热、惊风等病证。这是因为小儿感邪之后，邪气易于鸱张，正邪抗争而壮热；同时小儿心神怯弱、肝气未盛，邪热易于内陷，陷心则惊悸、神昏，陷肝则动风抽搐。古代医家把这个特点概括为"心常有余"、"肝常有余"。

2. 传变迅速 小儿不仅容易发病，发病之后又易于迅速传变，轻病转重，重病致危。小儿患病传变迅速的病理特点，主要表现在寒热虚实的迅速转化方面，即易虚易实、易寒易热。

虚实是指机体正气的强弱与致病邪气的盛衰而言。《素问·通评虚实论》曰："邪气盛则实，精气夺则虚。"易虚易实是指小儿一旦患病，邪气易实，正气易虚，实证常常转化为虚证，或虚实相兼之证。如小儿感冒，多属表证、实证，若不及时治疗，祛邪外出，可以迅速化热化火，灼津成痰，闭阻肺气，发展成为肺炎喘嗽的里实证；若此时邪热炽盛，正不抗邪，可迅速产生正虚邪陷、心阳虚衰的虚证，或夹有气滞血瘀的虚实夹杂证。又如小儿泄泻，起病多由乳食不节所致，常见腹痛、腹胀、呕吐、泄泻、舌苔厚腻等，属实证；若失治误治，正不敌邪，则易迅速出现气阴两伤或阴竭阳脱之变证。

寒热主要是指两种不同性质的证候属性。易寒易热是指小儿患病易于发生寒热间的相互转化。这与小儿"稚阴稚阳"的生理特点是密切相关的。由于小儿"稚阴未长"，故易出现阴伤阳盛，表现为热证；又由于小儿"稚阳未充"，机体脆弱，又易出现阳气虚衰的一面，表现为寒证。如风寒外束的寒证，可郁而化热，热极生风，出现高热、抽搐等热证；急惊风高热、抽搐的实热内闭证，可因正不胜邪，转瞬出现面色苍白、汗出肢冷、脉微欲绝等阴盛阳衰的虚寒证。

总之，小儿不仅发病容易，而且患病之后，寒热虚实的变化比成人更为迅速而复杂，所以诊治小儿疾病，务须诊断正确、辨证清楚，治疗及时，方能提高疗效。

（二）脏气清灵，易趋康复

小儿疾病虽有发病容易、传变迅速，易见危重证候的特点，但小儿生机蓬勃，脏气清灵，随拨随应，机体对各种治疗反应灵敏，且病因单纯，少七情影响。因此，患病之后，只要及时治疗，用药恰当，护理适宜，病情好转也较成人为快，容易康复。即使出现危重证候，只要分秒必争，积极抢救，预后往往也是比较好的。例如：小儿感冒、泄泻等病证多数发病快，好转也快；小儿哮喘、癫痫等病证虽病情缠绵，但预后较成人相对为好。

第五节　小儿喂养与保健

为了保证小儿的正常发育，促进其健康成长，喂养与保健工作是非常重要的环节。不同年龄段的小儿具有不同的生理特点，因此应采取不同的喂养与保健措施。

一、小儿喂养

小儿生机蓬勃，发育迅速，机体生长发育所需的营养物质相对较多，但其脾胃功能尚未健全，若喂养不当易引起消化功能紊乱与营养失调。因此合理地为婴幼儿选择食物，采用科学的喂养方法就显得格外重要。

（一）婴儿喂养

1. 母乳喂养　6个月以内的婴儿以母乳为主要食品者称为母乳喂养。母乳是婴儿最适宜的天然营养品，营养丰富易于消化吸收；母乳喂养可以增强婴儿对疾病的抵抗力，减少感染性疾病的发生；母乳喂养有利于增进母子感情。此外，产后哺乳可刺激子宫收缩，早日复原，还能减少乳母患乳腺癌和卵巢肿瘤的可能性。

（1）开奶时间：目前国际上主张越早开奶越好，正常产妇分娩后半小时即可哺乳。通过吸吮的刺激，可促进乳汁分泌和母婴感情的建立。

（2）喂养方法：新生儿不需规定时间和次数，在婴儿啼哭或者母亲觉得奶胀时即可哺乳，可每日按需哺乳。以后随着月份的增加可适当延长哺乳时间。哺乳前先更换尿布，洗净双手，用温开水清洁乳头，哺乳的姿势以坐位为好，将婴儿斜抱怀中，下颌紧贴乳房，用手掌托起乳房，将乳头和乳晕一起送入婴儿口中。为了刺激乳汁分泌，每次哺乳应尽量吸空一侧乳房，再吸另一侧。哺乳后要将小儿竖抱，头靠母肩，轻拍背部，使吞入的空气排出，以防溢乳。每次哺乳时间约为15～20分钟，以吃饱为准。

（3）注意事项：乳母应注意有规律的生活、加强营养、心情愉快、睡眠充足、不随便服药。母亲患乳腺炎时可暂停哺乳，但若患有肾炎、活动性结核、恶性肿瘤、癫痫、心功能不全等疾病时则禁止哺乳。

（4）断乳时间：一般在小儿10～12个月时断奶，若母乳量多者也可适当延期。断奶前必须逐渐添加辅食，逐渐减少哺乳次数。尽量避免夏季或小儿患病期间断奶。

2. 人工喂养　4个月以内的婴儿由于各种原因不能进行母乳喂养时，完全用配方奶或兽乳来喂哺婴儿，称为人工喂养。

（1）牛乳：牛乳是最常用的代乳品。牛奶所含蛋白质较多，但以酪蛋白为主，在胃内形成凝块较大，不易消化；牛奶中含乳糖较少，喂哺时应加5%～8%糖；牛奶中缺乏免疫因子，婴儿易患感染性疾病；矿物质成分较高，不仅使胃酸下降，而且加重肾脏负荷，不利于新生儿、早产儿、肾功能较差的婴儿。所以牛奶需要经过稀释、煮沸、加糖3个步骤来纠其缺点，满足小儿生长发育的需要。

出生后2周内的新生儿可先喂2：1牛奶，即鲜牛奶2份加1份水，以后逐渐增加浓度，满月可直接喂哺全牛奶；喂哺时牛奶要煮沸2～3分钟，使蛋白质凝块缩小，便于消化吸收；每100ml鲜牛奶还应加糖5～8g，以补充碳水化合物和热量的不足。

奶量的计算：按婴儿每天所需的总能量和总液量来计算奶量。婴儿每日需要的能量为100～110kcal/kg，需水分150ml/kg。100ml牛奶加8%的糖可供给能量100kcal。例如：一个3个月婴儿，体重5kg，每日需喂8%含糖牛奶量=110kcal/kg×5kg=550ml，每日需糖量=550ml×8%=44g，每日需水量=150ml/kg×5kg=750ml，每日除牛奶外尚需分次供给温开水200ml。全日牛奶量550ml可分成5～6次喂哺，两次喂奶之间，还需喂温开水或果汁30～40ml。婴儿食量个体差异较大，可根据具体情况酌情增减。

（2）羊奶：羊奶成分与牛奶相仿，蛋白质与脂肪稍多，尤以白蛋白为高，故凝块细，脂肪球也小，易消化。羊奶中叶酸和维生素 B_{12} 含量低，长期喂哺易引起巨幼红细胞性贫血。

（3）配方奶：主要成分与鲜牛奶相同，并具有蛋白凝块小、易消化、携带和冲调方便等特点。喂哺时可按重量1：8配制，即1g奶粉加8份水；或按容量1：4配制，即1匙奶粉，加 4 匙水，相当于鲜牛奶的浓度。奶粉冲调过浓，会使婴儿消化不良；冲调过稀，则易患营养不良症。

注意事项：乳品配制前一定要洗手，每次喂哺后一切食具应洗净并煮沸消毒，煮沸时间 >5 分钟；奶瓶以直式为好，易清洗，奶头孔大小要适宜，以奶瓶盛水倒置水滴缓慢连续滴出为宜；每次喂哺前可将乳汁滴几滴于手腕内侧试温度，以不烫手为宜；喂奶时奶瓶斜度应使乳汁始终充满奶头，以免将空气吸入；哺乳后应竖抱拍背，将吞入胃内的空气嗳出。

3. 部分母乳喂养　母乳不足或其他原因不能全部以母乳喂养，而需部分用牛、羊乳或其他代乳品进行喂养的方法称为部分母乳喂养。部分母乳喂养的方法有两种：

（1）补授法：母乳不足时，可于每次哺乳后适当补充牛、羊乳或其他代乳品，以保证热量的需要。

（2）代授法：即一日内数次用牛奶或代乳品代替母乳的方法，适合于 6 个月以后的婴儿。这种喂法有意使母乳减少，逐渐地用牛奶、代乳品、稀饭、烂面条代授，为断奶做好准备。

应注意的是母亲不能因母乳不足而放弃母乳喂养，至少坚持母乳喂养婴儿 6 个月后再完全使用代乳品。

4. 辅食添加　无论母乳、人工或部分母乳喂养，均应随婴儿的生长发育，消化功能的成熟及营养需要量的增加，及时添加辅助食品，逐渐以辅食为主食，为断奶做准备。添加辅食的原则：由少到多，由稀到稠，由细到粗，由一种到多种。

辅助食品应在婴儿身体健康、消化功能正常时根据不同年龄适当添加。一般出生后 1 ~3 个月可开始添加鲜果汁、青菜汁、鱼肝油滴剂，以补充维生素 A、D 和矿物质；4 ~6 个月应添加富铁食物及动植物蛋白质，如蛋黄、鱼泥、豆腐、动物血、米糊、奶糕、烂粥、菜泥、水果泥等；7 ~9 个月开始添加烂面、烤馒头片、饼干、鱼、蛋、猪肝泥、肉末、土豆等；10 个月起添加软饭、挂面、馒头、面包、碎菜、碎肉、豆制品及带馅食品等，逐步适应各种食物。

（二）幼儿喂养

1 ~3 周岁幼儿在饮食方面从以乳类为主食逐渐过渡到半固体、固体饮食。乳牙虽逐渐出齐，但咀嚼、消化功能尚未健全，故食物相对要细、碎、烂，忌辛辣、油腻、香燥食物。品种要多样化，荤素均衡搭配。进餐次数以每日 3 次正餐加 1 ~2 次点心为宜。通过变换食物品种、花样及创造愉快的进餐气氛和环境，提高幼儿的进食兴趣。应培养幼小儿逐渐形成规律的、良好的饮食习惯，不偏食、不挑食。1 岁以后应逐渐培养孩子自己进食，学会用汤匙，2 ~3 岁可培养用筷子进餐。

二、小儿保健

小儿保健是研究小儿各时期生长发育规律及其影响因素，以采取有效措施，加强有利条件，防止各类有害因素，保证和促进小儿健康成长。

（一）各年龄期小儿保健的重点

1. 胎儿期及围生期保健　胎儿在这段时期内依赖母体而生存，孕母的健康、营养、疾病、生活环境和情绪等方面，均可影响到胎儿的生长发育，故胎儿期保健以孕母的保健为主。

（1）预防遗传性疾病，避免近亲婚配。

（2）孕母应增强抵抗力，预防孕期感染，如患病，应在医生的指导下用药，不可滥用；避免接触有毒、有害的化学物质及被污染的环境，妊娠早期禁止 X 线照射。

（3）孕期要保证充足的营养，加强钙、铁、锌、维生素 D 等营养素的补充，保持心情愉快，戒烟、酒。

（4）定期产前检查，发现危险因素即应加强监护，积极处理，防止给胎儿造成危害，引起早产。

重视围产期保健，防止宫内感染和早产，对某些遗传性疾病和先天性畸形作出产前诊断，并采取相应措施；预防产时感染，加强对早产儿、低体重儿的监护及处理；提高接生技术，预防并及时处理产伤、窒息、低体温等。

2. 新生儿期保健

（1）出生时保健：熟练掌握接生技术，新生儿分娩后，迅速清理呼吸道分泌物和羊水，保证呼吸道通畅，防止新生儿缺氧、窒息。注意保暖，产房温度应保持在25℃ ~ 28℃。断脐时要严格无菌操作，做好皮肤清洁及护理。

（2）新生儿日常生活保健：新生儿居室应保持清洁卫生，温度以20℃ ~ 22℃，湿度以55%为宜，衣被要轻软，根据室内温度、湿度调节衣被。尽早哺母乳，目前提倡新生儿娩出后半小时即可开始哺乳，让母婴早接触早吸吮，不仅可以促进母乳分泌，而且对建立母婴感情有重要作用。鼓励母乳喂养，按需哺乳。使用棉布制作的柔软衣服和尿布，勤洗勤换。注意脐部护理，保持臀部和会阴部皮肤清洁。鼓励母亲经常抚摸新生儿，用言语玩具逗小儿，促进其视、听、触觉的发展。及时进行先天性代谢缺陷病的筛查，早期确诊及时治疗，按时接种卡介苗、乙肝疫苗。

3. 婴儿期保健 婴儿期是小儿生长发育第一个高峰，营养需要量增加，但消化功能不成熟，容易发生消化功能紊乱，营养不良等，因此提倡母乳喂养4 ~ 6月，4个月以后开始逐渐添加辅食。应注意观察婴儿的食欲及消化功能，防止发生消化不良和腹泻。婴儿期是感知觉发展的快速时期，用有声、有色的玩具可促进婴儿感知觉发育，并结合日常生活训练他们认识周围的人和物，培养小儿的观察力。定期进行健康检查，及时防治疾病。坚持户外活动，促进体格生长。有计划地进行各种预防接种，注意预防呼吸道感染，促进正常生长发育。

4. 幼儿期保健 幼儿期小儿生长发育速度减慢，大脑皮质功能进一步完善，语言表达能力逐渐丰富，模仿性增强，智能发育快，能独立行走、活动，见识范围迅速扩大，接触事物增多，是小儿言语、动作和神经心理发展的重要时期，应注意开发小儿智力，加强早期教育，培养自我生活能力，养成良好的生活习惯。每3 ~ 6个月定期进行健康检查，加强听力、牙齿的检查，预防龋齿。此期小儿户外活动增多，接触传染病的机会增加，应加强预防传染病，防止意外事故的发生。

5. 学龄前期保健 学龄前期儿童的体格发育速度减慢，智能发育进一步加快，好奇、多问、善于模仿、求知欲强，应重视小儿潜在智能的开发，培养儿童学习能力、分辨是非的能力等。同时合理安排日常活动，除保证定时进食、睡眠外，还要合理安排户外活动、锻炼、游戏等，促进小儿体格发育，学习与人交往。通过日常活动锻炼独立生活能力，为入小学打好基础。每半年至 1 年健康体检一次，测量身高、体重、检查牙齿、视力、听力等，对查出的问题及时处理。加强安全教育，防止外伤、蜇伤、烫伤、触电、车祸、误食药物、毒物等意外发生。

6. 学龄期儿童保健　学龄期小儿体格发育稳步增长，大脑思维、分析能力、体力活动均有进一步发展，已能适应学校、社会环境，机体抵抗力增强，感染性疾病减少，疾病的种类及表现已基本接近成人。学龄期的发病率虽较低，但要注意眼与口腔卫生，预防近视与龋齿，端正坐、立、行、写的姿势。仍应供给丰富的营养，安排有规律的生活，保证充足的睡眠和休息，加强体格锻炼，提高对疾病的抗御能力。

7. 青春期保健　此期是体格发育的第二个高峰期，性发育逐渐成熟，体格发育也突然加速，此期应加强营养，保证食物质与量的供应。积极开展体育锻炼，以增强体质，锻炼意志。合理安排作息时间，培养良好的生活及学习习惯。每年应做一次体格检查，预防近视、龋齿、缺铁性贫血等疾病。学校应进行青春期生理卫生知识教育，使学生了解青春期发育特点及第二性征发育的规律；开展道德品质和法制教育，使学生树立正确的道德观、人生价值观，爱护集体、遵纪守法，成为勤劳、奋发学习的新一代公民。

（二）儿童保健的具体措施

1. 护理　对小儿的护理是儿童保健、医疗工作的基础内容，年龄越小的儿童，越需要合适的护理。

（1）居室：小儿居住的房间要向阳，室内要保证有充足的阳光、良好的通风，冬季要注意保暖，室温宜在18℃～20℃，湿度保持在55%～60%。母婴应同室，便于母亲哺乳和照顾婴儿生活，患病者不应进入小儿居室，以免引起传染。

（2）衣着：衣服、尿布应选柔软、吸水、透气性好的浅色纯棉织物，大小适中，便于穿、脱。冬季不宜穿衣过多、过厚，以免影响四肢循环和活动，襁褓不应包扎过紧，应让婴儿活动自如，保持双下肢弯曲姿势，以利于髋关节的发育；提倡婴儿穿背带裤，有利于胸廓发育；幼儿会走、会表达大小便时最好不要穿开裆裤，尤其是女婴，以免引起尿路感染。

2. 培养良好的生活习惯

（1）睡眠习惯：充足的睡眠能保护小儿神经系统的发育，解除身体疲劳，是保证小儿健康成长的重要因素。一般来说，睡眠时间的长短与年龄有关，年龄越小，需要的睡眠时间越长。新生儿的睡眠时间一昼夜约20小时，1～2岁的小儿约16小时，2～4岁约14小时，4～7岁约12小时，7～12岁约9～11小时。但个体之间存在一定差异。小儿应该有相对固定的睡眠作息时间，睡眠时应尽量避免抱着睡、边拍边睡、口含乳头、吸吮手指等入睡方式，要养成有规律、自主入睡的良好习惯。

（2）饮食习惯：出生后1～4个月内按需哺乳，4～6个月开始添加辅食，使婴儿适应不同食物的味道，减少偏食、挑食的发生。2岁左右可逐步培养孩子独立进餐的能力，用餐时勿大声说话、勿边玩边吃，从小养成不吃零食、不挑食、不偏食的良好饮食习惯。

（3）排便习惯：婴儿6个月后可在睡觉前后、哺乳前后训练排小便，12个月左右可训练坐盆排便，一般在1岁半左右可以自行大小便，3岁后一般夜间可不排尿。

3. 清洁卫生　培养小儿爱清洁、讲卫生的好习惯，有利于预防疾病促进身体健康。

养成定时洗澡、勤剪指（趾）甲、勤换衣服、保持被褥清洁的习惯，教育小儿饭前、便后要洗手，每天早晚洗脸、睡前洗脚、洗臀部，3 岁后训练正确的刷牙方法，早晚各一次，保持口腔卫生，预防龋齿。较大儿童还应养成不喝生水、不吃未洗净水果、不随地大小便、不随地吐痰的良好卫生习惯。

4. 体格锻炼　体格锻炼可增强小儿体质，促进全身各系统的生长发育。平时可利用自然条件进行三浴锻炼（即空气浴、日光浴及水浴）。锻炼要循序渐进，有计划地从小到大增加运动量。通过不断的体格锻炼，可以提高全身各器官的功能，增强身体对外界温度变化的适应能力，增强身体的抗病能力。

5. 计划免疫　计划免疫是按照规定的免疫程序，有计划地利用生物制品进行预防接种，达到提高免疫水平，控制和消灭传染病的目的。按照我国卫生部规定的儿童计划免疫程序，小儿必须在 1 岁完成卡介苗、乙肝疫苗、脊髓灰质炎混合疫苗、百白破混合制剂、麻疹疫苗等 5 种疫苗的接种。接种疫苗应严格按照免疫程序的规定，掌握预防接种的剂量、次数和间隔时间。

第六节　中医儿科四诊概要

望、闻、问、切统称四诊，是中医诊断疾病的主要方法，临证时应四诊合参，相互配合，方能全面系统地了解病情，做出正确的诊断与辨证。儿科四诊虽与诊断学中的内容基本相同，但由于小儿在形态、生理、病理上均与成人有较大区别，所以，在四诊的临床运用上也有儿科的特点。

因婴儿不会说话，较大儿童虽能讲话，也不能准确诉说病情，加之就诊时啼哭叫扰或恐惧不安，影响气息脉象，使小儿问诊、闻诊、切诊都较成人困难。但由于小儿肌肤娇嫩，反应灵敏，脏腑病证每能形于外，比成人更为明显。因此，历代儿科医家把望诊列为四诊之首。

一、望诊

儿科望诊内容分为总体望诊和分部望诊。总体望诊包括望神色、望形态；分部望诊包括审苗窍、辨斑疹、察二便、看指纹。

（一）望神色

1. 望神　神指小儿的精神状态，色指面部气色。望神色就是望小儿的精神气色。通过对小儿精神状况、目光、神态、表情、反应等方面的综合观察，了解五脏精气盛衰和病情轻重及预后。凡精神振作，二目有神，表情活泼，面色红润，呼吸调匀，反应敏捷，为气血调和，精气充沛无病的表现，即使有病亦多病轻易治；反之，若精神萎靡，二目无神，表情呆滞，面色晦暗，呼吸不匀，反应迟钝，则为有病或病情较重之象。

2. 望色　主要是望面部的颜色和光泽。其中，五色主病是面部望诊的要点。

面呈白色，多为寒证、虚证。若面白浮肿为阳虚水泛，常见于阴水；面色惨白，四肢厥冷，多为阳气暴脱，可见于脱证；面白少华，唇色淡白，多为血虚。

面呈红色，多为热证。若面红耳赤，咽红，脉浮为风热外感；午后颧红潮热，口唇红赤为阴虚内热，虚火上炎；若两颧艳红，面白肢厥，冷汗淋漓为虚阳上越，是阳气欲脱的危重证候。新生儿面色嫩红，或小儿面色白里透红，为正常肤色。

面呈黄色，多为脾虚或有湿。若面色萎黄，形体消瘦为脾胃功能失调，常见于厌食、积滞、疳证；面黄无华，伴面部白斑，脐周阵痛多为肠道虫证；面目色黄而鲜明，为湿热内蕴之阳黄；面目黄而晦暗，为寒湿阻滞之阴黄。

面呈青色，多为寒证、痛证、血瘀、惊风。若面色青白，哭闹不安，多为里寒腹痛；面青而晦暗，神昏抽搐，多见于惊风和癫痫发作之时；面青唇紫，呼吸急促，为肺气闭塞，气血瘀阻。

面呈黑色，多为寒证、痛证、水饮证。若面色青黑，四肢逆冷多为阴寒内盛；面色黑暗无华，兼有腹痛呕吐，可为药物或食物中毒；面色青黑晦暗为肾气衰竭，不论新病久病，皆属危重。若小儿肤色黑红润泽，体强无病，是先天肾气充沛的表现。

（二）望形态

形，指形体；态，指动态。就是观察小儿的形体和动态来推测疾病的变化。

1. 望形体　包括头囟、躯体、四肢、肌肤、毛发、指（趾）甲等，检查时应按顺序观察。凡发育正常、筋骨强健、肌肤丰润、毛发黑泽、姿态活泼，均是健康的表现；若筋骨软弱、肌瘦形瘠、皮肤干枯、毛发萎黄、囟门逾期不合、姿态呆滞，则为疾病的表现。如头方发稀，囟门迟闭，可见于五迟证；前囟宽大，头缝解开，目珠下垂，见于解颅；前囟及眼眶凹陷，皮肤干燥，可见于婴幼儿泄泻之阴伤液脱；肌肉松弛，皮色萎黄是脾虚气弱，常见于积滞与疳证；腹部膨大，青筋隐现，肢体瘦弱，面黄发枯，多属疳证。

2. 望动态　不同疾病常有不同姿态。如端坐呼吸，喘促哮鸣，多为哮喘；咳喘鼻煽，胁肋凹陷，多为肺炎喘嗽；颈项强直，手指开合，四肢抽搐，角弓反张，为惊风表现；翻滚不安，啼哭叫闹，两手捧腹，多为腹痛。如小儿喜俯卧者，多为乳食内积；喜蜷卧者，多为腹痛；若仰卧少动，二目无神，多为久病、重病，体质虚弱。

（三）审苗窍

苗窍是指目、舌、口、鼻、耳及前后二阴。苗窍与脏腑有密切关系，脏腑病变每能反映于苗窍，故审察苗窍可以测知脏腑病变。

1. 察目　主要观察眼神、眼睑、结膜、巩膜、瞳孔的变化，对光反射是否灵敏、有无斜视或直视等。健康小儿黑睛圆大，灵活有神，是肝肾气血充沛之象；若二目无神或闭目不视，则为病态。眼睑浮肿，多见于水肿；眼睑色淡，为血虚之象；若睡时露睛，多属脾虚；巩膜黄染，多为黄疸；目赤畏光，泪水汪汪，需防麻疹；目眶凹陷，啼哭无泪，是阴津大伤；瞳孔缩小或不等大或散大，对光无反应，则病情危殆。

2. 察鼻　主要观察鼻内分泌物和鼻形的变化。鼻流清涕，为风寒感冒；鼻流浊涕，为风热犯肺；鼻衄鲜红，为肺热迫血妄行；长期鼻流脓涕，气味腥臭，为鼻渊；鼻孔干燥，为外感燥邪或肺热伤津；鼻孔红赤或生疮糜烂，为肺热炽盛；鼻翼煽动，伴气急喘促，为肺气郁闭。

3. 察口　注意观察口唇、牙齿、齿龈、咽喉的情况。唇色淡白为气血亏虚；唇色红赤为脾胃积热；唇色青紫为气滞血瘀；唇色樱红为暴泻伤阴；牙齿逾期不出，为肾气不足；新生儿齿龈有白色斑块，俗称板牙；齿龈红肿，属胃火上炎；口腔、舌部黏膜破溃糜烂，为口疮；满口白屑，状如凝乳，为鹅口疮；两侧颊黏膜有针尖大小的灰白色小点，周围绕以红晕，为麻疹黏膜斑；咽部一侧或两侧红肿疼痛，甚则溃烂化脓者，为乳蛾；若咽喉红肿，伴有发热，皮肤丹痧，为猩红热。其中，咽喉检查对于儿科临床十分重要，为儿科必检部位。

4. 察舌 主要观察舌体、舌质和舌苔三个方面。正常小儿舌体柔软、淡红润泽、伸缩自如，舌面有干湿适中的薄苔。一旦患病，舌体、舌质、舌苔就会发生变化。

（1）舌体：舌体胖嫩，舌边齿痕显著，多为脾肾阳虚，或水饮痰湿内停；舌体肿大，色泽青紫，可见于中毒；舌体强硬，多为热盛伤津；舌体肿大，板硬麻木，舌色深红为木舌，多由心脾积热，循经上行所致；舌吐唇外，来回拌动不宁者为弄舌，多为大病之后，心气不足或惊风之兆；舌吐唇外，缓慢收回，称吐舌，为心经有热或智力低下之表现。

（2）舌质：正常舌质淡红。若舌质淡白为气血亏虚；舌质红绛起刺，为热入营血；舌质红少苔，甚则无苔，为阴虚火旺；舌质紫黯或有瘀斑，为气滞血瘀；舌质深红，起粗大红刺，状如杨梅者，常见于猩红热。

（3）舌苔：苔白为寒，苔黄为热，苔白腻为寒湿内滞，或有寒痰食积。苔黄腻为湿热内蕴，或乳食内停；舌苔花剥，状如地图，称为"花剥苔"，多为胃之气阴不足；若舌苔厚腻，垢浊不化，称"霉酱舌"，为宿食内停。此外，还应注意小儿因服食某些食物或药物而引起的舌质舌苔的变化，不属病态。

5. 察耳 健康小儿耳壳丰厚，颜色红润，是先天肾气充沛的表现；耳壳薄软，耳舟不清，是先天肾气未充的证候。耳内疼痛流脓，为肝胆火盛之证。以耳垂为中心的腮部漫肿疼痛，是痄腮的表现。

6. 察二阴 前阴包括生殖器和尿道，后阴指肛门。男孩阴囊不紧不松，稍有色素沉着，是肾气充沛的表现。若阴囊松弛，多为体虚或发热；阴囊紧缩为寒；女孩前阴红肿，小便淋漓而痛，多为下焦湿热；前阴瘙痒潮湿，多见于蛲虫；小儿肛门潮湿红赤，多为湿热所致。

（四）辨斑疹

斑和疹是小儿常见的一种疾病体征。凡形态大小不一，不高出皮面，压之不褪色，称之为斑。常见于温热病如流脑，或杂病发斑如紫癜等；形小如粟米，高出皮面，压之褪色，称为疹。多见于小儿发疹性时行疾病过程中，如麻疹、风痧、丹痧、水痘等。不同疾病所见的斑或疹的形态、色泽、分布部位、出没顺序等方面各有不同，对于鉴别诊断及病情轻重、顺逆的判断有重要意义。

（五）察二便

观察小儿大小便的变化，对疾病的辨证有重要意义。

1. 大便 一般而言，除新生儿及较小乳儿大便可呈糊状，每日3次左右外，小儿正常大便，一般为黄色而干湿适中。大便稀薄，夹有白色凝乳，为乳食积滞；大便稀薄，色黄秽臭，为肠胃湿热；便下赤白黏冻，常见于痢疾；婴儿大便呈果酱色，伴阵发性哭闹，常为肠套叠。

2. 小便 小便短赤涩痛，为湿热下注；尿色深黄为湿热内蕴，常见于黄疸；小便色赤如洗肉水样，为尿血；小便清长，或夜间遗尿，为肾阳亏虚，下元不固。

（六）察指纹

察指纹是儿科特有的一种诊断方法，适用于 3 岁以下的婴幼儿。指纹是指虎口直到食指桡侧的浅静脉。分风、气、命三关。从指跟起，第 1 节为风关，第 2 节为气关，第 3 节为命关（图 1-1）。

察指纹应在自然光线下进行。医生用拇指轻轻从小儿食指桡侧的命关推向风关，使指纹显露。正常小儿的指纹大多淡紫隐隐而不显于风关以上。若发生疾病，指纹则随之发生变化。

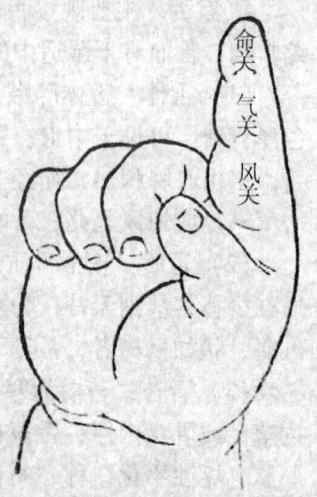

1. 浮沉分表里 指纹浮而显露，主病邪在表；沉而隐伏，主病邪在里。

2. 红紫辨寒热 指纹色红主寒证，色紫主热证。指纹色鲜红为外感风寒；深红为热邪郁滞；紫黑为热邪深重，或气滞血瘀。

3. 淡滞定虚实 指纹色淡，不论何种颜色均属虚证；指纹郁滞，推之不畅为实证。

4. 三关测轻重 指纹现于风关，为病邪初入，病情轻浅；现于气关，示病邪入里，病情较重；现于命关，则病邪深入，病情危重；纹达指尖，称透关射甲，病多重殆。

图 1-1　小儿指纹三关图

察指纹时，应结合患儿无病时的指纹状况，以及患病后的证候表现，四诊合参，综合判断，方能得出正确的诊断。

二、闻诊

闻诊是用听觉和嗅觉诊查疾病的方法。主要包括听声音和嗅气味两方面。

（一）听声音

1. 啼哭声 啼哭是小儿表达生理需求的语言，也是身体不适的一种反应。健康小儿哭声洪亮而长，并有眼泪。若婴儿啼哭而无症状者，应注意是否为饥饿、口渴、困睡、尿布潮湿等原因。若哭声尖锐，忽缓忽急，时作时止，多为腹痛；哭声嘶哑，伴吸气不利，多为咽喉肿痛；哭叫拒食，伴烦躁流涎，多为口疮；夜卧啼哭，睡眠不安，白天如常者为夜啼。

2. 呼吸声 乳儿呼吸稍促，用口呼吸者，常为鼻塞所致；呼吸气粗有力，多为外感热证；呼吸急促，喉间哮鸣，多为哮喘；呼吸急促、鼻翼煽动，多为肺炎喘嗽；呼吸窘迫，面青不咳，常为呼吸道阻塞；呼吸微弱，吸气如哭泣样，为肺气欲绝之危证。

3. 咳嗽声 干咳无痰或痰少质黏，多为燥邪犯肺，或肺阴受损；咳声清扬，鼻流清涕，为外感风寒；咳声重浊，痰稠色黄，为外感风热；咳声嘶哑，如犬吠样，常见于喉炎或白喉。咳嗽阵作，伴鸡鸣样回声，常为顿咳。

4. 语言声 小儿语言以清晰响亮为佳。语声低弱，为气虚；呻吟不休，多为身体不适；高声尖叫，多为疼痛；突然语声嘶哑，多为外感；谵语妄言，声高有力，兼神识不清，为热闭心包。

（二）嗅气味

主要指嗅口中气味及大小便气味。口气秽臭，多属胃热；嗳气酸腐，多为伤食；口气腥臭，多见于齿龈、肺部出血。大便酸腐，多因伤食；大便臭秽，是湿热积滞；臭味不著，完谷不化，多为脾肾阳虚。小便短赤，气味臊臭，为湿热下注；小便清长少臭，多属脾肾虚寒。

三、问诊

由于婴幼儿不会说话，即使较大儿童也难以准确诉说自己的病情，因此，儿科问诊主要向家长或保育员询问。问诊内容同成人，《景岳全书》中提出的十问歌，也适用于儿科。但要注意年龄、个人史、传染病史，要结合儿科病的发病特点询问。

（一）问年龄

许多儿科疾病与年龄有密切关系，儿童用药的剂量也应按年龄的大小而定。

问年龄要询问实足年龄，新生儿应问明出生天数；2岁以内的小儿应问明实足月龄；2岁以上的小儿，应问明实足岁数及月数。如：脐风、胎黄、脐疮等，多见于初生1周内的新生儿；鹅口疮、夜啼多见于1岁内乳婴儿；麻疹多发生于生后6个月的小儿；遗尿则多发生在3岁以上小儿；水痘、痄腮等传染病多在学龄前发生；12岁以后疾病谱已基本接近成人。

（二）问病情

1. 问寒热　小儿发热最好用体温计测量，也可通过触摸的感觉来测知，如头额热、手足心热、授乳时口热等。通过观察其姿态，如依偎母怀，蜷缩而卧，喜近衣被，测知有无恶寒存在。小儿恶寒发热无汗，为外感风寒；发热有汗，为外感风热；寒热往来，为邪郁少阳；发热持续、热势鸱张、苔厚腻为湿热内蕴；夏季高热，持续不退，无汗、口渴、多尿，秋凉后自平，常为夏季热。

2. 问汗　主要询问汗出的多少、部位、时间等。小儿肌肤嫩薄，较成人容易出汗。常见入睡之时，头部微微汗出，如无它症者，不属病态。若白天汗出较多，稍动尤甚，为气虚卫外不固的自汗；睡则汗出，醒后汗止，为阴虚或气阴两虚的盗汗；若大汗淋漓，面白肢冷，多为亡阳虚脱之象。

3. 问头身　较大儿童能诉说头痛、头晕。头痛、发热恶寒为外感风寒；头痛呕吐，高热抽搐，为邪热入营；头晕而兼发热多因外感；头晕而兼面白乏力，多为气血不足。肢体疼痛多见于生长痛；关节肿痛、发热多为风湿所致。

4. 问二便　主要询问大小便的次数、性状、颜色及排便时的感觉等。详见望诊中察二便内容。

5. 问饮食　不思乳食，或所食不多，为脾胃虚弱；若腹部胀满，不思饮食，为饮食积滞；嗜食异物，多为疳证、虫证。渴喜冷饮，多为热证；渴喜热饮，或口不渴，则为寒证；渴不欲饮，或饮而不多，多为湿热内蕴；频频饮水，口唇干燥，为胃阴不足。

6. 问睡眠　小儿睡眠以安静为佳。年龄越小，睡眠时间越长。睡中易惊、烦躁、盗汗、头大发稀，多见于佝偻病；睡中龂齿，常为蛔虫证，或胃气失和；夜间睡眠不宁，肛门瘙痒，多为蛲虫证；睡中露睛，多为久病脾虚；热病中嗜睡或昏睡，为邪入心包，或痰蒙清窍所致。

（三）问个人史

包括询问胎产史、喂养史、生长发育史、预防接种史等。胎产史要问清胎次、产次，是否足月，顺产或难产，以及接生方式、出生情况、孕期母亲的营养和健康状况等。喂养史包括喂养方式和辅食添加情况，是否已经断奶和断奶的情况。对年长儿还应询问饮食习惯，现在的食物种类和食欲等。生长发育史包括体格生长和智力发育，如坐、立、行、语、齿等出现的时间，囟门闭合的时间；对已入学小儿还应了解学习情况，以推测智力情况。预防接种史包括卡介苗、麻疹减毒活疫苗、脊髓灰质炎减毒活疫苗、百日咳、白喉、破伤风疫苗、乙型脑炎疫苗、流行性脑膜炎菌苗等的预防接种情况，记录接种年龄和反应等。

四、切诊

切诊包括脉诊和按诊两个方面，是诊断儿科疾病的重要手段。

（一）脉诊

1. 小儿脉象 健康小儿脉象平和，较成人软而稍数，年龄越小，脉搏越快。因此，不同年龄的健康小儿，脉息的至数是不同的，如按成人正常呼吸定息计算：新生儿7~8至（120~140次/分），1~3岁6~7至（110~130次/分），4~7岁约6至（110次/分），8~14岁约5至（100次/分），14岁与成人同（60~100次/分）。如因啼哭、活动等而脉搏加快，不可认作病脉。

2. 切脉方法 3岁以下小儿一般不切脉，而以指纹诊法代替。因小儿寸口部位较短，不能容纳成人三指，所以3岁以上小儿常采用"一指定三关"的方法。一般以食指或拇指按定关脉，向前辗定寸脉，向后辗定尺脉。切脉时间一般不少于1分钟，最好在小孩安静或入睡时进行。

3. 病理脉象 主要分浮、沉、迟、数、有力、无力六种，即以浮、沉、迟、数四种脉象辨别表、里、寒、热，以有力、无力分虚实。此外，滑脉主痰证或食积，弦脉主腹痛或惊风，结代脉主心阳不足或心气受损，在临床亦较为常见。

（二）按诊

1. 按头囟 主要检查小儿头囟的大小、凹凸、闭合等情况。囟门逾期不闭，为肾气不足，发育欠佳的表现，常见于佝偻病；囟门隆凸，为囟填，提示颅内压增高，常见于脑膜炎、脑肿瘤；囟门凹陷，为囟陷，多见于严重吐泻失水；囟门不能应期闭合，囟门宽大，头缝开解，则为解颅。

2. 按颈腋 正常小儿颈项、腋下可触及少许绿豆大小的结节，活动自如，不痛，不为病态。若结节肿大，按之疼痛，则为痰毒；若结节大小不等，按之不痛，质坚成串，则为瘰疬。

3. 按胸腹 小儿胸部按诊应注意有无鸡胸、龟背，检查虚里（心尖搏动处）的搏动情况；腹部按诊要注意有无包块，是否胀满，有无压痛及腹水等。腹部有压痛者，检查时应先从无痛部位开始，最后检查痛处，以免腹肌突然收缩，影响检查。按诊时，应密切观察小儿表情，以推测疼痛的部位和程度。如右胁肋下触及痞块，为肝肿大；左胁肋下触及有痞块，为脾肿大；剑突下疼痛多属胃脘痛；脐周腹痛，按之有条索状包块，多为蛔虫证；腹胀形瘦，腹部青筋显露，多为疳证；腹部胀满，叩之有液体波动感，多为腹内积水。

4. 按四肢 应注意手足的温度、形态、运动等方面。高热时四肢厥冷为热深厥深；平时手足不温为阳气虚弱；手足心发热多为阴虚内热；四肢拘急抽动，为惊风之征。

5. 按皮肤 主要了解皮肤的温度、湿度与弹性，有无皮疹、出血点及水肿。还应注意全身浅表淋巴结的触摸。肤热无汗为热闭于内；手足心热，为阴虚内热；皮肤干燥失去弹性，为吐泻伤阴之象。肌肤肿胀，按之随手而起，属阳水；肌肤肿胀，按之凹陷难起，属阴水。

第七节 中医儿科治疗概要

儿科疾病的治疗大法与成人基本相同，但由于小儿具有不同于成人的生理病理特点，所以在治疗方法、药物剂量、给药途径和其他疗法的运用上，都与成人不同。

一、小儿治疗用药的特点

（一）更强调及时、正确、谨慎

小儿发病之后，传变迅速，易虚易实，因此，争取时间及时治疗非常重要。一旦贻误时机，则轻病变重，重病转危，特别是某些危重疾病，可以急遽间导致死亡。例如，小儿感冒初起只有发热咳嗽之表证，若治疗不当，邪气内侵，可演变为肺炎喘嗽。同时，小儿"脏气轻灵"，对药物的反应较为敏感，若用药稍有不慎，极易损伤小儿的"稚阴稚阳"之体，并可使病情恶化。《温病条辨·解儿难》中指出："其用药也，稍呆则滞，稍重则伤，稍不对证，则莫知其乡，捉风捕影，转救转剧，转去转远。"因此，小儿用药应力求正确、及时、谨慎。

（二）治疗要中病即止

小儿机体柔弱，对药物的反应，较成人灵敏，使用时应根据患儿的病情轻重、个体特点，区别对待，特别是大辛、大热、大苦、大寒、有毒、攻伐之品，更应慎重使用。因辛热可耗损真阴，苦寒能削伐生发之气，攻伐太过可致气阴亏损，应用时必须中病即止。

（三）掌握好小儿内服药的剂量及煎服法

小儿内服药的剂量，常随年龄大小、个体差异、病情轻重、医者经验等而不同。由于小儿服药常有浪费，所以中药内服的用量相对较大，尤其是益气健脾、消食和中、养阴补血等药性平和之剂。但对于辛热、苦寒、攻伐的药物，如麻黄、细辛、附子、乌头、大黄、巴豆、芒硝等，用量必须谨慎。为计算方便，临床上，对一般药物可采用下列比例用药：新生儿用成人量的1/6，婴儿用成人量的1/3，幼儿用成人量的1/2，学龄儿童用成人量的2/3或接近成人量。

汤剂目前仍是儿科临床应用较多的剂型，且具有灵活加减的优势。煎煮小儿汤剂，一般先煎、后入、包煎、烊冲药物的处理与成人基本相同。煎药前，用冷水浸泡15～30分钟，根据治疗功效确定煎煮时间和方法。小儿汤剂的服用量应根据年龄大小而定，24小时用药量一般为：1 岁以下 60～100ml，1～3 岁 100～150ml，3～6 岁 150～200ml，7～12 岁 200～250ml。小儿服药次数，应根据疾病的性质而定，新病、急病要分数次服，慢性疾病可减少次数。同时必须掌握正确的喂药方法，小儿服汤药不能急于求成，尤其是婴幼儿，可以吃几口药，喂少许甜食。对拒服药物的小儿，可固定头手，用小匙将药液送至舌根部，使之自然吞下，切勿捏鼻，以防呛入气管。注意鼓励幼儿及学龄儿童主动服药。

（四）给药途径和剂型多样化

小儿口服药物较困难，有的还拒服药物，因此更应注意结合现代给药途径及药物剂型，如注射给药、直肠给药、鼻饲给药、滴鼻、喷雾等，其剂型可采用针剂、栓剂、喷雾剂、丸剂、冲剂、糖浆剂等。

（五）重视外治法和非药物疗法的运用

药物外治法及推拿、捏脊、割治、针灸等非药物疗法，对某些儿科病证具有独特的疗效，是中医治法的重要组成部分，加之小儿内服药物较为困难，故应结合临床需要选择应用或配合内治法应用。

二、常用内治法

（一）疏风解表法

主要适用于外邪侵袭肌表所致的表证，常用辛温、辛凉两种解表法。辛温解表法适用于风寒表证，可选用荆防败毒散、葱豉汤等；辛凉解表法适用于风热表证，可选用银翘散、桑菊饮等。小儿表证常易夹痰、夹食、夹惊，故在应用上述解表法时，常随证加入宣肺化痰、消食导滞、熄风镇惊之品。

（二）止咳平喘法

主要适用于邪郁肺经，痰阻肺络之咳喘。痰热内蕴，可用定喘汤、麻杏石甘汤等清热化痰、宣肺平喘。寒痰内阻可用小青龙汤、射干麻黄汤等温肺散寒、化痰平喘。如咳喘病久，由肺及肾，出现肾虚证候，可配温肾纳气之品，如参蛤散等。

（三）清热解毒法

主要适用于邪热炽盛的实热证。本法可分为甘凉清热、苦寒清热、苦泄降热、咸寒清热等，应按邪热之在表、在里，属气、属血，入脏、入腑等，分别选方用药。代表方如银翘散、白虎汤、黄连解毒汤、清营汤、犀角地黄汤、龙胆泻肝汤等。

（四）消食导滞法

主要适用于乳食积滞证。小儿"脾常不足"，若乳食不节，则脾胃纳运失常而致呕吐、泄泻、厌食、腹痛，甚则转化为疳证，影响小儿生长发育。因此，消食导滞法为儿科常用的治疗方法。常用方如保和丸、消乳丸等。

（五）凉血止血法

主要适用于各种出血的证候，如鼻衄、齿衄、尿血、便血、紫癜等。常用方剂如犀角地黄汤、玉女煎、小蓟饮子等。小儿血证常由血热妄行、血不循经引起，但气不摄血、脾不统血、阴虚火旺等原因也可引起出血，可与补气、健脾、养阴等药配合应用。

（六）安蛔驱虫法

主要适用于小儿肠道虫证，如蛔虫病、蛲虫病等。其中尤以蛔虫病变化多端，可合并蛔厥、虫瘕等危急重证，故安蛔驱虫法亦为儿科常用治法。安蛔代表方如乌梅丸，驱蛔代表方如使君子散、追虫丸等。

（七）利水消肿法

主要适用于水湿停聚，小便短少的水肿患儿。水肿由风邪外袭、湿邪内蕴、疮毒内侵所致者为阳水；若脾肾阳虚，不能化气行水，水湿内聚者为阴水。阳水可用麻黄连翘赤小豆汤、五苓散、五皮饮等；阴水常用实脾饮、金匮肾气丸等。此外，车前子、玉米须等，也有较好的利尿消肿作用。

（八）健脾益气法

主要适用于脾胃虚弱、气血不足的小儿，如泄泻、疳证及病后体虚等。常用七味白术散、异功散、四君子汤、补中益气汤等。

（九）培元补肾法

主要适用于小儿胎禀不足，肾气虚弱及肾不纳气之证，如解颅、五迟、五软、遗尿、哮喘等。常用方剂如六味地黄丸、金匮肾气丸、补肾地黄丸、参蛤散等。

（十）活血化瘀法

主要适用于各种血瘀证。如肺炎喘嗽、哮喘口唇青紫，紫癜以及腹痛如针刺、痛有定处等。常用桃红四物汤、血府逐瘀汤、少腹逐瘀汤等。

（十一）镇惊开窍法

主要适用于小儿惊风、癫痫、昏迷等证。小儿"肝常有余"，"神气怯弱"，无论外感温热或暴受惊恐，均易发生抽风、神昏之证。热极生风，项强抽搐者，可用羚角钩藤汤熄风镇惊；热入营血而神昏、惊厥者，可用安宫牛黄丸、至宝丹、紫雪丹等镇惊开窍，清热解毒；痰浊上蒙，惊风抽搐者，可用苏合香丸、小儿回春丹等豁痰开窍。暴受惊恐，神志不安者，可用朱砂安神丸、磁朱丸等安神镇惊。

（十二）回阳救逆法

主要适用于小儿阳气虚衰，甚至虚脱之危重证候。临床出现面色苍白、四肢肢厥、冷汗淋漓、脉微欲绝等，应立即回阳救逆，常用方剂如参附龙牡救逆汤、四逆汤等，生脉注射液、参附注射液等亦为临床急救所常用。

三、常用药物外治法

药物外治法是把药物外用于体表，通过皮肤或黏膜吸收后发挥作用的治疗方法。小儿皮肤嫩薄，易于吸收药物，获效迅速，又可避免内服药物之痛苦，故本法易为患儿接受，在儿科应用较广。

（一）熏洗法

是利用中药的药液及蒸气熏洗人体外表的一种治法。如麻疹初期，常用生麻黄、浮萍、芫荽子、西河柳煎汤，加黄酒熏洗患儿头部和四肢，以助透疹。

（二）涂敷法

是将新鲜的中草药捣烂，或用药物研末加入水或醋调匀后，涂敷于体表的一种外治法。如用鲜马齿苋、大青叶、青黛、仙人掌等，任选一种，醋调，外敷于腮部，治疗痄腮；用吴茱萸粉醋调，涂敷于足底涌泉穴，治疗滞颐、鹅口疮等。

（三）罨包法

是将药物置于皮肤局部，并加以包扎的一种外治法。如用五倍子粉醋调罨包脐内，治疗盗汗；用吴茱萸、小茴香研细末，酒调罨包脐部，治疗虚寒腹痛。

（四）热熨法

是将药物炒热后，用布包裹以熨肌表的一种外治法。如用生葱、食盐炒热，熨脐周围及少腹，治疗尿闭；用食盐炒热，熨腹部治疗腹痛等。

（五）敷贴法

是将药物制成软膏、药饼，或研粉撒于普通膏药上，敷贴于局部的一种外治法。如夏季三伏天，用延胡索、白芥子、甘遂、细辛研末，以生姜汁调成药饼，中心放少许丁香末，敷贴于肺俞、膏肓、百劳穴，治疗哮喘；用丁香、肉桂等药粉，敷贴于脐部，治疗寒证泄泻。

（六）擦拭法

是用药液或药末擦拭局部的一种外治法。如冰硼散擦拭口腔，银花甘草水拭洗口腔，治疗鹅口疮、口疮等。

四、其他治法

（一）小儿推拿疗法

小儿推拿疗法有促进气血运行、通畅经络、安定神智、调和脏腑的功能，是儿科常用治法之一。常用于治疗 5 岁以下小儿的某些疾病，如泄泻、腹痛、厌食、疳证、惊风、斜颈等。小儿推拿手法与成人相似，但应轻快柔和，取穴和操作方法与成人有所不同。常用手法有推法、拿法、按法、摩法、揉法、掐法、捏脊疗法等。取穴以点、线、面为主，常用手部的六腑、天河水、三关，掌部的大肠、脾经、板门，背部的大椎、七节骨、龟尾，腹部的脐中、丹田等穴。

捏脊法是通过对督脉和膀胱经的捏拿，起到调整阴阳，疏通经络；调和气血，恢复脏腑功能的作用。主要用于厌食、泄泻、疳气等病证。具体操作方法：患儿俯卧，医者两手半握拳，两食指抵于背脊之上，再以两手拇指伸向食指前方，合力夹住肌肉提起，而后食指向前，拇指向后退，两手拇指交替向前捏捻，自长强穴起，一直捏至大椎穴，如此反复3~5次，捏到第3次后，每捏3把，将皮肤提1次。每日1次，6日为1疗程。有脊背部皮肤感染、紫癜等疾病的患儿禁用此法。

（二）针灸疗法

小儿针灸所用的穴位、手法与成人基本相同。但是，由于小儿接受针刺的依从性较差，故一般采用浅刺、速刺，而不宜深刺和留针。小儿灸治常用艾条间接灸法，与皮肤有适当距离，以皮肤微热微红为宜。常用于治疗遗尿、哮喘、泄泻、痢疾、小儿暑温后遗症等疾病。

四缝穴是经外奇穴，位于食指、中指、无名指及小指四指中节横纹中点，是手三阴经所过之处。针刺四缝可以解热除烦，通畅百脉，调和脏腑，常用于治疗疳证和厌食。具体操作方法：先消毒手指皮肤，用三棱针或粗毫针刺入四缝穴约1分深，刺后用手法挤出黄白色黏液，每日1次，直至针刺后不再有黄白色液体挤出为止。

（三）割治疗法

本法有调和气血，促进脾胃运化的作用，主要用于治疗小儿疳证和哮喘。割治部位常取两手掌大鱼际处。具体操作方法：将两手掌大鱼际部位消毒后，用大拇指揿住刀口旁约1cm处，用0.4cm宽的平口手术刀直戳割治部位，创口长约0.5cm，然后挤出红豆大小黄白色脂状物，并迅速剪去，再用消毒纱布覆盖其上，绷带包扎。5天后可解除包扎。包扎期间，注意防止感染。

（四）饮食疗法

食疗是利用食物的寒热温凉的偏性和不同的功能达到治疗疾病、维护健康的目的，是中医学的特色疗法之一。使用时应根据小儿的年龄、体质、病情及食物的功能辨证配食。如用山楂糕治小儿积滞；马齿苋粥治湿热泻；荸荠汁治疗热病后期伤阴；山药粉、茯苓粉粥治脾虚等。

各 论

第二章 肺系病证

第一节 感 冒

感冒是因感受风邪、肺卫失调引起，以发热、恶寒、鼻塞、流涕、喷嚏、咳嗽、苔薄、脉浮为主要临床特征的肺系病证。感冒又称伤风。任何年龄皆可患病，但以婴幼儿和体质素弱的小儿较为多见。四季皆可发病，而以冬春时节及气候骤变时发病率较高。感冒在同一时期内广泛流行，证候相似者为"时行感冒"。儿科常见的多种急性传染病早期，也可出现类似感冒的症状，临床须注意鉴别，以免误诊。

感冒一词，最初见于宋《仁斋直指小儿附遗方论》谓："感冒风邪，发热头痛，咳嗽声重，涕唾稠黏。"

西医学的急性上呼吸道感染、流行性感冒可参照本节进行治疗。

【病因病机】

小儿感冒的病因，以感受风邪为主，常兼杂寒、热、暑、湿之邪，亦有感受时邪疫毒所致者。因生活起居不慎，或气候骤变，冷暖失常，或素体虚弱，卫外不足，邪从口鼻、皮毛而入，侵袭肺卫，卫表不和，肺气失宣，故见发热恶寒，头痛身痛，鼻塞流涕，而成感冒。时行感冒，邪毒较重，侵入肌表，兼犯经络，甚至入里化热，产生变证。小儿患感冒，因其不同于成人的生理病理特点，而易于出现夹痰、夹食、夹惊的兼夹证。

1. 感冒夹痰 肺为娇脏，外邪袭肺，肺失宣肃，水津敷布失常，停滞于肺，凝聚成痰，壅结咽喉，阻于气道，而出现咳嗽、咳痰、喉间痰鸣等。

2. 感冒夹食 小儿脾常不足，感受外邪之后，导致脾胃纳运失调，乳食积滞不化，阻滞中焦，出现脘腹胀满，不思饮食，或伴呕吐、泄泻。

3. 感冒夹惊 小儿神气怯弱，感邪之后，邪易化热化火，动风扰心，出现惊惕啼叫，夜间齘齿，甚至发生一时性惊厥。

总之，本病是因感受外邪，邪侵肺卫，表卫失和所致。其病位主要在肺卫，常累及心、脾、肝而发生夹痰、夹食、夹惊之证。

【诊断要点】

1. 病史 有感受外邪史，或与感冒病人接触史。

2. 症状 以发热、恶寒、鼻塞流涕、喷嚏、咽痒或咽痛为主症；可伴有咳嗽、呕吐、腹泻，甚至出现高热惊厥。时行感冒全身症状较重而肺系症状轻。

3. 体征 可见咽部充血，扁桃体肿大，颌下淋巴结肿大触痛等。某些特殊类型可见咽腭弓、悬雍垂等处疱疹，或滤泡性眼结膜炎。

4. 辅助检查 病毒感染者，周围血象可有白细胞计数正常或偏低，中性粒细胞减少，淋巴细胞相对增高；而细菌感染则白细胞升高，中性粒细胞增高。病毒分离和血清学检查可明确病原。

【鉴别诊断】

1. 麻疹、水痘、奶麻 除病初感冒症状外，麻疹可见眼泪汪汪、麻疹黏膜斑、全身皮疹等；水痘有斑疹、丘疹、疱疹；奶麻则发热2～3天后，热退疹出而愈。

2. 急喉瘖（急性感染性喉炎） 初起可见发热，以急性发病，犬吠样咳嗽、声嘶、喉鸣、吸气性呼吸困难为主要临床表现。

【辨证论治】

（一）辨证要点

1. 辨风寒与风热 凡恶寒重，发热轻，无汗，鼻流清涕，咽不红，舌淡红，苔薄白，多为风寒；若发热重，恶寒轻，有汗，鼻流浊涕，咽喉红肿疼痛，舌红，苔薄黄而干，多为风热。小儿感冒热证多于寒证，对于咽喉红肿者，虽见恶寒、流清涕，也多为寒包热郁。

2. 辨兼夹证 兼见咳嗽较重，咳痰量多，或喉中痰鸣者，为夹痰；兼有腹胀嗳气，不思饮食，甚则呕吐、腹泻等，为夹食；兼见惊惕啼叫，睡卧不安，夜间齘齿，甚至发生惊厥，为夹惊。

（二）治疗原则

感冒的治疗原则是疏风解表。风热感冒治以辛凉解表；风寒感冒治以辛温解表；暑邪感冒治以清暑解表；夹痰者佐以宣肺化痰；夹食者佐以消食导滞；夹惊者佐以镇惊熄风。时行感冒，应参以清热解毒。

（三）分证论治

1. 风寒感冒

证候：恶寒重，发热轻，无汗，头身疼痛，鼻流清涕，喷嚏，咳嗽，咳痰清稀，口不渴，咽不红，舌苔薄白，脉浮紧或指纹浮红。

辨证分析：本证以恶寒重，无汗，鼻流清涕，咽不红，舌苔薄白，脉浮紧为辨证要点。外感风寒，客于肌表，正邪交争，卫阳被遏，则见恶寒重，发热轻，无汗，头身疼痛；风寒袭肺，肺失宣发，则鼻流清涕，喷嚏，咳嗽。

治法：辛温解表，疏风散寒。

方药：葱豉汤或荆防败毒散加减。

轻证用葱豉汤。方中葱白辛温散寒；豆豉辛平解肌透表。

重证用荆防败毒散。常用荆芥、防风、苏叶、羌活解表散寒；前胡宣肺化痰；桔梗宣肺利咽；甘草调和诸药。

咳嗽痰多，加白芥子、半夏化痰降气；恶寒、无汗明显，加桂枝、麻黄解表散寒；恶心呕吐者，加藿香、苏叶化痰除湿；表寒化热，证见发热渐重，舌苔薄黄者，加金银花、连翘辛凉清热。

2. 风热感冒

证候：发热重，恶风，有汗或少汗，头痛，鼻塞，鼻流浊涕，喷嚏咳嗽，口渴，咽红或肿痛，舌红苔薄黄，脉浮数，指纹浮紫。

辨证分析：本证以发热重，鼻流浊涕，咽红，舌红苔薄黄，脉浮数为辨证要点。咽喉红肿是本证与风寒感冒的鉴别要点。风热侵袭肺卫，或寒郁化热，则发热重，恶风，微有汗出；风热上犯咽喉，则咽喉红肿疼痛；鼻流浊涕，喷嚏咳嗽是风热犯肺，肺气失宣之象。

治法：辛凉解表，疏风清热。

方药：银翘散加味。

方中金银花、连翘解表清热；薄荷、桔梗、牛蒡子疏风散热，宣肺利咽；荆芥、豆豉辛温透表，助辛凉药散表达邪；芦根、竹叶清热生津除烦。

高热加石膏、黄芩、栀子清热解毒；咳甚痰多加贝母、瓜蒌清热化痰；咽喉红肿或化脓者，加蒲公英、山豆根解毒利咽；鼻衄加白茅根、仙鹤草凉血止血；便秘加大黄、枳实通腑泄热。

3. 暑邪感冒

证候：发热，无汗或汗出热不解，头痛身重，胸闷泛恶，食欲不振，或有鼻塞流涕，喷嚏咳嗽，或伴呕吐泄泻，舌质红，苔黄腻，脉濡数。

辨证分析：本证以夏季发热，头痛身重，食欲不振，舌红，苔黄腻为辨证要点。暑邪外袭，卫表不和则见发热；暑邪夹湿，湿遏肌表则身重困倦；暑湿困脾，脾失健运，则胸闷泛恶，食欲不振，或呕吐泄泻。

治法：清暑解表。

方药：新加香薷饮加减。

方中香薷发汗解表化湿；金银花、连翘清热解暑；厚朴行气化湿除满；扁豆健脾和中，利湿消暑。

热甚心烦加黄连、栀子清心除烦；身重困倦，苔腻，加西瓜翠衣、佩兰清暑化湿；呕吐加竹茹、半夏降逆止呕；泄泻加葛根、黄芩、黄连清肠化湿。

4. 兼夹证的治疗

（1）夹痰：兼见咳嗽较据，咳声重浊，喉间痰鸣，舌苔厚腻，脉滑。风寒夹痰者，治宜辛温解表，佐以宣肺化痰，加苏子、陈皮、半夏；风热夹痰者，治宜辛凉解表，佐以清肺化痰，加桑白皮、前胡、贝母、瓜蒌。

（2）夹食：兼见脘腹胀满，不思饮食，口臭，呕吐酸腐，大便酸臭，或腹痛泄泻，或大便秘结，舌苔厚腻。治宜解表为主，佐以消食导滞，酌加山楂、神曲、麦芽、鸡内金等。

（3）夹惊：兼见惊惕啼叫，睡卧不宁或龅齿，甚至惊厥，舌红，苔黄，脉弦。治宜清热解表，佐以镇惊安神，加钩藤、蝉蜕、僵蚕等，或加服小儿回春丹。

【其他疗法】

1. 中成药

（1）银翘解毒颗粒：每次 1/2 ~ 1 包，1 日 2 ~ 3 次。用于风热感冒或时行感冒。

（2）小柴胡颗粒：每次1包，1日3次。用于感冒寒热往来者。

（3）抗病毒口服液：每次10ml，1日2~3次。用于风热感冒或时行感冒。

（4）清开灵颗粒：每次1包，1日2~3次。用于风热感冒或时行感冒。

（5）藿香正气口服液：每次5ml，1日2~3次。用于暑湿感冒。

（6）小儿回春丹：每次1~2粒，1日3次。用于感冒夹惊者。

2. 经验方 葱白头3~7个，生姜3~5片。浓煎后加糖服用。用于风寒感冒。

3. 外治疗法

（1）柴胡注射液：滴鼻，每次左右鼻孔各2~3滴，1~2小时重复1次。用于感冒高热不退者。

（2）香薷、苏叶、荆芥、防风、藿香各15g，连翘10g，大豆黄卷20g，菊花、葱白、豆豉、生姜各30g。煎水后加食醋50ml，浸泡脚至腓肠肌以上的部位。每次浸泡30~60分钟，每天1次。适用于暑天感冒。

（3）香薷、柴胡、厚朴、扁豆花、防风各30g，金银花、连翘、淡豆豉、鸡苏散、石膏、板蓝根各50g。煎水沐浴，每天1次。适用于暑天感冒。

4. 针灸疗法

（1）针法：取大椎、曲池、外关、合谷穴。用泻法，1日1~2次。用于风热感冒。

（2）灸法：取大椎、风门、肺腧穴。用艾炷灸1~2壮，每穴5~10分钟，以表面皮肤潮热为宜。1日1~2次。用于风寒感冒。

【调护与预防】

1. 调护

（1）高热患儿及时物理降温。

（2）患病期间，多饮开水，汤药应热服。饮食宜清淡、易消化。忌食生冷、辛辣、油腻之物。

2. 预防

（1）经常参加户外活动，提高抗病能力。

（2）注意气候变化，及时增减衣服。

（3）感冒流行季节，应少去公共场所，避免接触感冒患者。

（4）流行季节，可用食醋熏蒸法：食醋3~5ml/m³空间，加水1~2倍，置容器内加热熏蒸房间，预防感冒。每日1次，连用3~5日。

第二节 咳 嗽

咳嗽是因感受外邪或脏腑功能失调，导致肺失宣肃，肺气上逆而引起的以咳嗽为主要症状的病证。有声无痰为咳，有痰无声为嗽，临床常痰声并见，通称为咳嗽。本病证四季均可发生，而以冬春二季发病率较高。各年龄小儿皆可发病，而以婴幼儿为多见。多数预后良好，部分可反复发作，经久不愈。

张景岳将咳嗽分为外感、内伤两大类，《景岳全书·杂证谟·咳嗽》曰："咳嗽之要，止为二证。何为二证？一曰外感，一曰内伤而尽之矣。"《幼幼集成·咳嗽证治》将咳与嗽进行了区分："凡有声无痰谓之咳，肺气伤也；有痰无声谓之嗽，脾湿动也。"

西医学的小儿支气管炎，以及其他急、慢性疾病以咳嗽为主症者可参照本节治疗。

【病因病机】

咳嗽主要因肺气上逆而致，病因有外感、内伤两个方面。

1. 外邪犯肺　小儿肌肤柔弱，卫外功能不足，冷暖不能自调，易为外邪侵袭，故以外感咳嗽为多见。风寒或风热之邪从皮毛或口鼻而入，致肺失宣降，肺气上逆而为咳嗽。风为阳邪，化热最速，临床以热性咳嗽最为常见。

2. 痰浊内生　小儿脾常不足，易为乳食、生冷所伤，致脾失健运，水湿内停，聚湿成痰，上贮于肺，肺失宣降而为咳嗽。此即"脾为生痰之源，肺为贮痰之器"。亦可因食积内热或感受外邪，化热传里，灼津成痰，痰热互结，阻于气道，肺失清肃而致咳嗽。

3. 气阴两虚　小儿禀赋不足，素体虚弱，若外感咳嗽日久不愈，或热病之后，耗伤气阴，可发展为内伤咳嗽，出现肺脾气虚或肺阴亏虚之证。

总之，咳嗽的病位主要在肺，病因不外乎外感与内伤两方面，肺失宣降，肺气上逆是本病证的基本病机。

【诊断要点】

1. 病史　多有感冒病史。

2. 症状　以咳嗽、或伴咳痰为主症，可伴有咽痒或咽痛、发热、烦躁、胸痛等。

3. 体征　双肺呼吸音粗糙，可闻及干啰音或不固定的湿啰音。

4. 辅助检查　白细胞总数及分类大多在正常范围。采集鼻咽拭子或分泌物使用免疫荧光技术、酶标抗体染色法等可明确病原。x线检查可见肺纹理增粗。

【鉴别诊断】

肺炎喘嗽　以发热、咳嗽、气急、鼻翼煽动为主症，肺部可闻及固定的细湿啰音。胸部 X 线检查可见斑片状阴影。

【辨证论治】

（一）辨证要点

辨外感咳嗽、内伤咳嗽：外感咳嗽，起病急，病程较短，常有发热恶寒、鼻塞、流涕等表证；内伤咳嗽，则起病缓，病程较长，可有其他脏腑功能失调的证候，但无表证。

（二）治疗原则

咳嗽的治疗原则是宣降肺气，化痰止咳。外感咳嗽，佐以疏风解表；内伤咳嗽，则应辨清病位、病性，随证立法，或治以燥湿化痰，或清热化痰，或养阴润肺，或补肺健脾。

（三）分证论治

1. 外感咳嗽

（1）风寒咳嗽

证候：咳嗽频作，声重，痰白清稀，咽痒，鼻塞流清涕，或恶寒无汗，头身疼痛，舌淡红，苔薄白，脉浮紧，指纹浮红。

辨证分析：本证以咳嗽声重，痰白清稀，流清涕，舌淡红，苔薄白，脉浮紧为辨证要点。风寒客肺，肺失宣降，则咳嗽频作，痰稀色白，鼻塞，流清涕，咽痒声重；风寒外束，腠理闭塞，则恶寒无汗，头身疼痛。

治法：疏风散寒，宣肺止咳。

方药：金沸草散加味。

方中金沸草祛风化痰止咳；前胡、细辛、荆芥辛温疏散风寒；半夏、茯苓肃肺降气化痰；生姜、大枣、甘草调和营卫。

若恶寒头痛甚，加白芷、防风、川芎解表散寒；咳甚，加紫菀、款冬花、杏仁宣肺止咳；痰多，加用三子养亲汤；小儿风寒咳嗽容易转化为热证，若咽喉肿痛，声音嘶哑，口干口渴，外寒里热甚者，加黄芩、桑白皮清泻肺热。

（2）风热咳嗽

证候：咳痰不爽，痰黄黏稠，不易咯出，咽喉疼痛，鼻流浊涕，或伴发热，恶风，微汗出，舌红，苔薄黄，脉浮数或指纹浮紫。

辨证分析：本证以咳嗽不爽，痰黄黏稠，兼风热表证为辨证要点。风热犯肺，肺失宣降，肺气上逆，故见咳嗽，咽喉疼痛，鼻流浊涕；邪热灼津成痰，则咳痰不爽，痰黄黏稠，不易咯出；发热，恶风，微汗出，为风热犯表之象。

治法：疏风清热，宣肺止咳。

方药：桑菊饮加味。

方中桑叶、菊花、薄荷疏散风热；连翘、芦根清热生津；桔梗、杏仁、甘草宣肺化痰止咳。

发热甚，加金银花、黄芩清宣肺热；咳重，加前胡、炙枇杷叶清肺止咳；痰多加瓜蒌皮、浙贝母清热化痰；咽喉肿痛，加牛蒡子、射干解毒利咽；烦躁，夜间哭闹，加黄连、淡竹叶清心安神。

2. 内伤咳嗽

（1）痰热咳嗽

证候：咳嗽痰多，色黄黏稠难咯，或伴发热口渴，烦躁不宁，大便干结，尿少色黄，舌红，苔黄腻，脉滑数，指纹色紫。

辨证分析：本证以咳嗽痰多，色黄黏稠难咯，舌红苔黄腻为辨证要点。痰热内蕴，肺失清降，气逆于上，则见咳嗽痰多，色黄黏稠难咯，发热口渴；热扰心神，故烦躁不宁，尿少色黄；肺失清肃，大肠传导失司，故大便干燥。

治法：清热化痰止咳。

方药：清金化痰汤加味。

方中黄芩、栀子、知母清热泻肺；瓜蒌、桑白皮、浙贝母、橘红化痰降气；茯苓健脾化痰；麦冬、桔梗、甘草润肺化痰。

痰多色黄黏稠难咯，加竹沥、天竺黄清肺涤痰；烦躁易怒，加黛蛤散、郁金疏肝泻火；大便干结，加全瓜蒌、大黄清热通腑；鼻衄，加白茅根、牡丹皮凉血止血。

（2）痰湿咳嗽

证候：咳嗽痰多，色白清稀，胸闷纳呆，困倦乏力，舌淡，苔白腻，脉滑。

辨证分析：本证以咳嗽痰多，色白清稀，舌淡苔白腻为辨证要点。脾失健运，痰浊内生，上渍于肺，肺失宣降，则咳嗽痰多，色白清稀；痰湿困脾，则胸闷纳呆，困倦乏力。

治法：燥湿化痰止咳。

方药：二陈汤加味。

咳甚加杏仁、百部宣肺化痰止咳；痰涎壅盛加苏子、莱菔子、白芥子化痰降气；胸闷不适，咳痰不爽，加枳壳、桔梗宽胸化痰；食少腹胀，可加山楂、神曲消食理脾。

（3）阴虚咳嗽

证候：干咳无痰或痰少质黏难咯，或痰中带血，口鼻咽干燥，喉痒，声音嘶哑，手足心热，或潮热盗汗，舌红，苔少或花剥，脉细数，指纹紫。

辨证分析：本证以干咳无痰，喉痒声嘶，舌红少苔或花剥为辨证要点。肺热伤阴，阴虚生燥，肺失宣降，则咳嗽少痰或痰黏难咯，口咽干燥，声音嘶哑；热伤肺络，则痰中带血；阴虚则内热，故手足心热或潮热盗汗。

治法：养阴清热，润肺止咳。

方药：沙参麦冬汤加味。

方中沙参、麦冬、玉竹养阴润肺；桑叶、天花粉、扁豆清热止咳。

咳嗽重，加炙枇杷叶、川贝母；久咳痰黏，重用麦冬，合泻白散养阴清热；痰中带血，加白茅根、阿胶凉血止血；兼胃阴不足，食少纳差，加山楂、石斛益胃生津。

（4）气虚咳嗽

证候：咳嗽无力，痰白清稀，面色苍白，气短懒言，语声低微，动则汗出，舌淡嫩，边有齿痕，脉细弱。

辨证分析：本证多由痰湿咳嗽日久转化而成，以咳嗽无力，痰白清稀为辨证要点。久病肺脾气虚，肺气不足则肃降无权，故咳嗽无力；肺脾气虚不能布散津液，水湿留滞，酿生痰湿，则咳痰色白清稀。

治法：补肺健脾，益气化痰。

方药：六君子汤加减。

方中党参、白术、茯苓补益肺脾之气；陈皮、半夏燥湿化痰。

咳重痰多加杏仁、川贝母、炙百部化痰止咳；汗多加黄芪、浮小麦、牡蛎益气固表敛汗；食欲不振加焦山楂、焦神曲和胃消食。

【其他疗法】

1. 中成药

（1）复方鲜竹沥：每次5～10ml，1日2～3次。适用于痰热咳嗽。

（2）急支糖浆：每次5～10ml，1日3次。用于风热咳嗽。

（3）蛇胆川贝液：每次5～10ml，1日3次。用于风热咳嗽。

（4）川贝枇杷糖浆：每次5～10ml，1日3次。适用于阴虚咳嗽。

（5）罗汉果止咳糖浆：每次5～10ml，1日2～3次。用于阴虚咳嗽。

2. 经验方 生姜30g，捣烂取汁为1份，加蜂蜜4份，混合均匀后，隔水蒸10～15分钟，分2～3次口服。适用于风寒咳嗽或虚寒咳嗽。

3. 外治疗法

（1）白芥子、半夏、细辛各3g，麻黄、肉桂各5g，丁香0.5g。共研细末，将药末置于脐内，胶布固定，每天1次。适用于风寒咳嗽。

（2）鱼腥草15g，青黛、海蛤壳各10g，葱白3根，冰片0.3g。将前三味研末，葱白、冰片与药末共捣成糊状，敷脐。1天1次。适用于风热咳嗽。

4. 推拿疗法

（1）外感咳嗽：清肺经，推揉膻中、肺腧。

（2）内伤咳嗽：补肺经、脾经，推揉膻中、丰隆、天突。

【调护与预防】

1. 调护

（1）避免煤气、烟尘等刺激；避免患儿过多哭闹、喊叫。

（2）饮食宜清淡，勿食过咸、过甜及油腻、荤腥。

（3）经常变换体位及拍打背部，以利痰液排出。

2. 预防

（1）注意气候变化，避免外感。

（3）勿过食辛辣香燥及寒凉食物。

第三节 肺炎喘嗽

肺炎喘嗽是小儿时期常见的肺系疾病之一，临床以发热、咳嗽、气急、鼻煽为特征。多发于 3 岁以下的婴幼儿，年龄越小，发病率越高，病情越重。四季均可发生，但以冬春两季多见。若能早期发现、及时治疗，预后良好。重症或失治误治，可发生变证，甚至死亡。本病多继发于感冒、麻疹、顿咳等急性热病之后。

肺炎喘嗽的命名首见于清·谢玉琼《麻科活人全书·气促发喘鼻煽胸高》，是对麻疹病程中出现咳嗽、喘息、鼻煽等肺气闭塞证的命名。这里的"炎"是对热邪炽盛病机的描述。

西医学的支气管肺炎、间质性肺炎、毛细支气管肺炎等可参照本节治疗。我国卫生部将小儿肺炎列为儿科重点防治的四病之一。病死率占全部婴儿死亡率的 23.9%，是造成婴儿死亡的第一位原因。

【病因病机】

本病外因责之于感受外邪，或因其他外感热病，如感冒、麻疹等，热邪犯肺；内因责之于小儿肺脏娇嫩，卫外功能不固。

1. 风邪闭肺 感受外邪，邪气闭肺，肺失宣发肃降，即可导致肺炎喘嗽。因风邪夹寒或热之不同，而有风寒闭肺或风热闭肺之证。由于小儿的体质特点，临床以风热闭肺较为常见。

2. 痰热闭肺 外邪闭肺初期失治，或邪热炽盛均可致热邪不解，闭阻于肺；或热邪炽盛，灼津炼液成痰，痰热胶结，闭阻于肺而致病。若病情进一步发展，可出现以下两种变证。

（1）心阳虚衰：肺主气，心主血，气行则血行，气滞则血瘀。热邪壅盛，肺气郁闭，进一步影响心血运行，而心血瘀滞。若正不胜邪，气滞血瘀加重，可致心气不足，心失所养，重者则心阳虚衰。

（2）邪陷厥阴：热邪炽盛，引动肝风，则出现牙关紧闭、四肢抽搐；热邪炽盛，内陷心包，或痰热蒙蔽心包，则见神志昏迷。

3. 正虚邪恋 小儿肺脏娇嫩，壮热久咳，耗伤肺阴，正虚邪恋，导致低热不退、干咳少痰等阴虚肺热之象。或素体脾虚，肺气耗伤太过，导致肺脾气虚，而见咳嗽无力、自汗、纳呆、便溏等症。

总之，本病病位主要在肺，病情进一步发展，常累及心、肝、脾诸脏，肺气郁闭是本病的病机关键，痰热是主要的病理产物。

【诊断要点】

1. 症状 发热，咳嗽，气急，鼻煽，痰鸣，或有轻度发绀。重者可见喘促不安，烦躁不宁，面色苍白，口唇青紫，或高热不退。

2. 体征 肺部听诊可闻及较固定的中、细湿啰音，以肩胛下区、腋下及脊柱两侧较多。重症者可见四肢厥冷，肝脏增大。

3. 辅助检查 细菌感染所致者白细胞计数升高，中性粒细胞增多；病毒感染引起者白细胞计数正常或偏低，淋巴细胞增高或出现异型淋巴细胞。病原学检查可明确病因。X线检查早期肺纹理增粗，以后出现小斑片状阴影，或融合成片状阴影。

【鉴别诊断】

1. 咳嗽 以咳嗽为主症，可有发热，无气急和鼻煽，肺部听诊呼吸音粗糙或有不固定的干、湿性啰音。

2. 哮喘 以咳嗽，发作性哮鸣气促，呼气延长为特征，大多不发热，常反复发作，肺部听诊以哮鸣音为主。

【辨证论治】

（一）辨证要点

1. 辨常证、变证 常证为病位在肺，以发热、咳嗽、气急、鼻煽为主症。变证为正虚邪盛的危重证候，若在发热、咳嗽、气急、鼻煽的同时，兼高热不退，神昏，抽搐者，为邪陷厥阴；兼喘促严重，面色苍白，发绀，四肢厥冷，脉微欲绝者，为心阳虚衰。

2. 热重、痰重 高热不退，面赤唇红，烦躁，口渴，便秘，尿黄，属热重；喉间痰鸣，呼吸喘急，属痰重。若高热炽盛，喘憋严重，张口抬肩，为热毒闭肺重症。

（二）治疗原则

治疗原则以宣肺开闭为主。风热闭肺，佐以辛凉清热；热毒炽盛，佐以清热解毒；痰浊壅肺，佐以涤痰降气；气滞血瘀，佐以活血化瘀；久病气阴两虚，佐以益气养阴，扶正祛邪；出现变证者，则随证施治。

（三）分证论治

1. 常证

（1）风寒闭肺

证候：发热恶寒，无汗，咳嗽气急，痰稀色白，咽不红，口不渴，舌质淡红，舌苔薄白或白腻，脉浮紧，指纹浮红。

辨证分析：本证以发热恶寒，无汗，咽不红，咳嗽气急，痰稀色白为辨证要点。多见于发病的初期，由风寒之邪外袭于肺而致。风寒闭肺，肺气失宣，津液失布，则咳嗽气急，痰稀色白。本证正邪交争易于化热，一般为时短暂。

治法：疏风散寒，宣肺开闭。

方药：华盖散加减。

常用麻黄、杏仁宣肺散寒；荆芥、防风辛温解表；陈皮、苏子化痰平喘；桔梗、白前宣肺止咳。

痰多，苔白腻者，加半夏、莱菔子化痰止咳平喘；若寒邪外束，内有郁热者，加桂枝、石膏或用大青龙汤表里双解。

（2）风热闭肺

证候：发热重，恶寒轻，咳嗽，喘急，鼻煽，鼻塞流涕，咽喉红肿，舌质红，苔薄黄，脉浮数或指纹青紫。

辨证分析：本证可因风热犯肺或寒郁化热而致，以发热恶寒，咳嗽，气喘，脉浮数为辨证要点。风热犯肺，肺气失宣，则发热重，恶寒轻；邪热循经，上熏咽喉，则咽喉红肿；风热闭肺，则咳嗽、喘急、鼻煽并见。

治法：疏风清热，宣肺开闭。

方药：麻杏石甘汤合银翘散加味。

方用麻黄、杏仁、生石膏宣肺清热；金银花、连翘、薄荷解表清热；桔梗、前胡、桑叶宣肺止咳。

发热甚，重用石膏，加黄芩、鱼腥草清热解毒；咳甚痰多，加瓜蒌、浙贝母清热化痰；咽喉红肿，加牛蒡子、射干解毒利咽。

（3）痰热闭肺

证候：壮热，咳嗽痰多，喉间痰鸣，呼吸急促，鼻翼煽动，胸闷胀满，泛吐痰涎，或口唇青紫，舌红，苔黄，脉滑数或指纹青紫。

辨证分析：本证以壮热，咳嗽，痰壅，气急，鼻煽，舌红苔黄，脉滑数为辨证要点。热邪炽盛，灼津为痰，痰热闭肺，故壮热，咳嗽痰多，喉间痰鸣，呼吸急促，鼻翼煽动；痰浊中阻，胃气上逆，故胸闷胀满，泛吐痰涎。

治法：清热涤痰，宣肺开闭。

方药：五虎汤合葶苈大枣泻肺汤加减。

方中麻黄宣肺开闭，石膏清泻肺热，杏仁止咳化痰，细茶肃肺化痰，葶苈子泻肺涤痰。

咳嗽痰多，喉间痰鸣，加瓜蒌、天竺黄清热化痰；腹胀、便秘，加大黄、芒硝通腑泄热；热甚，重用石膏，加黄芩、栀子清热泻火。

（4）热毒闭肺

证候：高热不退，咳嗽剧烈，气急鼻煽，烦躁口渴，面赤唇红，溲赤便秘，舌红，苔黄，脉数或指纹青紫。

辨证分析：本证常由痰热闭肺证热毒重者发展而成，以发热甚，咳嗽气喘重，舌红苔黄，脉数或指纹青紫而无表证为辨证要点。热邪炽盛，闭阻于肺，则壮热不退，咳嗽剧烈，喘急鼻煽；邪热伤津，热扰心神，则烦躁、口渴、尿赤；肺与大肠相表里，肺气闭塞，大肠传导失司，故便秘。本证病情重笃，容易发生邪陷厥阴、心阳虚衰的变证。

治法：清热解毒，宣肺开闭。

方药：黄连解毒汤合麻杏石甘汤加减。

以黄连、黄芩、黄柏、栀子、生石膏清热解毒；麻黄、杏仁宣肺开闭；加鱼腥草、虎杖增强清热解毒之力。

咳重加前胡、款冬花宣肺止咳；咳甚气急，加桑白皮、葶苈子泻肺涤痰；腹胀、大便干结，加大黄、玄明粉通腑泄热。

（5）正虚邪恋

①阴虚肺热

证候：病程较长，低热不退，干咳少痰，口干口渴，面色潮红，盗汗，舌红，少苔或舌苔花剥，脉细数或指纹紫。

辨证分析：本证以干咳少痰，舌红，少苔或花剥为辨证要点。多见于痰热闭肺证后期，因邪热未尽，耗伤肺阴，导致低热不退，口渴，面色潮红，盗汗；阴津耗伤，肺失滋养，故干咳少痰。

治法：养阴清肺。

方药：沙参麦冬汤加味。

方中沙参、麦冬、玉竹、天花粉养阴清热；桑叶清肺化痰止咳；扁豆、甘草益气和胃。

低热不退，加地骨皮、知母、胡黄连清退虚热；久咳痰黏，重用麦冬，加桑白皮、地骨皮养阴清肺；食少纳差，加石斛、山楂养胃生津。

②肺脾气虚

证候：咳嗽无力，喉间痰鸣，神疲倦怠，面色少华，自汗食少，大便稀溏，舌淡，脉细无力或指纹淡红。

辨证分析：本证多见于体弱儿或肺炎恢复期，以咳嗽无力，痰多，自汗纳差，便溏为辨证要点。久病不愈，损伤肺脾，肺气虚弱，则咳嗽痰多；脾虚不运，则纳差便溏；肺脾气虚，表卫不固，故自汗。

治法：补肺健脾，益气化痰。

方药：人参五味子汤加减。

方中人参、白术、茯苓、甘草健脾益气，培土生金；五味子养阴敛肺。

咳嗽重者，加紫菀、款冬花宣肺止咳；痰多者，去五味子，加法半夏、陈皮、前胡化痰止咳；食欲不振，腹部胀满，加山楂、神曲消积和胃；汗多者，加黄芪、浮小麦、煅牡蛎固表止汗。

2. 变证

（1）心阳虚衰

证候：突然面色苍白，口唇发绀，呼吸急促，心悸不宁，烦躁不安，汗出不温，四肢厥冷，肝脏增大，唇舌紫黯，苔白，脉微弱急促。

辨证分析：本证以突然呼吸急促，心悸，烦躁，紫绀，肝大为辨证要点。肺气闭阻严重，气滞血瘀，进而损伤心阳、心气，心阳虚衰，不能温养颜面四肢，则面色苍白，四肢厥冷；心神受扰则心悸、烦躁；肝藏血，血郁于肝，则见肝脏增大。

治法：温补心阳，救逆固脱。

方药：参附龙牡救逆汤加味。

若口唇发绀，肝脏增大，加红花、丹参活血化瘀。若神疲乏力，唇红舌红，少苔，为气阴两虚，加生脉散益气养阴；病情危重者，应中西医结合抢救治疗。

（2）邪陷厥阴

证候：壮热神昏，烦躁谵语，四肢抽搐，两目上视，颈项强直，舌红绛，苔黄，脉数，指纹青紫。

辨证分析：本证以壮热，神昏，抽搐为辨证要点。邪热炽盛，内陷心包，则壮热，烦躁，甚则神昏；热邪炽盛，引动肝风，则四肢抽搐，两目上视，颈项强直。

治法：清心开窍，平肝息风。

方药：羚角钩藤汤合牛黄清心丸加味。

常用羚羊角粉、钩藤平肝息风；茯神安神定志；生地、白芍、甘草养阴止痉；黄连、黄芩、栀子清热泻火解毒；石菖蒲、郁金清心开窍。牛黄清心丸清热解毒。

高热神昏，合紫雪丹或安宫牛黄丸清热开窍；神昏痰多，加胆南星、竹沥、天竺黄清热化痰开窍。

【其他疗法】

1. 中成药

（1）双黄连口服液：每次 3～10ml，1 日 2～3 次。用于风热闭肺证。

（2）双黄连注射液：每日 60mg/kg，用 5% 葡萄糖注射液 100～250ml 稀释，静脉滴注，1 日 1 次。用于风热闭肺证。

（3）穿琥宁注射液：每日 5～10mg/kg，用 5% 葡萄糖注射液 100～250ml 稀释，静脉滴注，1 日 1 次。用于痰热闭肺证。

（4）养阴清肺口服液：1 岁以内，每次 2.5ml；1～3 岁每次 5ml；3 岁以上每次 10ml。1 日 2 次。用于阴虚肺热证。

2. 经验方

（1）板蓝根、大青叶、金银花各 15g，百部、桑白皮各 6g，甘草 3g，1 日 1 剂，水煎分多次口服，用于病毒性肺炎。

3. 外治疗法

（1）超声雾化吸入：用鲜竹沥水适量制成雾化液雾化吸入，每次 10 分钟，1 日 1～2 次。用于痰热闭肺证。

（2）拔罐：取穴肩胛骨双侧下部，用拔罐法每次 5～10 分钟，1 日 1 次，5 日为 1 疗程。用于肺部湿啰音长期不消，多用于年长儿。

（3）外敷：①白芥子、丁香，研细末，用蛋清调敷天突、膻中、肺俞穴。有减轻胸闷和促进啰音消失的作用。②肉桂 12g，丁香 16g，川乌、草乌、乳香、没药各 15g，当归、红花、川芎、赤芍、透骨草各 30g，制成 10% 油膏，敷背部湿啰音显著处。1 日 1～2 次，5～7 日为 1 疗程。用于肺部湿啰音久不消失者。

4. 西医疗法

（1）心力衰竭的诊断：①呼吸突然加快 >60 次/分。②心率突然加快，婴儿 >180 次/分，幼儿 >160 次/分。③骤然极度烦躁不安，明显发绀，面色发灰，指（趾）甲微血管充盈时间延长。④心音低钝，奔马律，颈静脉怒张。⑤肝脏迅速增大。⑥尿少或无尿，颜面眼睑或双下肢水肿。具有前 5 项者即可诊断为心力衰竭。

（2）治疗：①强心：毛花苷 C（西地兰），洋地黄化总量 <2 岁 0.03～0.04mg/kg，>2 岁 0.02～0.03mg/kg，静脉注射，首次给洋地黄化总量的 1/2，余量分两次，每隔 4～6

小时给予。②利尿：常用呋塞米（速尿），每次1mg/kg，稀释成2mg/ml，5～10分钟缓慢静推，必要时8～12小时可重复。③血管活性药物：心力衰竭伴有血压下降时可用多巴胺，每分钟5～10μg/kg。

【调护与预防】

1. 调护

（1）保持安静，定时翻身拍背，必要时吸痰。

（2）发热时以流质、半流质饮食为宜，给予富有营养的清淡食品，忌油腻及刺激之品。

（3）重症肺炎患儿要及时巡视，密切观察呼吸、心率、面色及神志变化。

2. 预防

（1）加强锻炼，合理喂养，增强体质。

（2）气候变化时及时增减衣物，预防感冒。

（3）积极防治佝偻病、小儿贫血和营养不良等疾病。

第四节 哮 喘

哮喘是小儿时期常见的肺系疾病，临床以发作性的哮鸣气促，呼气延长，不能平卧为特征。哮指声响言，喘指气息言，哮必兼喘，故通称哮喘。常在夜间和清晨发作或加剧。本病有明显的遗传倾向，初发年龄以1～6岁多见，大多在3岁以内起病。本病在四季均可发作，以冬春季为多。本病经积极治疗，随着年龄的增长，可获痊愈。但若失于防治，可反复发作，甚至遗患终身。

古代医籍对哮喘记载甚多，元·朱丹溪在《丹溪心法·喘论》中首先记载了哮喘的病名，谓"哮喘专主于痰"，并提出哮喘病"未发以扶正气为主，既发以攻邪气为急"的治疗原则。

西医学的喘息性支气管炎、支气管哮喘可参照本节治疗。

【病因病机】

小儿哮喘的发病原因是外有诱因，内有伏痰。体内伏痰的产生与肺、脾、肾三脏功能不足有关；诱因多为感受外邪，接触异物，饮食失调等。

1. 内因 素体肺、脾、肾三脏功能不足，导致痰饮内伏是哮喘发作的主要因素。小儿肺常不足，脾常不足，肾常虚。若外邪犯肺或素体肺气虚衰，不能正常宣散敷布津液，留滞肺络则为痰；脾气不足，运化失司，则聚湿为痰，上贮于肺；肾气不足，不能温煦气化水液，同时命门火衰，不能温煦脾土，土虚不运，皆致水湿停聚，凝而成痰。因此，素体肺、脾、肾不足，导致水液代谢失常，水湿停聚而为痰，痰饮内伏，形成哮喘反复发作的夙根。

2. 诱因 感受外邪，接触异物（如花粉、烟尘、绒毛、油漆等），饮食失调是哮喘发作的诱因。气候骤变，小儿衣着不慎，寒暖不能自调，感受风寒、风热之邪，肺失宣降，肺气不利，引动伏痰；或过食肥甘厚味，辛辣酸咸，或接触花粉、尘埃、油漆、绒毛、煤气等异物，刺激气道，引动伏痰，诱发哮喘；或小儿情志不遂，肝失疏泄；或过度劳累，均可使气机升降失常，肺气不利，引动伏痰，诱发本病。其中以感受外邪诱发最为多见。

3. 发病　感触诱因，引动伏痰，痰随气升，气因痰阻，痰气交阻，阻塞气道，肺失宣肃而发病，出现喉间痰鸣、呼吸急促等症。若外感风寒，内伤生冷，或素体阳虚则寒痰内伏，发为寒性哮喘；若外感风热，或风寒化热，或素体阴虚则痰热内伏，发为热性哮喘；若外寒未解，内热已起，则见外寒内热之证。重者可致血脉瘀阻，累及于心，导致口唇、肢端发绀，甚则面色苍白、汗出肢冷、脉微等心阳欲脱的危象。

若哮喘反复发作，又可导致肺气耗伤、脾失健运、肾不纳气，因而在缓解期出现明显的肺、脾、肾亏虚之象。

【诊断要点】

1. 病史　常有婴儿期湿疹史、过敏史、家族史。

2. 症状　常突然发病，发作前多有喷嚏、流涕、咳嗽、鼻痒等先兆症状。发作时以哮鸣气促，呼气延长，不能平卧为特征。

3. 体征　发作时喉间痰鸣，肺部可闻及哮鸣音，以呼气时明显，严重者烦躁不安，出现三凹征、紫绀。

4. 辅助检查　发作时可有嗜酸性粒细胞增高，并发感染可有白细胞数增高、中性粒细胞比例增高。缓解期多无明显异常。

【鉴别诊断】

哮喘需与肺炎喘嗽相鉴别。肺炎喘嗽以发热、咳嗽、气急、鼻煽为临床特征。肺部听诊有湿啰音，一般无哮鸣音；哮喘以咳嗽、气喘、呼气延长为主症，常反复发作，多有过敏史，两肺听诊以哮鸣音为主。

【辨证论治】

(一) 辨证要点

1. 辨发作期与缓解期　发作期出现哮鸣气促，呼气延长，不能平卧，喉间痰鸣，肺部可闻及哮鸣音，甚则出现三凹征、紫绀。其中咳喘，形寒肢冷，痰白清稀，舌苔白滑者为寒性哮喘；咳喘，身热面赤，咳痰黄稠，口干舌红者为热性哮喘。上述症状消失即为缓解期。

2. 缓解期重点辨脏腑　根据缓解期的临床表现，病变脏腑有在肺、在脾、在肾之不同：若自汗出，面色苍白，常因感冒诱发哮喘，属肺气虚；若痰多，纳少便溏，面白少华，属脾气虚；若动则气短，尿床或夜尿增多，生长发育迟缓，属肾气虚。

(二) 治疗原则

本病的治疗，应按发作期和缓解期分别施治。发作期当攻邪以治其标，分辨寒热虚实而随证施治。缓解期当扶正以治其本，调理肺脾肾等脏腑功能。哮喘属于顽疾，宜采用多种疗法综合治疗，除口服药外，配合雾化吸入、敷贴、针灸等疗法以增强疗效，逐步达到根治的目的。

(三) 分证论治

1. 发作期

(1) 寒性哮喘

证候：咳嗽气促，喉间痰鸣，痰白清稀，鼻流清涕，形寒肢冷，恶寒无汗，鼻流清涕，面色淡白，舌淡苔白，脉浮紧。

辨证分析：本证多由外感风寒而诱发，外寒内饮是其基本病机。以咳喘，痰白清稀，舌淡苔白，脉浮紧为辨证要点。风寒外束，引动伏痰，痰气交阻，阻塞气道，故见喉间痰鸣，呼吸急促，痰白清稀；风寒犯肺，肺气失宣，则见鼻流清涕，形寒无汗；痰湿内阻，阳气不得宣畅，则面白肢冷，舌淡，苔白。

治法：温肺化痰，降气平喘。

方药：小青龙汤合三子养亲汤加减。

方中麻黄、桂枝宣肺散寒平喘；干姜、细辛、半夏温肺化饮；白芥子、苏子、莱菔子行气化痰。白芍、五味子养阴敛肺。

咳甚，可加紫菀、款冬花降气止咳；吼鸣重而不解者，加地龙、僵蚕以解痉平喘；口渴，舌红干，有化热之象，加石膏、黄芩清泻里热。若外寒不甚，表证不著者，可用射干麻黄汤加减。

（2）热性哮喘

证候：喘促气粗，喉间痰鸣，咯痰黄稠，胸膈满闷，身热面赤，口干，烦躁不安，大便干结，小便黄少，舌质红，苔黄，脉滑数。

辨证分析：本证多为外感风热，引动伏痰，痰热互结，阻于气道所致。以发热，喘促，咳痰黄稠，舌红，苔黄为辨证要点。痰热内盛是本证辨证的关键，外感风热之象，可轻可重。小儿哮喘以热证较为多见。

治法：清肺化痰，降气平喘。

方药：麻杏石甘汤合苏葶丸加减。

常用麻黄、生石膏、黄芩清热宣肺；葶苈子、苏子、桑白皮泻肺平喘；杏仁、射干、瓜蒌皮、枳壳化痰降气。若无表证，则可选定喘汤加减治疗。

喘急者加地龙解痉平喘；痰多者，加胆南星、竹沥豁痰降气；咳甚者，加炙百部、炙冬花宣肺止咳；大便干燥者加全瓜蒌、大黄通腑泻热。

（3）外寒内热

证候：咳嗽痰鸣，喘促气急，恶寒发热，喷嚏，流清涕，咯痰黏稠色黄，口渴，大便干结，舌红，苔薄白，脉滑数。

辨证分析：本证多由外感风寒及表寒入里化热所致，亦有素体痰热内蕴，遇外邪引动而发。以外有风寒表证，内有痰热蕴肺之里证为辨证要点。外寒束表则恶寒发热，喷嚏，流清涕；痰热蕴肺则见咳嗽痰鸣，喘促气急，咯痰黄稠，口渴便秘。

治法：解表清里，止咳平喘。

方药：大青龙汤加减。

常重用生石膏、黄芩清泄肺热；麻黄、桂枝解表散寒；细辛、五味子、半夏、生姜蠲饮平喘；葶苈子、苏子、射干、紫菀化痰平喘。

热重者，加鱼腥草、山栀子清泻肺热；痰热甚者，加鲜竹沥、黛蛤散清热化痰；咳喘甚者，加射干、葶苈子泻肺平喘。

2. 缓解期

（1）肺气虚

证候：面白少华，自汗出，反复感冒诱发哮喘，倦怠乏力，少气懒言，舌淡苔薄，脉细无力。

辨证分析：本证的基本病机是肺气虚而卫表不固。以容易汗出，反复感冒，舌淡，脉细为辨证要点。肺主表，肺气不足，表卫不固，则自汗出，反复感冒诱发哮喘；肺气虚弱则面白少华，倦怠乏力，少气懒言。

治法：补肺固表。

方药：玉屏风散加味。

汗出多，加煅龙骨、煅牡蛎、浮小麦收敛止汗；喷嚏频作加蝉蜕、辛夷祛风宣窍；怕冷畏风明显，加桂枝、白芍、生姜、大枣调和营卫；时有咳嗽，舌红少苔，酌加沙参、麦门冬、五味子养阴润肺。

（2）脾气虚

证候：食少便溏，微咳痰多，面色少华，神疲倦怠，唇舌淡白，脉细。

辨证分析：本证的基本病机是脾气虚而运化失司。以食少便溏，痰多，唇舌淡白，脉细为辨证要点。脾主运化，脾气虚运化失健则食少便溏，微咳痰多。气血化生不足，则神疲倦怠，面色少华。

治法：健脾化痰。

方药：六君子汤加味。

方中四君子汤健脾益气，陈皮、半夏燥湿化痰。

食少纳差，加山楂、神曲健脾助运；便溏者，加山药、炒扁豆健脾化湿；腹胀加木香、槟榔理气降气；咳嗽痰多，加桔梗、苏子化痰降气。

（3）肾气虚

证候：动则气促，面色㿠白，畏寒肢冷，腰膝酸软，尿床或夜尿增多，或生长发育迟缓。舌淡苔薄，脉沉细。

辨证分析：本证以肾气虚衰，摄纳无权为基本病机。以动则气促，夜尿增多，或生长发育迟缓，舌淡为辨证要点。肾不纳气，故动则气短；肾虚不能温养全身，则面色㿠白，畏寒肢冷；肾气不足，则尿床或夜尿增多。

治法：补肾纳气。

方药：金匮肾气丸加减。

方中以制附子、肉桂温阳补肾，六味地黄丸滋肾补阴。

动则喘促明显者，加蛤蚧、冬虫夏草补肾纳气；舌红少苔，脉细者，去制附子、肉桂，加麦门冬、五味子滋养肾阴；夜尿多者，加益智仁、菟丝子固肾涩尿。

【其他疗法】

1. 中成药

（1）哮喘颗粒：每次10g，1日2次。用于热性哮喘。

（2）小青龙口服液：每次10ml，1日2次。用于寒性哮喘。

（3）桂龙咳喘宁：每次2粒，1日3次。用于寒热错杂，肾气不足者。

（4）蛤蚧定喘片：每次3~6g，1日2次。用于肺肾两虚，阴伤痰热者。

（5）百花定喘片：每次2~4片，1日2次。用于肺热阴伤证。

（6）固本咳喘片：每次2~3片，1日3次。用于缓解期肺、脾、肾虚弱证。

2. 经验方

（1）干地龙粉，每次3g，1日2次，装胶囊内，开水吞服。用于热性哮喘。

（2）生晒参60g（党参加1倍），蛤蚧（去头足）2对，麻黄30g，杏仁100g，炙甘草50g，生姜60g，红枣120g，白果肉100g。浓煎3次，滤清汁加冰糖500g，收膏。每日早晚各1汤匙，开水冲服。用于哮喘缓解期以气短为主者。

3. 外治疗法

（1）白芥子21g，延胡索21g，细辛12g，甘遂12g。共研细末，分成3份，每隔10天使用1份。用时取药末1份，加生姜汁调稠如1分硬币大，分别贴在肺俞、心俞、膈俞、膻中穴，2~4小时揭去。若贴后皮肤发红，局部起泡者，应减少敷贴时间。每年夏天的初伏、中伏、末伏三次，连用三年。哮喘发作期、缓解期各证型均可使用。

（2）桃仁、杏仁、栀子仁、白胡椒、糯米适量，共为细末，鸡蛋清调成糊状，敷双侧涌泉穴，12~24小时取下，连用1~3次。用于哮喘发作期。

4. 针灸疗法　发作期取定喘、天突、内关穴。咳嗽痰多者，加膻中、丰隆。缓解期取大椎、肺俞、足三里、肾俞、关元、脾俞穴。每次3~4穴，轻刺加灸，隔日1次。在好发季节前作预防性治疗。

【调护与预防】

1. 调护

（1）保持室内空气新鲜，饮食宜清淡易消化。避免接触特殊气味。

（2）注意心率、脉象变化，警惕喘脱和哮喘大发作的发生。

（3）注意心理护理，减少患儿心理压力及恐惧感，增强战胜疾病的信心。

2. 预防

（1）避免各种诱发因素，如花粉、烟尘、油漆、气候突变等。

（2）饮食宜清淡而富有营养，勿食生冷、肥甘厚腻、辛辣以及海腥发物等可能引起过敏的食物。

（3）发病季节，避免情绪激动和过度活动，以免诱发哮喘。

第五节　反复呼吸道感染

反复呼吸道感染是指小儿在1年内发生上、下呼吸道感染的次数过于频繁，超过一定范围的疾病。以感冒、咳嗽、肺炎喘嗽在一段时间内反复发作、经久不愈为主要临床特征。反复呼吸道感染患儿简称"复感儿"。

本病多见于6个月~6岁的小儿，1~3岁的幼儿更为常见。以冬春气候变化剧烈时容易发病并反复不已，夏天有自然缓解的趋势，一般到学龄期前后明显好转。反复呼吸道感染的病名确立于1987年，发病率有逐年上升的趋势，对小儿的正常生长发育有较大影响。中医药在扶正祛邪、改善体质、增强抗病能力方面具有一定的优势。

【病因病机】

反复呼吸道感染多因正气不足，卫外不固而屡感外邪、邪毒久恋，稍愈又作。其基本病机为肺、脾、肾亏虚，卫外功能不固。发病机理大致有以下几方面。

1. 禀赋不足　父母体弱多病，或早产、双胎，禀赋薄弱，腠理疏松，不耐邪气的侵袭，每遇外感而发病。

2. 喂养不当 母乳不足，或过早断乳，或厌食、偏食，以致水谷精微摄入不足，脏腑失养，肺脾气虚，易受外邪侵袭。

3. 少见风日 户外活动过少，日照不足，肌肤柔弱，卫外不固，一旦形寒饮冷，则易感邪，或他人感冒，一染即成。

4. 用药不当 感冒后过服表散之剂，损伤卫阳，以致表卫气虚，营卫不和而易感。亦可因抗生素、激素等使用不当，损耗小儿正气而反复呼吸道感染。

5. 正虚邪伏 外邪侵袭之后，由于正气虚弱，邪毒往往不能肃清，留伏于里，一旦感邪或疲劳后，留邪内发。

总之，复感儿肺、脾、肾三脏亏虚，卫外功能薄弱，御邪能力差；加之寒暖不能自调，外邪极易乘虚而入。正与邪的消长变化，导致疾病反复发作。

【诊断要点】

（1）0～2岁小儿，每年呼吸道感染10次以上，其中下呼吸道感染3次以上；3～5岁小儿，每年呼吸道感染8次以上，其中下呼吸道感染2次以上；6～12岁小儿，每年呼吸道感染7次以上，其中下呼吸道感染2次以上。

（2）上呼吸道感染第2次距第1次至少要间隔7天以上。

（3）上呼吸道感染的次数不足，可以加下呼吸道感染，反之则不能。

【辨证论治】

（一）辨证要点

复感儿的辨证重在察明正与邪的消长变化。感染期以邪实为主，迁延期正虚邪恋，恢复期以正虚为主。

（二）治疗原则

在呼吸道感染发作期间，应按不同的疾病辨证施治。迁延期以扶正为主，兼以祛邪。恢复期当固本为要，或补气固表，或调和营卫，或补肾壮骨。

（三）分证论治

1. 肺脾两虚

证候：反复外感，或咳喘迁延不已，或愈后又作，面色少华，食少纳呆，或恣食肥甘生冷，形瘦或虚胖，大便溏薄，咳嗽，多汗，唇口色淡，舌质淡红，脉数无力，指纹淡。

辨证分析：本证多见于喂养不当或久病体弱之小儿。肺虚为主者，以反复外感，自汗，咳喘迁延不已为特征；脾虚为主者，以面黄少华，纳少便溏为特征。

治法：补肺固表，健脾益气。

方药：玉屏风散合异功散加味。

常用黄芪益气固表，党参、白术、茯苓健脾益气，防风走表祛邪，陈皮健脾理气化痰。

余热未清者，加黄芩、连翘清解余热；汗多加煅牡蛎、浮小麦收敛止汗；食少纳差者，加炒麦芽、鸡内金消食开胃；便溏者加苍术、炒苡仁化湿健脾。

2. 营卫失和

证候：反复感冒，不耐寒凉，平时汗多，且汗出不温，肌肉松弛，或伴有低热，咽红，扁桃体肿大；或肺炎喘嗽后久不恢复，脉浮数无力，舌淡红，苔薄白或花剥，指纹紫滞。

辨证分析：本证常因感冒后过服解表发散之剂，汗出过多，腠理空疏，脉络失和所致。因卫阳不足，营阴外泄，故汗出多而不温为本证的辨证要点。咽红，扁桃体肿大，肺炎喘嗽后久不恢复是邪毒留恋之象。

治法：调和营卫，扶正固表。

方药：黄芪桂枝五物汤加味。

常用黄芪益气固卫；白芍敛阴和营；桂枝、生姜通阳散寒；炙甘草、大枣调中。

汗多者，加煅龙骨、煅牡蛎固表止汗；咽红，扁桃体肿大不消，加玄参、浙贝母、夏枯草化痰利咽消肿；兼咳嗽者，加百部、炙冬花宣肺止咳。

3. 肾虚骨弱

证候：反复感冒，甚则咳喘，面色苍白，肌肉松弛，自汗，盗汗，五心烦热，五迟、五软，或鸡胸龟背，脉数无力，苔薄白，指纹淡紫。

辨证分析：本证常因先天禀赋不足，或后天失调，日照不足所致，以生长发育迟缓为主要特征。

治法：补肾壮骨，滋阴温阳。

方药：补肾地黄丸加味。

常用六味地黄丸滋补肾阴，五味子益气敛阴，麦冬滋阴润肺，菟丝子、巴戟天温补肾气。

五迟者，加生牡蛎、补骨脂补肾壮骨；阳虚者，加紫河车、肉苁蓉温肾助阳。

【其他疗法】

1. 中成药

（1）玉屏风口服液：每次10ml，1日2～3次。连服3～6个月。用于肺卫不固证。

（2）参苓白术丸：每次3g，1日2次。连服3～6个月。用于肺脾两虚证。

（3）百令胶囊：每次1/2～1粒，1日1次。连服3～6个月。用于肺气不足证。

2. 针灸疗法

耳压法：取咽喉、气管、肺、大肠、脾、肾、内分泌、皮质下、神门、脑干、耳尖（放血）。先将耳廓皮肤用75%酒精棉球消毒，取0.4cm×0.4cm方形胶布，中心贴1粒王不留行籽，对准耳穴贴压，用手轻按片刻，6日为1疗程。

【调护与预防】

1. 调护

（1）平素注意生活起居调护，适时增减衣物。

（2）饮食宜营养丰富，不偏嗜冷饮。

（3）勿汗出当风，汗出较多者，及时用干毛巾擦干。

（4）注意口腔卫生，经常用银花甘草水或生理盐水漱口，每日2～3次。

2. 预防

（1）保持室内空气新鲜，多晒太阳，经常参加户外活动，增强体质。

（2）按时进行预防接种。

（3）感冒流行期间不去公共场所。

第三章
脾胃系病证

第一节　鹅口疮

鹅口疮是以口腔、舌上满布白屑，状如鹅口为主要临床特征的一种口腔疾病。因其色白如雪片，故又名"雪口"。本病一年四季均可发生。多见于新生儿、久病体虚婴幼儿、或长期应用广谱抗生素的小儿。本病一般症状较轻，如果治疗得当，预后良好；若体虚邪盛者，鹅口疮白屑蔓延，阻碍气道，也可影响呼吸，甚至危及生命。

鹅口疮首见于《诸病源候论·鹅口候》："小儿初生，口里白屑起，乃至舌上生疮，如鹅口里，世谓之鹅口。"《外科正宗·鹅口疮》进一步阐述了该病的病因、临床表现及治疗，曰："鹅口疮皆心脾二经胎热上攻，致满口皆生白斑雪片，甚则咽间叠叠肿起，致难哺乳，多生啼叫，……以冰硼散搽之，内服凉膈之药。"

西医也称本病为鹅口疮，属白色念珠菌感染性口炎。

【病因病机】

本病主要由热邪熏灼口舌，再感秽毒之邪而成。临床有虚实之分，实证是由于心脾蕴热而起，虚证则由胎禀不足或久病之后，虚火上炎而发病。

1. 心脾蕴热　母孕之时过食辛辣炙煿之品，热留脾胃，儿在胎中禀受其母热毒，蕴积心脾，加之初生后口腔不洁，感受秽毒，郁而化热化火，心脾二经积热，循经上攻。脾开窍于口，脉络于舌，舌为心之苗窍，故口腔舌上满布白屑。

2. 虚火上炎　小儿先天胎禀不足，如早产或体重过低，体质虚弱，或久吐久泻或药物伤阴，以致肾阴亏虚，水不制火，虚火循经上炎，熏蒸口舌而发病。

总之，由于患儿体质与病因的不同，鹅口疮有心脾蕴热和虚火上炎之分。病变主要在心脾。

【诊断要点】

1. 舌上、颊内、牙龈或上唇、上腭散布白屑，可融合成片。重者可向咽喉等处蔓延，影响吮乳或呼吸。

2. 多见于新生儿、久病体弱儿，或长期使用抗生素者。

3. 取白屑少许涂片镜检可见白色念珠菌及孢子。

【鉴别诊断】

1. 口疮　多见于婴幼儿，年长儿童，口舌黏膜上出现淡黄色或白色溃疡，周围红赤，不能拭去，局部灼热疼痛。

2. 白喉　多见于2~6岁的儿童，白膜呈灰白色，多附于咽喉部，虽可向前蔓延至舌根上腭，但其灰白之膜较为致密，紧附于黏膜，不易剥离，强行剥离易出血，多有发热、喉痛、疲乏等全身症状，病情严重。

【辨证论治】

（一）辨证要点

本病重在辨别实证、虚证。实证一般病程短，口腔白屑堆积，周围焮红，疼痛哭闹，尿赤便秘；虚证多病程较长，口腔白屑稀少，周围不红，疼痛不著，大便稀溏，食欲不振，或形体瘦弱等。

（二）治疗原则

本病总属邪火上炎，治疗当以清热泻火为主。心脾积热者治以清热解毒泻火，虚火上浮者治以滋阴降火潜阳。轻症可采用局部药物外治法，重症则应内、外治兼施，以提高疗效。

（三）分证论治

1. 心脾积热

证候：口腔满布白屑，周围焮红较甚，面赤、唇红，或伴发热、烦躁、多啼，口干或渴，大便干结，小便黄赤，舌红，苔薄白，脉滑或指纹青紫。

证候分析：本证以口腔舌面白屑较多，周围焮红，舌质红为辨证要点。积热内蕴或感受秽毒，郁而化热化火，火盛上攻，熏蒸口舌，故见口腔白屑满布，面红唇赤，重者可出现烦躁，哭闹，或可伴有发热等症。

治法：清心泻脾。

方药：清热泻脾散加味。

方中黄连、山栀子清心泄热；黄芩、石膏散脾经之郁热；生地清热凉血；灯心草清热降火，导热下行。

大便秘结者，加大黄通腑泄热；口干喜饮者，加石斛、玉竹养阴生津。

2. 虚火上浮

证候：口腔白屑散在，周围红晕不著，形体怯弱，面白颧红，口干不渴，或低热盗汗，或大便溏薄，舌质嫩红少苔，指纹淡，脉细无力。

证候分析：本证以白屑散在，红晕不著，舌红少苔为辨证要点。患儿先天禀赋不足，或生后喂养调护不当，或久病体虚，肾阴不足，水不制火，虚火上浮，熏蒸口舌，故面白颧红，口舌白屑稀疏，红晕不著，口干不渴，舌质嫩红少苔。

治法：滋阴降火。

方药：知柏地黄丸加味。

方中熟地滋肾填精；泽泻泄肾浊；山茱萸补肝肾；牡丹皮泄肝火；山药、茯苓健脾渗湿；知母、黄柏滋阴降火。

脾气不足加黄芪；水不制火，虚火上浮加肉桂；病久阴津不足加沙参、麦门冬、玉竹、天花粉。

【其他疗法】

1. 中成药

双黄连口服液：每次 5～10ml，1 日 2～3 次。用于心脾积热证。

2. 外治疗法

（1）冰硼散、青黛适量混匀，涂患处，1日3次。用于心脾积热证。

（2）吴茱萸10g，研细末，以陈醋适量调成糊状，敷于两足涌泉穴，每日换药1次，至症状消失。用于虚火上浮证。

3. 推拿疗法

心脾积热：清心经、清脾经、清板门、揉小天心、掐揉小横纹、掐揉四横纹、揉总筋、清天河水、退六腑等各200次。虚火上浮：揉二马、补肾经、掐揉小横纹、掐揉四横纹、清天河水、水底捞明月、揉涌泉各200次。

4. 针灸疗法 心脾积热：取廉泉、少冲、曲池、合谷、阴陵泉等穴。虚火上浮：取廉泉、合谷、太溪、三阴交等穴。以上穴位，每次取2~3穴，交替使用，中等刺激，不留针。

5. 西医疗法

（1）2%碳酸氢钠溶液于哺乳前后清洗口腔。

（2）制霉菌素甘油涂患处，1日3~4次。

【调护与预防】

1. 调护

（1）母乳喂养时，应用冷开水清洗奶头，喂奶后给服少量温开水，清洁婴儿口腔。

（2）银花甘草水轻轻搽洗患儿口腔，1日3次。

（3）注意观察口腔黏膜白屑变化，如发现患儿吞咽或呼吸困难，应立即处理。

2. 预防

（1）加强孕期卫生保健，及时治疗阴道霉菌病。

（2）注意口腔清洁，婴儿奶具要及时煮沸消毒。

（3）避免过烫、过硬或刺激性食物，防止损伤口腔黏膜。

（4）避免长期使用广谱抗生素或肾上腺皮质激素。

第二节 口 疮

口疮是指两颊、舌体、上腭、齿龈等处出现淡黄色或灰白色溃疡，局部灼热疼痛的一种疾病。如发于口唇两侧者，称为燕口疮；满口糜烂、色红作痛者，称为口糜。任何年龄小儿均可发病，婴幼儿较多见。发病无明显季节性，预后良好。若体质虚弱，则口疮反复出现，迁延难愈。

口疮之名，首见于《素问·气交变大论》："岁金不足，炎火乃行，……民病口疮。"指出发病与火热之邪有关。《圣济总录·小儿口疮》指出本病的病机："小儿口疮者，由血气盛实，心脾蕴热，熏发上焦，故口舌生疮。"

西医学的疱疹性口腔炎、溃疡性口腔炎等可参考本节治疗。

【病因病机】

本病的主要病因有感受外邪，风热乘脾，或心脾积热内蕴，或素体虚弱，虚火上浮所致。其主要病变在心脾胃肾。因脾开窍于口，心开窍于舌，肾脉连舌本，胃经循颊络齿龈，若感受风热之邪，或心脾积热，或虚火上炎，均可熏蒸口舌而致口疮。

1. 风热乘脾　外感风热之邪由口鼻而入，内应于脾胃。心开窍于舌，脾开窍于口，风热夹毒上攻，引动心脾两经内热，上熏口舌，发为口疮。

2. 心脾积热　孕母过食辛辣厚味，致使胎热内蕴；或调护失宜，喂养不当，恣食肥甘厚味，蕴而生热；或喜食煎炒炙烤，内热偏盛，邪热内积心脾，循经上炎，发为口疮。

3. 虚火上浮　小儿先天禀赋不足，素体虚弱；或久患热病；或久泻不止，致肾阴亏虚，水不制火，虚火上炎而成口疮。

【诊断要点】

1. 有喂养不当，过食炙煿，或外感发热的病史。

2. 齿龈、舌体、两颊、上腭等处出现黄白色溃疡点，大小不等，甚则满口糜烂，疼痛流涎，可伴发热或颌下淋巴结肿大、疼痛。

3. 血象检查：可见白细胞总数及中性粒细胞偏高或正常。

【鉴别诊断】

1. 鹅口疮　多发生于新生儿或体弱多病的婴幼儿。口腔及舌上满布白屑，周围有红晕，疼痛不明显。

2. 手足口病　多见于5岁以下小儿。除口腔黏膜溃疡外，伴手、足、臀部皮肤疱疹。夏秋季易流行。

【辨证论治】

（一）辨证要点

1. 辨虚实　起病急，病程短，口腔溃疡疼痛较甚，周围黏膜红赤，或伴有发热、烦躁者，多为实证；起病缓，病程长，或病情反复，迁延日久，口腔溃疡疼痛较轻，周围黏膜淡红，或伴低热、盗汗者，多为虚证。

2. 辨脏腑　口腔溃疡见于口颊、上腭、齿龈、口角等处，伴口臭、流涎、腹胀、便秘者，多属脾胃；若见于舌面、舌边、舌尖等处，伴烦躁哭闹、小便短赤者，多属于心。

（二）治疗原则

口疮实证，治以清热解毒，泻心脾积热；虚证则以滋阴降火，引火归元为主。并应配合口腔局部外治疗法。必要时可采用中西医结合治疗。

（三）分证论治

1. 风热乘脾

证候：口颊、上腭、齿龈、口角等处出现疱疹、溃疡，周围焮红，灼热疼痛，拒食流涎，烦躁哭闹，口臭，小便短赤，大便秘结，伴发热恶风，咽喉肿痛，舌红，苔薄黄，脉浮数。

证候分析：本证起病急，多为外感风热引发。以口疮初起，周围黏膜焮红，灼热疼痛，尚未溃烂融合成片为特征。风热在表，故发热恶风，咽喉肿痛；风热内侵脾胃，火热炽盛，则口臭多涎，便秘溲赤。

治法：疏风清热解毒。

方药：银翘散加减。

常用金银花、连翘、板蓝根清热解毒；薄荷、荆芥、牛蒡子疏风散火；竹叶、芦根清心除烦；甘草解毒，调和诸药。

发热不退，加柴胡、黄芩、生石膏清肺胃之火；疮面色黄糜烂者，加黄连、薏苡仁清热利湿；咽喉红肿疼痛者，加山豆根、马勃解毒利咽；大便秘结者，加生大黄、玄明粉通腑泻火。

2. 心火上炎

证候：口舌溃疡或糜烂，舌尖边较多，色赤疼痛，心烦不安，口干欲饮，小便短黄，舌尖红，苔薄黄，脉滑数。

证候分析：本证由心火炽盛，火热上炎所致。以口腔局部病变为主，一般无发热。以舌体溃疡，色赤疼痛，心烦不安，小便短黄为主要特征。心火内盛，津液受劫，故心烦不安，口干欲饮，小便短黄。

治法：清心泻火，凉血解毒。

方药：泻心导赤汤加减。

方中黄连清泻心火；生地清热凉血；竹叶清心热；木通导热下行；甘草调和诸药。

热毒重者，加黄芩、栀子清热解毒；心烦尿赤者，加灯芯草、滑石利尿泄热；口渴甚者，加天花粉、芦根清热生津。

3. 虚火上炎

证候：口腔溃疡或糜烂，分布稀疏，周围色不红或微红，疼痛不甚，反复发作或迁延不愈，神疲颧红，口干不渴，舌红，苔少或花剥。

证候分析：虚证口疮多见于体禀虚弱，肾阴不足者，由于水不制火，虚火上浮所致。以口舌溃疡稀疏、色淡、痛轻，反复发作，伴阴虚内热为主要特征。

治法：滋阴降火，引火归元。

方药：六味地黄丸加肉桂。

方中熟地、泽泻补水泄浊；山茱萸、丹皮，温涩肝经，清泻肝火；山药、茯苓补脾利湿，诸药合用滋阴清热，加入肉桂引火归元。

低热或五心烦热者，加白薇、地骨皮清退虚热；虚火盛者，加知母、黄柏滋阴降火；若久病吐泻后患口疮，多属气阴两虚，可选七味白术散以气阴双补，并重用葛根，加儿茶、乌梅益气生津敛疮。

【其他疗法】

1. 中成药

（1）牛黄解毒片：每次 1~2 片，1 日 3 次。用于风热乘脾证。

（2）黄栀花口服液：每次 5~10ml，1 日 3 次。用于心脾积热证。

（3）小儿化毒散：每次 0.6g，1 日 2 次，3 岁以内小儿酌减。用于心火上炎证。

（4）知柏地黄丸：每次 3g，1 日 3 次。用于虚火上浮证。

2. 外治疗法

（1）冰硼散、西瓜霜、珠黄散：任选一种，取少许，涂敷患处，1 日 3 次。用于风热乘脾证、心火上炎证。

（2）锡类散：少许，涂敷患处，1 日 3 次。用于心火上炎证、虚火上浮证。

（3）吴茱萸 15~30g，捣碎，睡前醋调敷涌泉穴，翌晨去除。用于虚火上浮证。

3. 推拿疗法

心脾积热：清脾胃，清天河水，清心经各 200 次，发热者加退六腑 200 次；口水多者加揉小横纹，推四横纹各 200 次；烦躁者加揉小天心 200 次。虚火上炎：补肾，揉二马，分手阴阳，清天河水，推涌泉各 200 次。

4. 针灸疗法

心脾积热：取少冲、曲池、合谷、内庭、足三里；虚火上炎：取命门、廉泉、合谷、太溪、三阴交。中等刺激，不留针。

【调护与预防】

1. 调护

(1) 选用金银花、野菊花、板蓝根、大青叶、甘草煎汤，频频漱口。

(2) 注意口腔外周皮肤卫生，口中涎水流出时应及时擦干。

(3) 饮食宜清淡，忌辛辣刺激、粗硬及过咸食品，忌饮食过烫。

2. 预防

(1) 保持口腔清洁，餐具应经常消毒。

(2) 食物宜新鲜、清洁，多食新鲜蔬菜和水果，不宜过食辛辣炙煿之品。

(3) 给新生儿、小婴儿清洁口腔时，动作宜轻，避免损伤口腔黏膜。

(4) 对急性热病、久病、久泻患儿，应经常检查口腔。

第三节 呕 吐

呕吐是由于胃失和降，气逆于上，以致乳食由胃中上逆经口而出的一种常见病证。古人谓有声有物谓之呕，有物无声谓之吐，有声无物谓之哕。由于呕与吐常同时发生，故多合称呕吐。本证发病无年龄及季节限制，但以新生儿、乳婴儿夏秋季节最为多见。本病经积极治疗，一般预后良好；但若呕吐严重则可耗伤津液，日久可致脾胃虚损，影响小儿生长发育。

呕吐首见于《素问·举痛论》："寒气客于胃肠，厥逆上出，故痛而呕也。"《诸病源候论·小儿杂病诸候》已有"呕吐逆候"的专门论述，认为发病主要与冷气入胃有关。《幼幼集成·呕吐证治》曰："盖小儿呕吐，有寒有热有伤食，然寒吐热吐，未有不因于伤食者，其病总属于胃。"进一步阐述了呕吐的病因和病位。

西医学的消化功能紊乱、急慢性胃炎、消化性溃疡、胆囊炎、胰腺炎等以呕吐为主症者，可参考本节论治。

【病因病机】

小儿呕吐发生的原因，以感受外邪、乳食积滞、胃中积热、脾胃虚寒、暴受惊恐等为多见；病变部位主要在胃，基本病机是胃失和降，胃气上逆。

1. 感受外邪 若调护失宜，六淫之邪乘虚而入，客于肠胃，使胃失和降，气逆于上而呕吐。以外感风寒、暑湿犯胃所致者最为常见。

2. 乳食积滞 小儿乳食不知自节，若喂养不当，乳食过多，或进食过急，较大儿童恣食生冷油腻等不易消化的食物，积滞中脘，以致胃不受纳，脾失健运，气机升降失调，胃气上逆而呕吐。

3. 胃中积热 乳母过食辛辣炙煿之物，乳汁蕴热，儿食母乳，致热积于胃；或较大儿童过食辛热、煎熮之品，热积胃中，胃失和降，胃气上逆而发生呕吐。

4. 脾胃虚寒 先天禀赋不足，脾胃素弱；或乳母喜食寒凉生冷之品，儿吮冷乳，脾胃受寒；或小儿喂养不当，恣食生冷瓜果，寒积胃腑，皆可致脾胃虚寒，中阳不运，胃失和降，而发为呕吐。

5. 惊恐呕吐 小儿神气怯弱，若突然跌仆，耳闻异声，目睹异物，则暴受惊恐，惊则气乱，恐则气下，气机逆乱，扰动肝气，横逆犯胃，胃气上逆而发为呕吐。

【诊断要点】

1. 有感受外邪、乳食不节，饮食不洁等病史。

2. 临床以呕吐为主症，常伴有嗳腐食臭，恶心纳呆，胃脘胀闷等症。可有上腹胀满、压痛。重症呕吐可见形体消瘦，精神萎靡，皮肤干瘪，囟门及目眶下陷，啼哭无泪，口唇干红，呼吸深长，甚至尿少或无尿等阴伤液竭之征。

3. 可查血常规、尿常规、大便常规，必要时行脑脊液常规检查。呕吐剧烈或反复发作时，应作腹部 X 线平片、腹部 B 超、消化道钡餐透视、颅脑 CT 等检查。

【鉴别诊断】

1. 溢乳 又称漾乳。为婴儿哺乳后，乳汁自口角溢出。多为哺乳方法不当或哺乳过多、过急所致，并非病态。如改进哺乳方法，或随年龄的增长，可逐渐自愈。

2. 小儿呕吐 要注意排除先天性消化道畸形、各种急腹症、颅脑疾病、药物或食物中毒等，以及时明确诊断，给予相应的治疗。

【辨证论治】

(一) 辨证要点

1. 辨外感、伤食 感受外邪者，呕吐多伴寒热表证；伤食者则呕吐酸馊，有暴饮暴食、饮食不节或不洁史。

2. 辨虚实寒热 实证多起病急，病程短，吐声响亮，吐物量多，味酸臭，多见于体壮、脉实小儿；虚证多起病缓，病程长，吐声低弱，吐物量少，时作时止，多见于久病、体弱儿；寒证多食久方吐，吐物清冷味淡；热证则食入即吐，吐物酸馊腐败。

(二) 治疗原则

以和胃降逆为基本原则。外感呕吐宜疏解表邪，食积呕吐者宜消食导滞，胃热呕吐者宜清热和胃，胃寒呕吐者宜温中散寒，惊恐呕吐者宜平肝镇惊。各证均须治以和胃降逆，标本兼顾。

(三) 分证论治

1. 外邪犯胃

证候：卒然呕吐，胃脘不适或疼痛，伴恶寒发热，喷嚏流涕，头身不适。舌淡红，苔薄白或腻，脉浮，指纹紫红。

证候分析：本证以卒然呕吐，伴外感表证为辨证要点。外邪犯肺，可见喷嚏流涕，恶寒发热，头身不适；外邪犯胃，胃失和降，气逆于上，则卒然呕吐。

治法：疏风解表，和中止呕。

方药：藿香正气散加味。

方中藿香芳香化湿，理气和中兼解表；苏叶、白芷解表散寒而理湿滞；半夏曲、陈皮、厚朴和胃降逆，理气燥湿；白术、茯苓、炙甘草健脾和胃。

腹胀加木香、枳壳；腹痛加白芍。外邪得解，气机通达则胸膈舒，肠胃调和则呕吐止。

2. 乳食积滞

证候：呕吐乳食或不消化食物残渣，以吐为快，吐声响亮，吐物酸臭，不思乳食，口气秽臭，脘腹胀满，大便秘结或酸臭，舌质红苔厚腻，脉滑数有力，指纹紫滞。

证候分析：本证有伤乳、伤食史，以呕吐酸臭乳块或不消化食物，吐后则舒为辨证要点。饮食不节，积滞于中，导致脾胃升降失司，胃气上逆则发生呕吐，吐物不化，以吐为快，不思乳食，脘腹胀满。

治法：消食导滞，和胃止呕。

方药：消乳丸或保和丸。

伤乳者用消乳丸。方中神曲、麦芽消乳化积；香附、陈皮、砂仁理气止呕。

伤食者用保和丸。方中山楂、神曲、莱菔子消食除满，下气导滞；半夏、陈皮理气降逆止呕；茯苓健脾胃；连翘清泻积热。诸药合用，胃得和降，则呕恶自止。

呕吐较频者，加生姜汁少许以降逆止呕；大便不通加大黄、枳实以通下导滞；食郁化热，面赤唇红，加黄连、竹茹清胃止呕。

3. 胃热气逆

证候：食入即吐，呕吐频繁声响，吐物量多臭秽，面赤唇红，口渴多饮，烦躁不安，大便秘结，小便短赤，舌红苔黄，脉滑数，指纹紫滞。

证候分析：本证以食入即吐，呕吐频繁，吐物臭秽，伴里热证为辨证要点。胃中积热上冲，则食入即吐，吐物臭秽；热蕴胃中，耗伤胃津，则口渴多饮，大便秘结，小便短赤。

治法：清热泻火，和胃降逆。

方药：黄连温胆汤加减。

常用黄连清胃泻火；陈皮、枳实理气导滞；半夏、竹茹降逆止呕；茯苓、甘草健脾和胃。

兼食积者加焦山楂、焦神曲、炒麦芽消食化积；大便不通加生大黄通腑泄热；口渴者加天花粉、麦门冬养胃生津；吐甚者加生代赭石降逆止吐。

4. 脾胃虚寒

证候：食久方吐，或朝食暮吐，暮食朝吐，吐物多为清稀痰水，或不消化乳食，色淡少味，时吐时止，面色苍白，精神疲倦，四肢欠温，或腹痛绵绵，大便溏薄，小便清长，舌淡苔白，脉细无力。

证候分析：本证以食久方吐，吐物不化，色淡清稀少味，伴全身虚寒症状为辨证要点。先天禀赋不足，脾胃虚寒，中阳不振，胃气通降无力，故食久方吐，吐物不化；寒邪内着，客于肠胃，气机凝滞，故腹痛绵绵；脾阳不振，阳气不能布达，故面白、肢冷。

治法：温中散寒，和胃降逆。

方药：丁萸理中汤加味。

方中党参、白术、甘草健脾益胃，补养中气；干姜、丁香、吴茱萸温中散寒、降逆止呕。

若呕吐清水,腹痛绵绵,四肢欠温者,加附子、肉桂以温阳散寒;大便稀溏,加山药、茯苓健脾渗湿。

5. 惊恐呕吐

证候:有暴受惊恐史,呕吐清涎,面色乍青乍白,睡眠不宁,或惊惕哭闹,脉弦,指纹色青。

证候分析:本证以呕吐清涎,有暴受惊恐史为辨证要点。小儿神怯胆虚,骤受惊恐,则气机逆乱,心肝不宁,故惊惕哭闹,睡眠不宁;肝气犯胃,胃失和降则呕吐清涎。

治法:镇惊安神,和胃降逆。

方药:定吐丸。

方中全蝎镇惊;丁香、半夏和胃降逆止呕。心神不宁,惊惕不安,加磁石、琥珀宁心安神。

【其他疗法】

1. 中成药

(1)藿香正气口服液:每次5ml~10ml,1日2~3次。用于外邪犯胃呕吐。

(2)四磨汤口服液:每次5ml~10ml,1日2~3次。用于乳食内积证。

(3)保和丸:每次6~9g,1日2~3次。用于乳食内积证。

(4)香砂养胃丸:每次3~6g,1日2~3次。用于脾胃虚寒呕吐。

2. 外治疗法

(1)鲜地龙数条,捣烂敷双足心,用布包扎,1日1次。用于胃热气逆证。

(2)吴茱萸30g,热醋适量,调成糊状,敷于脐部,1日1次。用于胃寒呕吐。

(3)大蒜5个,去皮捣烂,吴茱萸10g研末,共拌匀,揉成硬币大小的药饼,外敷双足心。1日1次。用于脾胃虚寒证。

3. 推拿疗法

(1)掐合谷,泻大肠,分阴阳,清补脾经,清胃,揉板门,清天河水,运内八卦,平肝,按揉足三里各50次。用于乳食积滞呕吐。

(2)清脾胃,清大肠,掐合谷,退六腑,运内八卦,清天河水,平肝,分阴阳各50次。用于胃热呕吐。

(3)补脾经,揉外劳宫,推三关,揉中脘,分阴阳,运内八卦各50次。用于脾胃虚寒呕吐。

4. 针灸疗法 主穴取中脘、足三里、内关。配穴取公孙、胃俞。热盛加合谷,寒盛加上脘、大椎,食积加下脘,肝郁加阳陵泉、太冲,胃阴不足加内庭。实证用泻法,虚证用补法,每日1次。

【调护与预防】

1. 调护

(1)呕吐时应将患儿头置侧卧位,避免呛入气管。

(2)呕吐较轻者,可进少量易消化流质或半流质食物;呕吐频繁者,应暂禁食,待病情缓解后,再酌情增加饮食。必要时补液。

(3)中药宜浓煎,少量多次频服。热性呕吐,药液宜冷服;寒性呕吐,药液宜热服。

2. 预防

（1）哺乳不宜过急，以防空气吞入；哺乳后，将小儿竖抱，轻拍背部，使吸入的空气及时排出，然后再让其平卧。

（2）食物宜清淡而富有营养，忌食辛辣、煎炸、肥甘、生冷之品。

（3）注意饮食卫生，不吃腐败变质食品。

第四节 泄 泻

泄泻是以大便次数增多，粪质稀薄或泻下如水样为主症的一种小儿常见病。一年四季均可发生，以夏秋两季为多。婴幼儿多发，其中以6个月~2岁小儿的发病率最高，年龄越小，发病率越高。轻者预后良好，若起病急骤，泄下无度，极易伤津耗液导致气阴两伤，甚则阴竭阳脱；若久泻迁延不愈者，则易形成疳证或慢惊风。

古代医籍对泄泻论述较多，《素问·阴阳应象大论》有"春伤于风，夏生飧泄"、"湿盛则濡泄"的记载。《医宗金鉴·幼科心法要诀》指出："小儿泄泻认须清，伤乳停食冷热惊，脏寒脾虚飧水泻，分消温补治宜精。"书中所采用的分类证治法则，至今仍对临床有指导意义。

西医学的小儿腹泻、婴幼儿腹泻可参考本病论治。

【病因病机】

小儿泄泻发生的原因，以感受外邪、伤于饮食、脾胃虚弱为多见。其主要病变在脾胃。胃主受纳腐熟水谷，脾主运化水湿和水谷精微。若脾胃受病，则饮食入胃之后，水谷不化，精微不布，清浊不分，并走大肠，而成泄泻。

1. 感受外邪 小儿脏腑薄弱，藩篱不密，卫外不固，冷暖不知自调，极易被外邪所袭。外感风、热、寒、暑诸邪常与湿邪相合，困阻脾阳，运化失职而成泄泻。尤以夏秋之季的暑湿之邪多见，故有"无湿不成泻"、"湿胜则濡泻"之说。

2. 内伤乳食 小儿脾常不足，加之乳食不知自节，若调护失宜，乳哺不当，饮食失节或过食生冷瓜果，皆能损伤脾胃。胃伤则不能消磨水谷，脾伤则运化失职，致宿食内停，清浊不分，并走大肠，而发生泄泻。如《素问·痹论》所云："饮食自倍，肠胃乃伤。"

3. 脾胃虚弱 小儿素体脾虚，或后天喂养调护不当，或久病迁延不愈，皆可导致脾胃虚弱。脾虚则健运失调，胃弱则不能腐熟水谷，因而清阳不升，浊阴不化，水反为湿，谷反为滞，夹杂而下，并走大肠而成泄泻。

4. 脾肾阳虚 先天禀赋不足，脾肾素虚，或久泻不愈，耗伤脾气，继伤脾阳，日久脾损及肾，而致脾肾阳虚。肾阳不足，脾失温煦，阴寒内盛，水谷不化，清浊不分，并走大肠，而致大便澄澈清冷，洞泄不禁。

小儿乃稚阴稚阳之体，泄泻日久，土虚木乘可成慢惊风；脾失健运，气血生化乏源可致疳证；亡津失水可致气阴两伤，甚至液竭气脱发生危重变证。

【诊断要点】

1. 有相关病史 如感受风寒、时邪外袭，或乳食不节、饮食不洁等病史。

2. 临床表现　大便次数较平时明显增多，重证达 10 次以上。呈淡黄色或清水样；或夹奶块、不消化食物；或黄绿稀溏，或色褐而臭，夹少量黏液。可伴有恶心、呕吐、腹痛、发热、口渴等症。重证泄泻，可见小便短少、高热烦渴、精神萎靡、皮肤干瘪、囟门凹陷、目眶下陷、啼哭无泪等脱水征，以及口唇樱红、呼吸深长、腹胀等酸碱平衡失调和电解质紊乱的表现。

3. 辅助检查　大便镜检可有脂肪球或少量白细胞、红细胞。大便病原学检查可有轮状病毒等病毒检测阳性，或致病性大肠杆菌等细菌培养阳性。

【鉴别诊断】

1. 痢疾　常有接触史，起病急，全身症状重，多为黏液脓血便，便次多，量少，腹痛明显，里急后重。大便常规检查脓细胞、红细胞多，可找到吞噬细胞；大便培养有痢疾杆菌生长。

2. 生理性腹泻　多见于 6 个月以下的小婴儿，外观虚胖，常有湿疹，生后不久即出现大便次数较多，但食欲好，无其他症状，不影响小儿生长发育，添加辅食后大便逐渐转为正常。

【辨证论治】

（一）辨证要点

1. 辨常证、变证　小儿大便次数增多，粪质稀薄或泻下如水样，无津伤液脱证者为常证；小儿泄泻伴尿少甚至无尿，皮肤干燥，眼窝、囟门凹陷，口渴引饮，唇红而干则为变证。

2. 辨轻证、重证　大便日泻 10 次以内，便溏如糊状或如蛋花，能进食，少有呕恶，身热不甚或不发热，精神尚可，无明显津伤液脱症状者，为轻证；大便日泻 10 余次至数 10 次，多为黄水样或蛋花汤样，食欲低下，常有呕吐，发热，精神烦躁或萎靡，皮肤干燥，尿少甚至无尿，眼窝、囟门凹陷者，为重证。

3. 辨病因　大便稀烂夹乳片，色淡白，气味酸臭者属伤乳；大便稀溏，腹部胀痛，矢气频频，泻后痛减，夹有不消化食物残渣者，属伤食；大便稀水状，或如水注，色黄褐，气味臭秽，或夹有黏液者属湿热；大便稀，臭味轻，夹泡沫，伴有阵发性腹痛者属风寒。

（二）治疗原则

泄泻的治疗以运脾化湿为基本法则。实证以祛邪为主，根据不同的证型分别采用祛风散寒、清热化湿、消食导滞等法。虚证以扶正为主，常用健脾益气，温补脾肾等法。泄泻变证，总属正气大伤，分别治以益气养阴或回阳固脱，必要时结合液体疗法，以提高疗效。

（三）分证论治

1. 常证

（1）伤食泄泻

证候：大便稀溏，夹有乳块或不消化的食物残渣，气味酸臭或如败卵，次数增多，脘腹胀痛，泻后痛减，嗳气酸馊，或伴呕吐，食少或拒食，矢气频频臭秽，舌淡红，苔厚腻或黄垢，脉滑数，指纹滞。

证候分析：本证以大便酸臭或如败卵，痛时欲泻，泻后痛减为辨证要点。乳食不节，损伤脾胃，健运失司，食积中焦，故泻下稀溏，夹杂乳块或食物残渣；乳食停滞，气机不利则腹胀、腹痛；泻后气机得畅，故腹痛缓解；胃失和降，浊气上逆则嗳气、呕吐、气味酸臭。

治法：消食化积，运脾止泻。

方药：保和丸加减。

方中山楂、神曲、莱菔子消食除满，下气导滞；半夏、茯苓、陈皮和胃利湿；连翘散结清热。

呕吐较重者加竹茹；大便呈稀水样加白术；大便不爽加入枳实、槟榔；腹痛较重者加入白芍、木香、枳壳。

（2）风寒泄泻

证候：大便清稀，色淡夹泡沫，臭气不甚，腹痛肠鸣，或兼恶寒发热，鼻流清涕，舌淡，苔白腻，脉浮紧，指纹色红。

证候分析：本证以大便清稀夹有泡沫，臭气不甚，肠鸣腹痛为特征。风寒客于脾胃，运化失常故大便清稀、夹有泡沫；寒湿内阻，气机不利则腹痛、肠鸣；风寒外袭故见鼻塞流涕，恶寒发热。

治法：疏风散寒，化湿止泻。

方药：藿香正气散加减。

方中藿香、苏叶、白芷、生姜解表散寒，理气化湿；厚朴、大腹皮去湿消滞；半夏曲、陈皮、桔梗理气化痰；茯苓、白术、炙甘草健脾化湿。

大便色淡质稀，多泡沫者，加防风炭祛风止泻；里寒较重，腹痛者，加木香、干姜理气温中散寒；恶寒、鼻塞声重者，加荆芥、防风解表散寒。

（3）湿热泄泻

证候：大便稀水样，或如蛋花汤样，或有黏液，泻下急迫，量多次频，粪色黄褐，气味秽臭，口渴引饮，烦躁，或发热，或伴泛恶，肛门灼热，小便短黄，舌红苔黄腻，脉滑数，指纹紫。

证候分析：本证以泻下急迫，量多次频，粪色黄褐而臭，舌质红，苔黄腻为辨证要点。湿热之邪，蕴结脾胃，下注大肠，传化失司，故泻下如水样，气味秽臭；热性急迫，湿热交蒸，阻遏肠胃气机，故泻下急迫，量多；肛门灼热，小便短赤为湿热下注之象。

治法：清热利湿止泻。

方药：葛根芩连汤加减。

方中葛根升阳除湿，解肌退热；黄芩、黄连清泄胃肠湿热；甘草调和诸药。

湿重于热者，加薏苡仁、茯苓、车前子利湿止泻；热重于湿者，加银花、连翘、白头翁清热解毒；呕吐者加藿香、竹茹化湿止呕。

（4）脾虚泄泻

证候：大便稀溏，夹有奶瓣或不消化食物残渣，色淡不臭，多于食后作泻，时轻时重，反复发作，食欲不振，面色萎黄，形体消瘦，神疲倦怠，舌淡苔白，脉细，指纹淡。

证候分析：本证以病程较长，大便稀溏，多于食后作泻，面色萎黄为辨证要点。脾胃虚弱，清阳不升，运化失职，故大便稀溏，夹有奶瓣或不消化食物残渣，色淡不臭，时轻时重；脾虚不运，精微不布，气血生化乏源，故面色萎黄，神疲倦怠。

治法：健脾益气，助运止泻。

方药：参苓白术散加减。

方中党参、茯苓、白术、甘草健脾益气；山药、薏苡仁、扁豆、莲子健脾化湿；桔梗、砂仁理气和胃。

食少、纳呆者，加神曲、麦芽消食助运；湿盛、苔腻者，加藿香、佩兰芳香化湿；腹胀者，加厚朴、木香理气除满。

（5）脾肾阳虚泻

证候：久泻不止，大便清稀，完谷不化，或见脱肛，形寒肢冷，面色㿠白，睡时露睛，精神萎靡，舌淡，苔白，脉沉细，指纹淡。

证候分析：本证多见于久泻，以大便清稀，完谷不化，形寒肢冷为辨证要点。久泻不止，脾肾阳虚，命门火衰，不能温养脾土，故大便清稀，完谷不化；脾虚气陷则伴脱肛，睡时露睛；肾阳不足，阴寒内生，故形寒肢冷，面色㿠白。

治法：健脾温肾，固涩止泻。

方药：附子理中汤合四神丸加减。

方中党参、白术、甘草健脾益气；吴茱萸、干姜温中祛寒；附子、补骨脂、肉豆蔻、五味子温肾暖脾，固涩止泻。

脱肛者，加黄芪、升麻升举中气；久泻不止者加诃子、肉豆蔻固涩止泻。

2. 变证

（1）气阴两伤

证候：泻下无度，质稀如水，精神萎靡或烦躁不安，四肢乏力，眼眶、囟门凹陷，皮肤干燥，啼哭无泪，口渴引饮，小便短少，甚至无尿，唇红而干，舌红少津，苔少或无苔，脉细数。

证候分析：本证多发于湿热泻之后，以精神萎靡，皮肤干燥，小便短少为特征。暴泻或泻下日久，耗伤气阴，偏耗气者，大便稀溏，神萎乏力；偏伤阴者，皮肤干燥，眼眶、囟门凹陷，口渴引饮，啼哭无泪；气阴不足，心失所养，故心烦不安。

治法：益气养阴。

方药：人参乌梅汤加减。

方中人参补气；乌梅、甘草酸甘化阴；莲子、山药、木瓜和胃健脾，化湿止泻。

久泻不止者加诃子、山楂炭、五味子固涩止泻；口渴引饮者，加天花粉、玉竹、石斛生津止渴。

（2）阴竭阳脱

证候：泻下不止，次频量多，精神萎靡，表情淡漠，面色青灰或苍白，四肢厥冷，气息低微，啼哭无泪，尿少或无尿，舌淡无津，脉沉细欲绝。

证候分析：本证以久泻不止，四肢厥冷，气息低微，脉沉细欲绝为辨证要点。多见于暴泻或久泻不止，耗伤津液，阴损及阳，气随津脱。阴津枯竭则啼哭无泪，尿少或无；阳脱于外则精神萎靡，表情淡漠，面色青灰或苍白，四肢厥冷。

治法：回阳固脱。

方药：生脉散合参附龙牡救逆汤。

方中人参大补元气；附子回阳救逆；麦冬、五味子、白芍、炙甘草酸甘化阴；龙骨、牡蛎潜阳固脱。

【其他疗法】

1. 中成药

（1）藿香正气口服液：每次 5~10ml，1 日 3 次。用于风寒泻。

（2）葛根芩连微丸：每次 1~2g，1 日 3~4 次。用于湿热泻。

（3）肠胃康：每次 3~8g，1 日 2~3 次。用于湿热泻。

（4）婴儿健脾散：每次 1~2g，1 日 3~4 次。用于脾虚泻。

（5）附子理中丸：每次 2~3g，1 日 3~4 次。用于脾肾阳虚泻。

2. 外治疗法

（1）丁香 1 份，肉桂 2 份，共研末。每次 1~3g，姜汁调成糊状，置脐上，外用胶布固定，1 日 1 次。用于风寒泻、脾虚泻、脾肾阳虚泻。

（2）鬼针草 60g，加水浸泡后煎成浓汁，连渣倒入盆内，熏洗患儿两脚，轻者每日 2~4 次，重者每日 6 次，连用 3~5 日。年龄较大，腹泻较重者可提高熏洗位置至膝部以下。用于各型泄泻。

3. 推拿疗法

（1）伤食泻：揉外劳宫，清板门，清大肠，摩腹，揉足三里，各 50 次，1 日 1 次。

（2）风寒泻：揉外劳宫，推三关，摩腹，揉脐，灸龟尾，各 50 次，1 日 1 次。

（3）湿热泻：推天河水，推上三关，揉小天心，揉内、外劳宫，清大肠，各 50 次，1 日 1 次。

（4）脾虚泻：补脾经，补大肠，揉足三里，摩腹，推上七节骨，各 50 次，1 日 1 次。

4. 针灸疗法

（1）针法：主穴取足三里、中脘、天枢、脾俞。伤食加刺四缝，发热加曲池，呕吐加内关、上脘，腹胀加下脘。实证用泻法，虚证用补法。1 日 1~2 次，7 日为 1 疗程。

（2）灸法：取足三里、中脘、神阙。每穴灸 7~10 壮，1 日 1 次，7 日为 1 疗程。用于脾虚或脾肾阳虚泻。

5. 西医疗法 脱水患儿要采用液体疗法。（见附录四：小儿液体疗法）

【调护与预防】

1. 调护

（1）鼓励患儿多饮水，尽量减轻脱水。

（2）适当控制饮食，减轻脾胃负担。对吐泻严重及伤食泄泻患儿可暂时禁食，并随病情好转，逐渐增加饮食量。忌生冷、油腻及不易消化的食物。

（3）保持皮肤清洁干燥，勤换尿布，防止红臀。呕吐者，做好口腔护理，防止呕吐物呛入气管。

（4）密切观察病情变化，及时发现治疗泄泻变证。

2. 预防

（1）提倡母乳喂养，按时添加辅食，注意科学合理喂养。

（2）注意饮食卫生，不吃腐败变质食品，勿暴饮暴食及贪凉饮冷。

第五节 厌 食

厌食是指小儿较长时期见食不贪，食欲不振，甚至拒食的一种病证。本病发病无明显季节性，以1~6岁小儿多见，城市儿童发病率较高。患儿除食欲不振、食量减少外，一般无其他明显不适，预后良好。但若长期不愈，可影响小儿生长发育，甚或转化为疳证。

古代文献无小儿厌食的病名，其中的"恶食"、"不嗜食"、"不思食"、"不饥不纳"等病证与本病相似。《小儿药证直诀·胃气不和》立益黄散为治疗"不思食"的主方，开调脾助运为主治疗厌食的先河。

西医学的厌食症、食欲缺乏等可参照本节治疗。

【病因病机】

本病多由喂养不当、他病伤脾、先天不足、情志失调引起。病变脏腑主要在脾胃，基本病机为脾胃不和，纳化失职。

1. 喂养不当 小儿脾常不足，婴儿期未按期添加辅食，或过食肥甘厚味之品；或纵其所好，肆意索取零食；或饮食无节制，饥饱无度，均可损伤脾胃，影响脾胃的受纳运化功能，导致厌食。

2. 病后失调 小儿脏腑娇嫩，抗病能力差，易于患病。若病时用药不当，过于寒凉，或过于温燥，或病后调理不当，均可使脾胃气阴不足，纳运失健而致厌食。

3. 先天不足 胎禀不足，脾胃薄弱之儿，往往生后即表现食欲低下，若后天失于调养，则脾胃怯弱，乳食难于增进而长期厌食。

4. 情志失调 小儿神气怯弱，易受惊恐。若失于调护，卒受惊吓或打骂，或所欲不遂，思念忧虑，环境变更等，均可致情志抑郁，肝失调达，气机不畅，乘脾犯胃，形成厌食。

【诊断要点】

1. 有喂养不当、病后失调、情志失调等病史。

2. 长期食欲不振，食量明显少于同龄正常儿童，常伴面色少华，形体偏瘦，但精神尚好，活动如常。

3. 病程较长 病程超过1个月。排除其他慢性疾病。

【鉴别诊断】

1. 积滞 有伤乳、伤食史，除食欲不振，不思乳食外，伴有嗳气酸腐，大便酸臭，脘腹胀痛等乳食停聚，积而不化，气滞不行之症。

2. 疰夏 以食欲不振为主，同时可见全身倦怠，大便不稠，或发热等症状，有"春夏剧、秋冬瘥"的季节特点。

【辨证论治】

(一) 辨证要点

辨证型 仅见食欲不振，全身症状不明显者，为脾失健运证；伴面色萎黄，大便不实者，为脾胃气虚证；舌红苔少或花剥，食少饮多，大便秘结者，为脾胃阴虚证。若临床症状少而难以辨证时，可依据舌苔辨证：舌质正常，苔薄腻，多属脾失健运证；舌淡，苔薄白，多属脾胃气虚证；舌红少津，苔少或花剥，多属脾胃阴虚证。

（二）治疗原则

厌食的治疗原则以运脾开胃为主。脾失健运者治以运脾和胃；脾胃气虚者治以健脾益气；脾胃阴虚者治以滋养胃阴。同时，强调饮食调理，纠正不良的饮食习惯。

（三）分证论治

1. 脾失健运

证候：食欲不振，甚则厌恶进食，多食或强迫进食则脘腹胀满，常伴有嗳气泛恶，胸闷脘痞，大便不畅，形体偏瘦，舌质淡红，苔薄白或白腻。

证候分析：本证以食欲不振为特征。脾失健运，则食不知味，食欲不振，甚则厌恶进食；食不能化，多食则胃肠气机壅塞，故胀满，嗳气泛恶，胸闷脘痞，大便不畅；脾虚不运，饮食不为肌肤，故形体偏瘦。

治法：运脾和胃。

方药：调脾散加减。

方中以苍术运脾燥湿；陈皮理气行滞；神曲、鸡内金开胃消食；佩兰化湿助运。

乳食不化，加麦芽、莱菔子消食导滞；食积化热者，加连翘、胡黄连清泻郁热；多食腹胀明显者，加木香、槟榔理气宽中。

2. 脾胃气虚

证候：不思进食，形体偏瘦，懒言乏力，面色萎黄，精神萎靡，大便溏薄，夹有不消化食物残渣，舌质淡，苔薄白，脉缓无力。

证候分析：本证以不思进食，面色萎黄，大便溏薄为特征。脾胃虚弱，中气不足，故不思进食，懒言乏力；气血化生不足，不能濡养全身，则形体偏瘦，面色萎黄；脾虚清气不升，清浊相混，则大便溏薄，夹不消化食物残渣。

治法：健脾益气。

方药：异功散加减。

常用党参、白术、茯苓、甘草健脾益气；陈皮、佩兰、砂仁醒脾助运；神曲、鸡内金消食助运。

汗多易感加黄芪、煅牡蛎益气固表；大便溏薄加炮姜、益智仁温运脾阳；饮食不化加焦山楂、炒谷芽、炒麦芽消食助运；情志抑郁加柴胡、佛手解郁疏肝。

3. 脾胃阴虚

证候：不思进食，食少饮多，口舌干燥，面色萎黄，皮肤干燥，大便偏干，小便短黄，舌红少津，苔少或花剥，脉细数。

证候分析：本证以食少饮多，舌红少津，苔少或花剥为特征。胃阴不足，受纳失职，则不思进食；阴虚则胃火偏亢，故口干舌燥，小便短黄；阴津不足，肌肤失于濡养，则面色萎黄，皮肤干燥。

治法：滋养胃阴。

方药：养胃增液汤加减。

常用沙参、麦冬、石斛、玉竹养胃生津；白芍、乌梅、甘草酸甘化阴；炒麦芽、香橼皮助运开胃。

兼脾气虚者，加太子参、山药、白扁豆；口干唇赤，加芦根，花粉；手足发热、夜寐不宁者，加牡丹皮、地骨皮；大便秘结加火麻仁、郁李仁。

【其他疗法】

1. 中成药

（1）曲麦枳术丸：每次 1/2 丸～1 丸，1 日 2 次。用于脾胃不和证。

（2）小儿健脾丸：每次 1 丸，1 日 2 次。用于脾胃气虚证。

2. 外治疗法

（1）高良姜、青皮、陈皮、荜拨、荜澄茄、苍术、薄荷、蜀椒各等量，研细末，做成香袋。佩戴于胸前，14 天一个疗程。

（2）丁香、吴茱萸各 30g，肉桂、细辛、木香各 10g，白术、五倍子各 20g，共研末，取药粉 5～10g，用酒或生姜汁调糊状，外敷神阙，24 小时换药 1 次，7～10 天为 1 个疗程。

3. 推拿疗法

（1）补脾土，运内八卦，清胃经，掐揉掌横纹，摩腹，揉足三里。用于脾失健运证。

（2）补脾土，运内八卦，揉足三里，摩腹，捏脊。用于脾胃气虚证。

（3）揉板门，补胃经，运八卦，分手阴阳，揉二马，揉中脘。用于脾胃阴虚证。

4. 针灸疗法

（1）取脾俞、足三里、阴陵泉、三阴交，用平补平泻法。用于脾失健运证。

（2）取脾俞、胃俞、足三里、三阴交，用补法。用于脾胃气虚证。

（3）取足三里、三阴交、阴陵泉、中脘、内关，用补法。用于脾胃阴虚证。以上各型均用中等刺激不留针，1 日 1 次，10 次为 1 疗程。

【调护与预防】

1. 调护

（1）纠正不良饮食习惯，饮食按时适量，荤素搭配，少食生冷、肥腻之品。

（2）遵照"胃以喜为补"的原则，先给予患儿喜欢的食物诱导开胃，待其食欲增进后，再据营养所需供给食物。

（3）加强精神调护，营造良好的就餐环境。饭菜品种多样化，以增进食欲。

2. 预防

（1）掌握正确的喂养方法，饮食按时、有度，饭前不吃零食，夏季勿贪凉饮冷。母乳喂养的婴儿 4 个月后应逐渐添加辅食。

（2）教育孩子要循循善诱，进食时切勿训斥打骂。

第六节 积 滞

积滞又称食积、伤食，是小儿内伤乳食，停聚中焦，积而不化，气滞不行所形成的一种脾胃病证。以不思乳食，食而不化，脘腹胀满，嗳气酸腐，大便酸臭不调为主要临床特征。本病一年四季均可发生，夏秋暑湿当令之时多发。各年龄均可发病，婴幼儿多见。一般预后良好，若迁延失治，可致气血化源不足，转化为疳证。故前人有"积为疳之母，无积不成疳"之说。

积滞病名,始见于《婴童百问·第四十九问》:"小儿有积滞,面目黄肿,肚热胀痛……此皆积滞也。"《保婴撮要·食积寒热》指出了本病的病因:"小儿食积者,因脾胃虚寒,乳食不化,久而成积。"

西医学的消化不良症可参考本节论治。

【病因病机】

积滞的主要病因是喂养不当,乳食内积。此外,亦可因脾胃素虚,受纳运化功能较弱,乳食停滞不化而引起。病位主要在脾胃。乳食停聚中焦,积而不化,气滞不行是本病的基本病机。

1. 乳食内积 小儿乳食不知自节,若喂养不当,乳食无度;或添加辅食过多过快;或过食肥甘生冷,煎炸炙煿,均可使脾胃受损,受纳运化失职,气机升降失调,宿食停聚中脘,气滞不行,形成积滞。其中,伤于乳者为乳积;伤于食者则为食积。

2. 脾虚夹积 小儿素体脾胃虚弱,或病后失调,或过用寒凉攻伐之剂,加之喂养调护失宜,致使脾胃虚弱,胃不腐熟,脾失健运,乳食停滞不化,而形成积滞。

若积久不消,迁延失治,则可进一步损伤脾胃,导致气血生化乏源,营养及生长发育障碍,形体日渐消瘦而转为疳证。

【诊断要点】

1. 有伤乳、伤食史。

2. 以不思乳食,食而不化,脘腹胀满,嗳腐吞酸,大便酸臭为特征,可伴有烦躁不安,夜间哭闹等症。

3. 大便化验可见不消化食物残渣、脂肪滴。

【鉴别诊断】

1. 厌食 厌食以较长时期食欲不振,食量减少为特征,一般无脘腹胀满,嗳气酸腐,大便酸臭等症状。

2. 疳证 疳证以形体消瘦、明显的脾胃症状和精神症状为主要特征。病涉五脏,可见眼疳、口疳等兼证。

【辨证论治】

(一)辨证要点

辨虚实 脘腹胀满,疼痛拒按,大便秘结或臭秽,便后胀痛减轻,舌质红苔厚腻,脉数有力或指纹紫滞者为实证;若脘腹胀满喜按,面色㿠白或萎黄,神疲乏力,大便稀溏,小便清长,舌淡胖,苔薄白,或指纹淡,为虚中夹实证。

(二)治疗原则

积滞的治疗以消食导滞为基本原则。实证以消食导滞为主,积滞轻者,只需节制饮食,或辅以食疗;积滞较重,当通腑导滞,但应中病即止,不可过用。虚实夹杂者,宜消补兼施,积重而脾虚轻者,宜消中寓补;积轻而脾重者,宜补中寓消,以达养正而积自除之目的。

(三)分证论治

1. 乳食内积

证候:不思乳食,嗳气酸腐,呕吐酸馊食物或乳片,腹部胀痛拒按,烦躁哭叫,大便酸臭，腹痛欲便，便后痛减，苔腻，脉弦滑，指纹紫滞。

证候分析：本证以不思乳食，脘腹胀满，嗳吐酸腐，大便酸臭为证候特点。乳食内积，胃失和降则呕吐；积而不消，故吐物酸馊，大便酸臭；气机壅滞不通，则腹部胀痛；排便后气机壅滞得减，则胀痛得缓。

治法：消乳化食，和中导滞。

方药：消乳丸、保和丸加减。

伤乳用消乳丸。方中神曲、麦芽消积去滞；陈皮、香附、砂仁理气消滞；甘草和中。

伤食用保和丸。方中山楂、神曲、莱菔子消食化积；半夏、茯苓、陈皮和胃渗湿；连翘清解郁热。

脘腹胀痛甚者加槟榔、厚朴、枳实；积滞化热者，加黄连；大便秘结加大黄；呕吐甚者加竹茹、生姜。

2. 脾虚夹积

证候：不思乳食，食则饱胀，腹满喜按，面色萎黄，形体消瘦，体倦乏力，夜寐不安，大便稀溏酸臭，或夹有食物残渣，唇舌淡红，苔白腻，脉细滑，指纹淡滞。

证候分析：本证以面色萎黄，不思乳食，大便稀溏酸臭，夹不消化食物为辨证要点。脾虚不运，乳食不化，停积于中，故不思乳食，食则饱胀，大便稀溏酸臭，或夹有食物残渣；脾气虚弱，气血不足，故神疲乏力，面色萎黄，形体消瘦。

治法：健脾助运，消食化积。

方药：健脾丸加减。

方中党参、白术健脾益气；山楂、神曲、麦芽消食导滞；陈皮、枳实理气消胀，虚实兼顾，消补并行。

寒凝腹痛者，加白芍、木香、干姜温中散寒止痛；大便稀溏者，加山药、苍术、薏苡仁健脾化湿；舌苔白腻者，加藿香、佩兰芳香醒脾化湿。

【其他疗法】

1. 中成药

（1）化积口服液：每次5～10ml，1日2～3次。用于乳食内积证。

（2）清热化滞颗粒：1～3岁，每次1袋；4～7岁，每次2袋；8～14岁，每次3袋；1日3次。用于积滞化热证。

（3）小儿健脾丸：每次2～3g，1日2～3次。用于脾虚夹积证。

2. 外治疗法

（1）玄明粉3g，胡椒粉0.5g。研细末，拌匀。填入脐中，外盖纱布，胶布固定。1日1次。用于乳食内积证。

（2）神曲、麦芽、山楂各30g，槟榔、生大黄各10g，芒硝20g。共研细末。用麻油调敷于中脘、神阙穴，先热敷5分钟后继续保留24小时。隔日1次，3次为1疗程。用于食积腹胀痛者。

3. 推拿疗法

（1）清胃经，揉板门，运内八卦，推四横纹，揉按中脘、足三里，推下七节骨，分腹阴阳各50次，1日1次。用于乳食内积证。

（2）补脾经，运内八卦，摩中脘，清补大肠，揉按足三里各50次，1日1次。用于脾虚夹积证。

（3）捏脊疗法：（见第一章第七节）用于各证型。

4. 针灸疗法

取足三里、中脘、梁门穴。乳食内积加里内庭、天枢；积滞化热加曲池、大椎；烦躁加神门；脾虚夹积加四缝、脾俞、胃俞、气海。每次取 3~5 穴，中等刺激，不留针，实证用泻法为主，辅以补法，虚证用补法为主，辅以泻法。

【调护与预防】

1. 调护

（1）乳食内积患儿应控制饮食，给予药物调理，积滞消除后，逐渐恢复正常饮食。

（2）根据病情变化，及时给予适当处理。呕吐者，可暂时禁食，并予生姜汁数滴加少许糖水饮服；腹胀者，可揉摩腹部；便秘者，予蜂蜜 10~20ml 冲服，严重者可予开塞露外导。

2. 预防

（1）提倡母乳喂养，饮食有节，定时定量，及时添加辅食，合理喂养。

（2）饮食应富营养、易消化，忌暴饮暴食、过食肥甘生冷、偏食零食及妄投滋补。

第七节 疳 证

疳证是由于喂养不当，或其他疾病的影响，导致脾胃受损，气液耗伤而形成的一种慢性疾病。临床以形体消瘦，饮食异常，面黄发枯，精神萎靡或烦躁不安为特征。本病无明显发病季节，各年龄段均可罹患，5 岁以下小儿多见。疳证是古代儿科四大要证之一。本病轻症若能及时治疗，预后良好；重症及有严重并发症者，可影响小儿生长发育，甚则导致阴竭阳脱，危及生命。

"疳"之含义有两种："疳者甘也"，是指疳证多由饮食不节，恣食肥甘所致，言其病因。"疳者干也"，是指疳证的病机为津液干涸，气血亏虚；其临床表现为形体干瘪羸瘦，言其病机、临床表现。

"疳"之病名，首见于《诸病源候论·虚劳骨蒸候》："蒸盛过伤，内则变为疳，食人五脏"，"久蒸不除，多变成疳"。《小儿药证直诀·脉证治法》：指出"疳皆脾胃病，亡津液之所作也"，认识到疳证病变主要在脾胃。古代对疳证的分类，有以五脏分，如脾疳、肝疳等；有以病因分，如蛔疳、食疳、哺乳疳；有以患病部位分，如眼疳、鼻疳等。目前临床将疳证按证候特点分为疳气、疳积、干疳三类及各种兼证。

西医学中由多种病因所致的营养障碍可属疳证范畴。

【病因病机】

疳证的病因主要是喂养不当，他病影响，以及病后调理不当，致使脾胃损伤，受纳腐熟运化功能失调，气血津液化生不足所致。病变部位主要在脾胃，可涉及五脏。脾胃受损，气液耗伤是其主要病机。

1. 喂养不当 喂养不当是引起疳证最常见的病因。小儿时期"脾常不足"，乳食不知自节，若喂养不当，如哺乳不足，又未及时添加辅食，或过早断乳；或乳食无度，过食肥甘生冷或妄投滋补等，皆可损伤脾胃，影响气血生化，使小儿机体失于濡养，日渐消瘦而形成疳证。

2. 疾病伤脾　小儿久患吐泻，或肠道虫证日久或反复外感等，或因病过用苦寒攻伐、峻下之剂，均可损伤脾胃，致气血亏虚，津液耗伤，肌肉消灼，形体羸瘦，转化为疳证。

3. 禀赋不足　肾为先天之本，脾为后天之本。若禀赋不足，脾肾素弱，元气衰惫，气血亏耗，脏腑肌肤失于濡养，形体羸瘦，形成疳证。

总之，本病主要由脾胃纳化失常，气血津液化生不足所致。疾病初起，病情轻浅，仅表现脾胃失和，纳化不健的证候，称为疳气；病情进展，脾胃虚损，运化不及，积滞内停，壅塞气机，阻滞络脉，则呈现虚中夹实的疳积证候；病久脾胃衰败，津液消亡，气血耗伤，导致干疳。

疳证日久，脾胃虚衰，气血亏耗，常累及他脏而产生诸多兼证，如脾虚肝旺，肝阴不足，肝火上炎，可致眼疳；脾病及心，心火循经上炎，则致口疳；脾病及肾，骨失所养，则致骨疳；阳虚失运，水湿内停，泛溢肌肤，产生疳肿胀。病深者终致脾气衰败，元气耗竭，阴阳离决而亡。

【诊断要点】

1. 有禀赋不足、喂养不当、病后失调等病史。

2. 形体明显消瘦，体重低于正常均值的 15% ~40%，面色不华，毛发稀疏枯黄，严重者形体干枯羸瘦。

3. 有饮食异常，大便干稀不调，或肚腹膨胀等脾胃功能失调症状。

4. 兼有精神不振，或好发脾气，烦躁易怒，或喜揉眉擦眼，吮指磨牙等症。

【鉴别诊断】

1. 厌食　以较长期食欲不振，厌恶进食为主证，无明显消瘦，精神尚好，病在脾胃，不涉及他脏，一般预后良好。

2. 积滞　以不思乳食，食而不化，脘腹胀满，大便酸臭为特征，无明显形体消瘦，但积久不消，影响水谷精微化生，日久可转化为疳证。

【辨证论治】

（一）辨证要点

1. 辨疳气、疳积、干疳　初起形体略瘦，面黄发疏，食欲及精神欠佳，大便不调者，为疳气；病情进展，形体明显消瘦，面黄发枯，善食易饥或嗜食异物，肚腹膨隆，精神不振或烦躁易怒者，为疳积；病久失治，而见形体极度消瘦，貌似老人，杳不思食，腹凹如舟，精神萎靡者，为气液消亡的干疳。

2. 辨兼证　兼证常在干疳或疳积重症阶段出现，若见口舌生疮为口疳；目生云翳，干涩夜盲为眼疳；潮热、咳喘为肺疳；齿迟、囟陷、鸡胸、龟背为骨疳；肌肤浮肿为疳肿胀。

（二）治疗原则

本病治疗原则以健运脾胃为主。根据疳气、疳积、干疳的不同阶段，采取不同的治法。疳气以和胃运脾为主；疳积以消食化积为主，或消补兼施；干疳以补益气血为要。出现兼证者，应按脾胃本病与他脏兼证合参而治之。

（三）分证论治

1. 常证

（1）疳气

证候：形体略瘦，面色少华，毛发稀疏，厌食或食欲不振，精神欠佳，易发脾气，大便或溏或秘，舌淡，苔薄微腻，脉细弱。

证候分析：本证以形体消瘦，食欲不振为辨证要点。脾胃虚弱，饮食不能化生精微，气血不足，故面色萎黄，形体消瘦，毛发稀疏；脾虚则不思食，精神欠佳；脾虚肝旺则易发脾气；脾失升清，运化失司，则便溏。

治法：和胃运脾。

方药：资生健脾丸加减。

方中党参、白术、山药益气健脾；茯苓、薏苡仁、泽泻健脾渗湿；藿香、白蔻仁、陈皮醒脾开胃；山楂、神曲、麦芽消食导滞。

腹胀嗳气，舌苔厚腻者，加苍术、鸡内金；大便稀溏者加益智仁、炮姜；大便干结者加莱菔子、火麻仁、郁李仁；易发脾气者，加钩藤、夏枯草、胡黄连抑木除烦。

（2）疳积

证候：形体消瘦明显，面色萎黄，毛发稀疏，色黄结穗，肚腹膨胀，甚则青筋暴露，精神不振或易烦躁激动，睡眠不宁，或伴动作异常，食欲不振或多食多便，或嗜食异物，舌淡，苔薄腻，脉弦细而滑。

证候分析：本证以形体消瘦、肚腹膨胀、精神不振、夜寐不安为辨证要点。多由疳气发展而形成。积滞日久，脾气虚损，故形体消瘦明显；积滞内停，气机壅塞，络脉瘀阻，故腹部膨隆，青筋显露；脾胃运化功能失司，气血化生乏源，故面色萎黄，精神不振，毛发稀疏，色黄结穗；脾虚则肝旺，故易烦躁激动，睡眠不宁，或伴动作异常。

治法：健脾消积。

方药：肥儿丸加减。

常用党参、白术健脾益气；茯苓健脾渗湿；大腹皮、槟榔理气消积；胡黄连清心泻热；使君子杀虫消积、散结导滞；神曲、麦芽、谷芽健脾和胃消食。

烦躁不宁者，加钩藤、决明子；嗜食异物，夜间磨牙，加苦楝根皮，雷丸、槟榔；腹胀疼痛者加木香、大腹皮；口渴喜饮者加石斛、芦根、天花粉。

（3）干疳

证候：极度消瘦，皮肤干瘪起皱，面呈老人貌，大肉已脱，皮包骨头，精神萎靡，啼哭无力，毛发干枯，腹凹如舟，杳不思食，大便溏或便秘，时有低热，口唇干燥，舌淡嫩，苔少，脉沉细无力。

证候分析：本证以极度消瘦，精神萎靡，杳不思食为辨证要点。多为疳之重证，属疳证后期。脾胃衰败，气血俱虚，不能充肤泽毛，营养百骸，故形体极度消瘦，毛发干枯，大肉已脱，腹凹如舟；脾虚气衰，无以养神，故精神萎靡，啼哭无力；脾虚欲竭，则杳不思食，大便溏或便秘。

治法：补益气血。

方药：八珍汤加减。

常用党参、白术、茯苓、甘草补脾益气；熟地、当归、白芍、川芎养血滋阴；陈皮、砂仁醒脾开胃。

偏胃阴不足加白芍、乌梅、石斛；脾肾阳衰加附子、炮姜、益智仁；四肢厥冷，呼吸浅弱，脉微细者，为气阳欲脱，全身衰竭，宜急服参附龙牡救逆汤。

2. 兼证

（1）眼疳

证候：两目干涩，羞明畏光，眼角赤烂，白睛生翳，甚至黑睛混浊，夜间视物不清。

证候分析：本证以疳证兼见眼部证候为辨证要点。脾病及肝，肝阴不足，精气不能上注于目，目失所养，故两目羞明，干涩畏光，白翳遮睛，入夜视物不清。

治法：养血柔肝，滋阴明目。

方药：石斛夜光丸加减。

方中石斛、天冬、生地黄滋阴补肾；羚羊角、青葙子、黄连清心泻火明目；党参健脾；菟丝子、肉苁蓉养肝益肾；川芎、枳壳行气活血。

（2）口疳

证候：口舌生疮，甚或满口糜烂，秽臭难闻，面赤唇红，烦躁哭闹，惊悸不安，吐舌、弄舌，舌红，苔薄黄，脉细数。

证候分析：本证以疳证兼见口舌生疮，甚至糜烂为辨证要点。脾病及心，心失所养，心火内炽，循经上炎，熏蒸口舌，故口舌生疮，口腔糜烂；心火亢盛，心神被扰，故烦躁易哭，惊悸不安；舌为心窍，心火亢盛，则吐舌、弄舌。

治法：清心泻火，滋阴生津。

方药：泻心导赤散加减。

常用黄连、栀子、连翘清心泻火；生地、麦冬、玉竹养阴生津；灯芯草、竹叶清心利尿。

（3）疳肿胀

证候：足踝浮肿，甚则颜面、全身浮肿，小便不利，大便溏薄，四肢欠温，神疲乏力，舌淡嫩，苔薄白。

证候分析：本证以疳证兼见浮肿，小便不利为辨证要点。疳证日久，脾阳不足，脾病及肾，气不化水，水湿溢于肌表，故足踝浮肿，小便不利，四肢欠温。

治法：健脾温阳，利水消肿。

方药：防己黄芪汤合五苓散加减。

常用黄芪、白术、甘草健脾益气；茯苓、猪苓、泽泻、防己健脾利水；桂枝温阳化气行水。

【其他疗法】

1. 中成药

（1）小儿香橘丹：每次1丸，1日3次。1周岁以下酌减。用于疳积证。

（2）十全大补丸：每次2~4g，1日3次。用于干疳证。

（3）明目地黄丸：每次3~6g，1日2次，用于眼疳证。

2. 外治疗法

（1）芒硝、生大黄、生山栀、杏仁、桃仁各6g。共为细末，加面粉适量，用鸡蛋清、葱白汁、醋、白酒各少许，调成糊状，敷于脐部，外用纱布覆盖、胶条固定。1日1次，连用3~5日。用于疳积证。

(2) 莱菔子适量，研末，用水调和，敷于神阙穴，外用纱布覆盖、胶条固定，1日1次，7日为1个疗程。用于疳积证。

3. 推拿疗法

(1) 补脾经，补肾经，运八卦，揉板门、足三里，捏脊。用于疳气证。

(2) 补脾经，清胃经、心经、肝经，捣小天心，分手阴阳、腹阴阳。用于疳积证。

(3) 补脾经、肾经，运八卦，揉二马、足三里。用于干疳证。

4. 针灸疗法

(1) 体针：主穴取合谷、曲池、中脘、气海、足三里、三阴交。配穴取脾俞、胃俞、痞根。中等刺激，不留针。1日1次，7日为1疗程。用于疳气、疳积轻证。烦躁不安，夜眠不宁加神门、内关；脾虚夹积，脘腹胀满加刺四缝；气血亏虚加关元；大便稀溏加天枢、上巨虚。

(2) 点刺：取四缝穴，常规消毒后，用三棱针在穴位上快速点刺，挤出黄色黏液或血液少许。每周2次为1个疗程。用于疳积证。

【调护与预防】

1. 调护

(1) 加强饮食调护，饮食要富含营养，易于消化，少食多餐。

(2) 保证病室温度适宜，光线充足，空气新鲜。

(3) 做好重症患儿的皮肤、口腔、眼部护理，防止褥疮、口疮、眼疳等并发症。

(4) 定期测量患儿身高、体重，观察治疗效果。重症患儿应密切观察病情变化，防止发生卒变。

2. 预防

(1) 提倡母乳喂养，按时添加辅食。

(2) 合理安排小儿生活起居，保证充足的睡眠时间，经常户外活动，多晒太阳，增强体质。

(3) 定期体格检查，注意观察小儿生长发育是否正常，做到早诊断、早治疗。

第八节 腹 痛

腹痛是指胃脘以下、耻骨以上部位发生疼痛的病证，包括大腹痛、脐腹痛、少腹痛和小腹痛。胃脘以下、脐部以上的部位疼痛，称大腹痛；脐周部位疼痛为脐腹痛；小腹两侧或一侧疼痛为少腹痛；脐下腹部正中疼痛为小腹痛。腹痛为小儿常见病证，可出现在多种内科、外科疾病中，发病无年龄与季节限制。年长儿多能自诉腹部疼痛，婴幼儿往往以无故啼哭为主要临床表现。

小儿腹痛首见于《诸病源候论·小儿杂病诸候》："小儿腹痛，多由冷热不调，冷热之气与脏腑相击，故痛也。"

西医学的功能性腹痛属于本病范畴。

【病因病机】

引起小儿腹痛的原因，以感受寒邪、乳食积滞、脏腑虚冷、气滞血瘀为常见。

1. 感受寒邪 小儿寒温不能自调，若护理不当，衣被单薄，腹部为风冷寒气所侵；或贪凉饮冷，过食瓜果之品，寒邪凝滞中焦，损伤脾阳。寒为阴邪，性主收引，寒凝气滞，经络不通，不通则痛，故发腹痛。

2. 乳食积滞 小儿乳食不知自节，若喂养不当，暴饮暴食，或过食不易消化的食物，损伤脾胃，乳食不化，停滞胃肠，壅塞气机，脘腹胀满而发腹痛。

3. 脏腑虚冷 素体脾阳虚弱，或病中过用苦寒攻伐之品，损伤脾阳。中阳不足，脏腑虚冷，温煦失职，阴寒内盛，气机不畅，腹部绵绵作痛。

4. 气滞血瘀 跌打损伤，或腹部手术损伤脉络，瘀血内留；或久病瘀积以致瘀血内停，脏腑气机不利，气血运行受阻而见腹痛。

【诊断要点】

1. 以胃脘以下，耻骨以上部位发生疼痛为主要临床表现。可伴恶心呕吐、腹胀腹泻、便秘、发热等症状。

2. 起病急骤或较缓，疼痛呈阵发性或持续性。

3. 根据病情，可作血常规、X 线腹部平片、腹部 B 超、血与尿淀粉酶、大便常规及潜血等检查。

【鉴别诊断】

胃脘痛 疼痛部位在胃脘部近心窝处，常伴有恶心、呕吐、泛酸、嗳气、嘈杂等症。

【辨证论治】

（一）辨证要点

1. 辨腹痛部位与脏腑 大腹痛多为脾胃、大、小肠受病；脐腹痛多属小肠；少腹痛，多为在肝经受病；小腹痛多见于膀胱病变。

2. 辨腹痛性质 腹痛阵发，得温则减多属寒；胀满疼痛，按之痛甚，多属乳食积滞；腹软，喜温喜按，多为脏腑虚冷；腹部刺痛，痛有定处，局部满硬拒按，多为气滞血瘀。

（二）治疗原则

腹痛多因脏腑经脉失调，气机运行不畅所致。治疗以调理气机，疏通经脉为原则。根据不同的病因，分别采取温散寒邪、消食导滞、温中补虚、活血化瘀等法。

（三）分证论治

1. 腹部中寒

证候：小儿腹部冷痛，哭叫不安，得温痛减，面色苍白，甚则唇色紫暗，手足不温，或伴有呕吐，腹泻，小便清长，舌淡，苔多白润，脉弦紧。

证候分析：本证以腹痛，得温痛减，面白肢冷为辨证要点。腹部为寒邪所侵，凝滞气机，经络不通，不通则痛，故腹部冷痛；得温则寒邪稍退，经络得通，腹痛则减；寒邪阻滞，中阳不展，阳气不能温养四末，故手足不温。

治法：温中散寒，理气止痛。

方药：养脏汤加减。

方中肉桂、丁香温里散寒；木香、沉香理气止痛；当归、川芎活血行气。

若寒凝气滞，腹痛较剧者，加乌药、香附；呕吐者，加半夏，生姜；大便稀者，加肉豆蔻、诃子。

2. 乳食积滞

证候：脘腹胀痛，按之痛甚，不思乳食，嗳腐吞酸，或时有呕吐，吐物酸馊，矢气频作，腹痛欲泻，泻后痛减，粪便秽臭，苔多厚腻，脉滑数有力。

证候分析：本证以脘腹胀痛，按之痛甚，嗳哕酸腐为辨证要点。乳食停滞，脾胃气机壅塞，故见腹部胀满疼痛；宿食腐化，壅滞胃肠，浊气上逆，则嗳腐吞酸，吐物酸馊；泻后壅塞之势减，气机稍畅，故泻后痛减。

治法：消食导滞，行气止痛。

方药：香砂平胃散加减。

常用山楂、神曲、麦芽消食化积；苍术、陈皮、厚朴、砂仁、香附、枳壳理气行滞；白芍、甘草调中和营。

腹胀明显，大便不通者，加枳实、槟榔；食积化热者，加黄连、竹茹；口干口渴者，加花粉、麦冬。

3. 脾胃虚寒

证候：腹痛绵绵，时作时止，痛处喜温喜按，得食稍缓，面色苍白，精神倦怠，手足不温，乳食减少，或食后作胀，大便稀溏，舌淡苔白，脉沉缓。

证候分析：本证以腹痛绵绵，喜温喜按为辨证要点。中阳不足，脏腑经络失于温煦，气机不畅，故见腹痛绵绵，时作时止，喜按喜温；脾阳不振，阳气不布，气血生化乏源，故见面色苍白，精神倦怠，手足不温。

治法：温中补虚，缓急止痛。

方药：小建中汤合理中汤加减。

方中桂枝温经和营；白芍、甘草缓急止痛；党参、白术、饴糖、大枣甘温补中、益气健脾；干姜温中散寒。

若气血不足者，加黄芪、当归；肾阳不足者，加附子、肉桂；腹寒痛甚者，加吴茱萸；呕吐者，加丁香，砂仁。

4. 气滞血瘀

证候：脘腹刺痛或胀痛，经久不愈，痛有定处，按之痛剧，或腹部触及包块，推之不移，面色晦暗，舌质紫暗或有瘀点，脉涩。

证候分析：本证以脘腹刺痛，固定不移，按之痛剧为辨证要点。腹部瘀血内阻，气机阻滞，故脘腹胀痛、刺痛；瘀血内停，难于消散，故痛有定处，固定不移，或触之有包块，按之痛剧。

治法：活血化瘀，行气止痛。

方药：少腹逐瘀汤加减。

方中肉桂、干姜、小茴香温经通脉；蒲黄、五灵脂、赤芍、当归、川芎活血散瘀；延胡索、没药活血行气，软坚止痛。

若气滞胀痛者，加川楝子、郁金理气止痛；若有包块加三棱、莪术、穿山甲活血散瘀消癥。

【其他疗法】

1. 中成药

（1）藿香正气口服液：每次5～10ml，1日3次。用于腹部中寒证。

（2）保和丸：每次3～6g，1日2次。用于乳食积滞证。

（3）大山楂丸：每次1/2～1丸，1日3次。用于乳食积滞证。

（4）附子理中丸：每次0.5～1丸，每日3次。用于脾胃虚寒证。

2. 外治疗法

（1）丁桂儿脐贴，外贴肚脐。1次1贴，24小时换药1次。用于脾胃虚寒证。

（2）公丁香3g，白豆蔻3g，肉桂2g，白胡椒4g，共研细末，过100目筛，贮瓶备用。用时取药末1～1.5g，填敷脐中，再外贴万应膏。用于腹部中寒证、脾胃虚寒证。

（3）淡豆豉、生姜、葱白切细，加青盐炒烫，装入布袋，热熨肚腹疼痛处，1日1～2次，每次20分钟。用于虚寒腹痛。

3. 推拿疗法

（1）揉一窝风，揉外劳宫，摩腹，拿肚角，按脾俞、胃俞。用于腹部中寒证。

（2）清胃经，运八卦，推四横纹，清板门，清大肠。用于乳食积滞证。

（3）揉外劳宫，补脾经，运八卦，推三关，揉一窝风，揉脐。用于脾胃虚寒证。

【调护与预防】

1. 调护

（1）腹痛剧烈或持续不减者，应卧床休息。密切观察病情变化，注意腹部体征，并作必要的辅助检查，以明确诊断，及时采取有效措施。

（2）根据病因，给予相应的饮食调护。

2. 预防

（1）合理喂养，勿暴饮暴食，勿过食生冷。

（2）注意保暖，避免腹部受凉。

（3）餐后不宜做剧烈运动。

第四章
心肝系病证

第一节 惊 风

惊风又称"惊厥",俗名"抽风",是小儿时期常见的一种急重病证,临床以抽搐、昏迷为主要特征。一年四季均可发病,1~5岁小儿最为多见,且年龄越小,发病率越高。其证情往往比较凶险,变化迅速,甚至威胁小儿生命,所以古代医家把惊风列为儿科四大要证之一。

惊风的症状,古时归纳为八候。即搐、搦、颤、掣、反、引、窜、视。出现八候,表示惊风正在发作。但惊风发作时,八候不一定全部出现。

惊风的发病有急有缓,证候表现有虚、实、寒、热,临证时常分为急惊风和慢惊风。凡起病急暴,属阳属实者,为急惊风;凡病势缓慢,属阴属虚者,为慢惊风。

急、慢惊风之病名首见《太平圣惠方》,并将惊风与痫证区别开来;《小儿药证直诀·脉证治法》进一步提出了惊风的治则:"凡急慢惊,阴阳异证,切宜辨而治之。急惊合凉泻,慢惊合温补。"

本病西医学称小儿惊厥。其中伴有发热者,多为感染性疾病所致;不伴有发热者,多为非感染性疾病所致。

急 惊 风

急惊风来势急骤,常热、痰、惊、风四证俱备,以高热、抽风、昏迷为主要临床特征。

【病因病机】

急惊风的病因以感受外邪为主,也可因饮食内伤或暴受惊恐所致。

1. 感受外邪 小儿肌肤薄弱,腠理不固,极易感受外邪,尤以风邪、暑邪、疫疠之气为主。外邪由表入里,邪气枭张而壮热,热极化火,火盛生痰,甚则深入营血,内陷心包,引动肝风,出现高热神昏、抽风惊厥。

2. 内蕴湿热 饮食不洁,或误食污秽有毒食物,湿热秽毒蕴结肠腑,化热化火,内陷心肝,上扰神明,则见高热昏厥,抽风不止,呕吐腹痛,痢下秽臭。

3. 暴受惊恐 小儿神气怯弱,元气未充,不耐意外刺激,若目触异物,耳闻巨声,或不慎跌仆,暴受惊恐,使神明受扰,肝风内动,出现惊叫惊跳,抽搐神昏。

总之,急惊风的病位在心肝两经,病理属性以实为主,发病急骤,临证常见热、痰、惊、风四证相互影响,互为因果。

【诊断要点】

1. 病史　常突然发病，可有接触传染病人或饮食不洁的病史。3 岁以下婴幼儿为多。

2. 临床表现　常见高热、神昏、惊厥、喉间痰鸣、两眼上翻、凝视，可持续几秒至数分钟。严重者可反复发作甚至呈持续状态而危及生命。神经系统检查可出现病理性反射或脑膜刺激征阳性。

3. 实验室检查　细菌感染性疾病，血常规检查白细胞及中性粒细胞常增高。中枢神经系统感染患儿，脑脊液检查可见异常，必要时可作大便常规及大便细菌培养、血培养、X 线胸片等检查。

【鉴别诊断】

急惊风需与痫证相鉴别。

二者都可出现神昏、惊厥、喉间痰鸣、两眼上翻等症状。但急惊风常有发热，痫证多无发热；痫证多有反复发作病史，且发作停止后一如常人。

【辨证论治】

（一）辨证要点

1. 辨热、痰、惊、风　热证主要表现为高热不退，面红目赤，烦渴饮冷，尿赤便秘；痰证可见喉中痰鸣，痰涎壅盛，神志不清或昏迷；惊证多表现为惊惕叫扰，恐惧不安，夜寐不宁；风证则见二目窜视，牙关紧闭，项背强直，四肢抽搐，角弓反张。急惊风发作时多热、痰、惊、风四证并见，往往难以截然区分。

2. 辨表热、里热　昏迷、抽搐为一过性，热退后抽搐自止者为表热；高热持续，反复抽搐、昏迷者为里热。

3. 辨痰热、痰火、痰浊　神志昏迷，高热痰鸣，为痰热上蒙清窍；妄言谵语，狂躁不宁，为痰火上扰清窍；深度昏迷，嗜睡不动，为痰浊内蒙心包，阻蔽心神。

4. 辨外风、内风　外风邪在肌表，清透宣解即愈，若见高热惊厥，多为一过性证候，热退惊厥即止；内风病在心、肝，常热、痰、惊、风四证俱全，多反复抽搐，神志不清，病情严重。

（二）治疗原则

以清热、豁痰、镇惊、熄风为治疗原则。由于痰有痰火、痰浊之别，热有表热、里热的不同，风有外风、内风的差异，惊有虚实之分，因此，豁痰有豁痰开窍，清心涤痰之分；清热有解肌透表，清热解毒的不同；治风有疏风、熄风的区别；镇惊有平肝镇惊，养心安神的差异。

（三）分证论治

1. 外感风热

证候：发热，头痛身痛，咳嗽流涕，咽痛，随即出现烦躁，四肢拘急，目睛上视，牙关紧闭，舌苔薄白或薄黄，脉浮数。

辨证分析：本证以一过性高热、抽搐，兼风热表证为辨证要点。风热之邪郁于肌表，正邪相争则发热身痛；风邪上扰清窍则头痛；风邪犯肺则咳嗽流涕；风热之邪扰于心包则烦躁不宁；热盛引动肝风，则四肢拘急，目睛上视，牙关紧闭。

治法：疏风清热，息风止痉。

方药：银翘散加减。

常用金银花、连翘、薄荷疏风清热；防风、蝉蜕、菊花祛风解痉；僵蚕、钩藤息风定惊。可另加服小儿回春丹以清热定惊。

喉间痰鸣者，加天竺黄、瓜蒌皮清化痰热；高热，便秘、乳蛾红肿者，加大黄或用凉膈散釜底抽薪。以往有高热惊厥史患儿，在感冒发热初起，宜加服紫雪丹以防惊厥发作。

2. 气营两燔

证候：起病急骤，高热烦躁，恶心呕吐，头痛项强，四肢抽搐，口渴欲饮，或见狂躁不宁，皮肤斑疹，舌红苔黄，脉弦数。严重者高热不退、神志昏迷、反复抽搐，舌红，苔黄腻，脉滑数。

辨证分析：本证来势凶猛，病情较重。以高热不退，恶心呕吐，头痛项强，神昏、抽搐为特征。感受疫疠之邪，邪毒传变迅速，故起病急骤；邪在气分，则高热烦渴欲饮；热迫心营，则神昏抽搐。

治法：清气凉营，息风开窍。

方药：清瘟败毒饮加减。

常用连翘、石膏、黄连、黄芩、栀子、知母清气透热；生地、水牛角、赤芍、玄参、丹皮清营凉血；羚羊角、石决明、钩藤息风平肝。

神志昏迷加石菖蒲、郁金，或用至宝丹、紫雪丹息风开窍；大便秘结加生大黄、芒硝通腑泄热；呕吐加半夏、玉枢丹降逆止吐。

3. 邪陷心肝

证候：高热不退，烦躁口渴，神昏谵语，手足躁动，反复抽搐，项背强直，两目上视，舌质红绛，苔黄腻，脉弦滑。

辨证分析：本证为外感温热邪毒而发，以惊、风二证为主要特征，而痰、热可轻可重。邪热扰心，则烦躁不安；内陷心包则神昏谵语；邪陷肝经，肝风内动则项背强直，四肢抽搐，两目上视。

治法：清心开窍，平肝息风。

方药：羚角钩藤汤加减。

常用羚羊粉（另吞服）、钩藤、僵蚕、菊花平肝息风；石菖蒲、川贝母、广郁金、龙骨豁痰清心；竹茹、黄连清化痰热。同时，另服安宫牛黄丸清心开窍。

热盛加生石膏、知母清热泻火；便干加生大黄、玄明粉泻热通便；口干舌红加生地、玄参养阴生津。

4. 湿热疫毒

证候：起病急骤，突然壮热，烦躁谵妄，神志昏迷，反复惊厥，呕吐腹痛，大便腥臭，或夹脓血，舌质红，苔黄腻，脉滑数。

辨证分析：本证多由饮食不洁，感受湿热疫毒所致。以突然壮热，反复惊厥，后见下痢脓血为证候要点。湿热疫毒蕴结肠腑，则壮热烦躁，呕吐腹痛，下痢脓血；邪毒内迫营血，直犯心肝，则神明无主，肝风内动，可见谵妄神昏，反复惊厥。

治法：清化湿热，解毒息风。

方药：黄连解毒汤加味。

常用黄芩泻上焦之火，黄连泻中焦之火，黄柏泻下焦之火，山栀通泻三焦之火，导火下行；白头翁、秦皮清肠化湿；钩藤、石决明平肝息风。

舌苔厚腻，大便不爽加生大黄、厚朴清肠导滞，泻热化湿；窍闭神昏加安宫牛黄丸清心开窍；频繁抽风加紫雪丹平肝息风；呕吐加玉枢丹辟秽解毒止吐。

5. 暴受惊恐

证候：暴受惊恐后身体战栗，惊惕不安，夜间啼哭，喜偎母怀，甚则神志不清，惊厥、抽搐，舌苔薄白，脉乱不齐。

辨证分析：本证患儿常有惊吓史，以惊惕战栗，夜间啼哭，喜偎母怀为辨证要点。小儿心神怯弱，易受惊吓。惊则气乱，恐则气下，气机逆乱，引动肝风，则惊惕战栗，甚则神昏、抽搐，脉乱不齐。

治法：镇惊安神，平肝息风。

方药：琥珀抱龙丸加减。

常用琥珀、朱砂、金箔镇惊安神；胆南星、天竺黄清化痰热；人参、茯苓、怀山药、甘草益气扶正；菖蒲、钩藤、石决明平肝息风开窍。

抽搐频作加止痉散息风止痉；气虚血少者加黄芪、当归、白芍、酸枣仁益气养血安神。

【其他疗法】

1. 中成药

（1）小儿牛黄散：1岁以下每次0.3～0.5g，2～3岁每次0.9g。1日2次。用于风热惊风。

（2）小儿回春丹：1岁以内每次1～2粒，1～3岁每次3～5粒。2小时后可重复使用。用于风热惊风。

（3）羚羊角粉：每次0.3～0.6g。用于急惊风各证。

（4）安宫牛黄丸：每次1/2～1丸，1日1～2次。用于急惊风邪陷心肝证。

（5）紫雪丹：每次1.5～3g，1日2次。用于急惊风抽搐较甚者。

2. 外治疗法 鲜地龙捣烂为泥，加适量蜂蜜摊于纱布上，贴敷囟门以解痉定惊。用于婴儿急惊风诸证。

3. 针灸疗法

（1）体针：惊厥取人中、合谷、内关、太冲、涌泉、百会、印堂。高热取曲池、大椎、十宣放血，痰鸣取丰隆，牙关紧闭取下关、颊车。均采用中强刺激手法。

（2）耳针：取穴神门、皮质下、心、脑、交感。强刺激。

4. 推拿疗法

高热，推三关、透六腑、清天河水；昏迷，捻耳垂，掐委中；抽搐，掐天庭、掐人中、拿曲池、拿肩井；急惊风欲作时，拿大敦穴、拿鞋带穴；惊厥身向前曲，掐委中穴；身向后仰，掐膝眼穴；牙关不利，神昏窍闭，掐合谷穴。

5. 西医疗法

（1）退热：物理降温可用头枕冰袋，温湿毛巾擦身，40%～50%酒精擦浴。药物降温可用安乃近滴鼻或肌肉注射。

（2）止惊：首选安定，0.3～0.5mg/kg，最大量不超过10mg，稀释后缓慢静脉注射。亦可用苯巴比妥8～10mg/kg肌肉注射或5%水合氯醛50mg/kg保留灌肠。

（3）预防脑损伤：惊厥持续 30 分钟以上者，给予吸氧，或并高渗葡萄糖 1g/kg 静脉注射；或用 20% 甘露醇 1～2g/kg，于 20～30 分钟内快速静脉滴注。6～8 小时可重复 1 次。

【调护与预防】

1. 调护

（1）抽搐时，切勿用力强制，以免扭伤筋骨。

（2）将患儿头部偏向一侧，防止呕吐物吸入。

（3）将纱布包裹压舌板，放在上下牙齿之间，防止咬伤舌体。

（4）保持安静，避免刺激。密切注意病情变化。

2. 预防

（1）平时加强体育锻炼，提高抗病能力。

（2）避免时邪感染。注意饮食卫生，不吃腐败变质食物。

（3）按时预防接种，避免跌仆惊骇。

（4）有高热惊厥史患儿，在外感发热初起时，要及时降温，服用止痉药物。

慢 惊 风

慢惊风以来势缓慢，抽搐无力，时作时止为临床特征。多由大病久病，或急惊风经治不愈，转归而致。

【病因病机】

1. 脾虚肝亢　由于暴吐暴泻，或久吐久泻，或过用峻利之品，以及它病误汗误下，伤及脾阳胃阴，以致土虚木亢，肝亢生风。

2. 脾肾阳虚　由于先天不足，肾阳素亏，火不生土，脾阳亦虚，或后天脾胃失调，脾阳先伤，继而损及肾阳，而致脾肾阳虚，筋脉失于温煦而成慢惊风，即所谓"纯阴无阳"之慢脾风证。

3. 阴虚风动　多见于急惊风或温热病后，迁延未愈，耗伤阴津，肾阴亏损，肝木失于滋养，筋失濡养，可致水不涵木，阴虚风动。

总之，慢惊风病位在肝、脾、肾，病理性质以虚为主。多系脾胃受损，土虚木旺化风；或脾肾阳虚，虚极生风；或肝肾阴虚，筋脉失养生风。

【诊断要点】

1. 病史　有呕吐、腹泻、脑积水、佝偻病等病史。

2. 临床表现　起病缓慢，病程较长。面色苍白，嗜睡无神，抽搐无力，时作时止，筋惕肉瞤，脉细无力。

3. 实验室检查　根据患儿临床表现，结合血液生化、脑电图、脑脊液、头颅 CT 等检查，以明确诊断原发疾病。

【辨证论治】

（一）辨证要点

慢惊风多属虚证，临证需辨清脏腑及阴阳。

在肝主要责之于阴血不足，在脾多为阳虚，在肾有阳虚与阴虚之分。若见抽搐无力，时作时止，精神萎靡，纳差便溏，睡卧露睛，多属脾胃虚弱；若见手足震颤，神萎昏睡，面白无华，四肢厥冷，多属脾肾阳虚；若见肢体强直或拘挛，时轻时重，虚烦低热，手足心热，质绛少津，多属肝肾阴虚。

（二）治疗原则

慢惊风的治疗，以补虚治本为主。土虚木旺，治以健脾平肝；脾肾阳虚，治以温补脾肾；阴虚风动，治以育阴潜阳。治疗过程中，可结合具体情况施以活血通络、化痰行瘀等治法。

（三）分证论治

1. 脾虚肝亢

证候：形神疲惫，面色萎黄，嗜睡露睛，四肢不温，足跗及面部轻度浮肿，神志不清，阵阵抽搐，大便稀薄，色带青绿，时有肠鸣，舌淡苔白，脉细弱。

辨证分析：本证多见于婴幼儿，以吐泻后抽搐，兼脾虚诸证为辨证要点。久泻伤阳，脾阳伤则形神疲惫，面色萎黄；阳衰则寒湿内生，故大便稀薄，腹中鸣响，甚则肢冷浮肿；土弱木乘，木旺化风，故时作抽搐，嗜睡露睛。

治法：温运脾阳，扶土抑木。

方药：缓肝理脾汤加减。

常用党参、茯苓、白术、山药、扁豆、炙甘草健脾益气，煨生姜、桂枝温运脾阳，白芍、钩藤柔肝息风。

抽搐频繁者，加菊花、天麻平肝息风；腹泻不已者，加诃子、肉豆蔻敛肠止泻；颅方发稀，夜寐哭闹不安者，加生龙骨、生牡蛎平肝潜阳。四肢不温，大便稀溏者，可用附子理中汤温中散寒，健脾益气。

2. 脾肾阳虚

证候：面色苍白或灰滞，囟门凹陷，精神萎靡，嗜睡昏沉，口鼻气冷，额汗不温，四肢厥冷，手足蠕动震颤，大便澄澈清冷，舌质淡，苔薄白，脉沉微。

辨证分析：本证为阳气虚衰之慢脾风。以手足蠕动，四肢厥冷，嗜睡昏沉，脉沉微为证候要点。脾肾阳虚，火不生土，阴寒内盛，则面色苍白或灰滞，精神萎靡，肢冷便溏；阳气衰微，虚极生风，则手足蠕动震颤。

治法：温补脾肾，回阳救逆。

方药：固真汤合逐寒荡惊汤加减。

常用党参、黄芪、白术、茯苓、炙甘草补脾益气；炮附子、肉桂、炮姜、丁香温阳救逆。

抽搐频繁者，加龙齿、钩藤平肝息风；汗多者，加煅龙骨、煅牡蛎、五味子收敛止汗。

3. 阴虚风动

证候：虚烦疲惫，面色潮红、肢体拘挛或强直，抽搐反复发作，低热消瘦，手足心热，大便干结，舌光无苔，质绛少津，脉细数。

辨证分析：本证多因急惊风热盛伤津，阴津亏虚，筋脉失养所致。以低热、抽搐反复发作，舌红少苔，脉细数为特征。肝肾之阴亏损，阴虚生内热，则虚烦疲惫，面色潮红，低热消瘦，手足心热，大便干结；水不涵木，筋脉失养，则肢体拘挛或强直。

治法：育阴潜阳，滋肾养肝。

方药：大定风珠加减。

常用鸡子黄、阿胶、生地黄、白芍、麦冬、五味子、麻仁滋阴养血；龟板、鳖甲、生牡蛎潜阳息风。

阴虚潮热加银柴胡、青蒿、地骨皮以清虚热；搐搦不止者，加天麻、乌梢蛇息风止痉；肢体强直，筋脉拘急者，加全蝎、地龙、白僵蚕、赤芍、川芎搜风剔邪，活血通络。

【其他疗法】

1. 外治疗法

（1）党参、黄芪、白术、甘草、白芍、陈皮、半夏、天麻、川乌、全蝎、天南星、丁香各6g，朱砂1g，生姜3g，红枣5枚。炒热，熨脐部，1日1次。用于土虚木亢证。

（2）全蝎5个，蜈蚣1条，僵蚕5条，蝉蜕7个。研细末，敷脐，1日1次。用于慢惊风强直性瘫痪者。

2. 针灸疗法

（1）针法：取脾俞、胃俞、中脘、天枢、气海、足三里、太冲穴，其中太冲穴用泻法，余穴用补法，用于脾虚肝亢证；取脾俞、肾俞、章门、关元、印堂、三阴交穴，均用补法，用于脾肾阳虚证；取关元、百会、肝俞、肾俞、曲泉、三阴交、太溪、太冲穴，均用补法，用于阴虚风动证。

（2）灸法：取大椎、脾俞、命门、关元、气海、百会、足三里。用于脾肾阳虚证。

3. 推拿疗法

运五经，推脾土，揉五指节，运内八卦，分阴阳，推上三关，揉涌泉，揉足三里。

【调护与预防】

1. 调护

（1）保持病室安静，减少刺激，保证患儿安静休息。

（2）抽搐时，切忌强行牵拉，以免拉伤筋骨。

（3）对长期卧床的患儿，要经常改变体位，必要时可垫海绵垫褥或气垫褥等，经常用温水擦澡、擦背或用温热毛巾行局部按摩，避免发生褥疮。

（4）昏迷、抽搐、痰多的患儿，应注意保持呼吸道通畅，防止窒息。

（5）注意加强营养，不会吞咽者给予鼻饲。

2. 预防

（1）积极治疗原发疾病。

（2）注意饮食卫生，给予高营养、易消化的食物。

（2）慢惊风患儿，应加强锻炼，增强体质，减少发作。

第二节 夜 啼

夜啼是指小儿白天如常，入夜则啼哭不安，时哭时止，或每夜定时啼哭，甚则通宵达旦的一种疾病。多见于新生儿及6个月内的婴儿。一般预后良好。

新生儿及婴儿常以啼哭表达要求或痛苦，如因饥饿、惊恐、衣被不适、尿布潮湿等均可引起啼哭。此时若喂以乳食、安抚、调整衣被厚薄、更换尿布后，啼哭可很快停止，不属病态。

夜啼早在《诸病源候论·夜啼候》中即有记载："小儿夜啼者，脏冷故也。"后世医家对本病各有论述，明代《婴童百问·夜啼客忤惊啼》中有钩藤饮治疗小儿夜间"心烦热啼"的记载。清·《幼幼集成·夜啼证治》指出夜啼主要由"脏寒"、"心热"、"神不安"所致。

本节主要讨论小儿夜间不明原因的反复啼哭，由于伤乳、发热或因其他疾病而引起的啼哭，不属本证范围。

【病因病机】

本病主要因脾寒、心热、惊恐所致。

1. 脾寒　常由孕母素体虚寒、恣食生冷，导致胎禀不足，脾寒内生。或因护理不当，腹部中寒，或用冷乳哺食，中阳不振，以致寒邪内侵，凝滞气机，不通则痛，因痛而啼。由于夜属阴，脾为至阴，阴盛则脾寒愈甚，腹中有寒，故入夜腹中作痛而啼。

2. 心热　若孕母脾气急躁，或平素恣食香燥炙烤之物，或过服温热药物，蕴蓄之热遗于胎儿。出生后将养过温，受火热之气熏灼，心火上炎，积热上扰，则心神不安而啼哭不止。由于心火过亢，阴不能潜阳，故夜间不寐而啼哭不宁。

3. 惊恐　心主惊而藏神，小儿神气怯弱，智慧未充，若见异常之物，或闻特异声响，而致惊恐。惊则伤神，恐则伤志，致使心神不宁，神志不安，而惊惕叫扰，啼哭不止。

总之，寒则痛而啼，热则烦而啼，惊则神不安而啼，夜啼以寒、热、惊为主要病因，病位在心、脾。

【诊断要点】

1. 临床表现　入夜啼哭不安，时哭时止，或每夜定时啼哭，甚则通宵达旦，但白天如常，能安静入睡。体格检查无异常。

2. 实验室检查　必要时辅以有关实验室检查，排除发热、口疮、肠套叠、佝偻病等病证引起的夜啼。

【鉴别诊断】

夜啼应与拗哭相鉴别　婴儿入夜熄灯则哭，灯亮则止，因以往有燃灯睡眠习惯所致。

【辨证论治】

（一）辨证要点

辨寒、热、惊　因寒所致者，常见哭声低弱，面白神疲，肢冷蜷卧，腹喜摩按，舌淡，苔白；因热所致者，常见哭声响亮，面赤身热，烦躁不安，舌红苔黄；因惊所致者，夜间突然啼哭，哭声尖锐，面色青灰，表情恐惧，惊惕时作，脉数。

（二）治疗原则

本病的治疗应祛除病因，脾脏虚寒者，治以温脾散寒；心经积热者，治以清心导赤；暴受惊恐者，治以镇惊安神。

（三）分证论治

1. 脾脏虚寒

证候：夜间啼哭，哭声低弱，时哭时止，睡喜蜷卧，腹喜摩按。四肢欠温，吮乳无力，胃纳欠佳，大便溏薄，小便清，面色青白，唇舌色淡，舌苔薄白，指纹淡红。

辨证分析：本证以哭声低弱，睡喜蜷卧，腹喜摩按为辨证要点。《保婴撮要·夜啼》云："夜属阴，阴盛则脾脏之寒愈盛，脾为至阴，喜温而恶寒，寒则腹中作痛，故曲腰而啼"。脾脏虚寒，运化失司，故吮乳无力，大便溏薄；虚寒内盛，故睡喜蜷卧，腹喜摩按，面色青白。

治法：温脾散寒，行气止痛。

方药：乌药散合匀气散加减。

常用乌药、高良姜、炮姜温中散寒；木香、砂仁、陈皮、香附行气止痛；白芍、甘草缓急止痛；桔梗载药上行，调畅气机。

惊惕时作，加钩藤、蝉蜕祛风镇惊；腹泻者，加党参、白术、茯苓健脾益气；哭声微弱，胎禀怯弱，形体羸瘦可酌用附子理中汤治之，以温中健脾，同时注意保暖。

2. 心经积热

证候：夜间啼哭，哭声响亮，见灯光尤甚，面赤唇红，烦躁不宁，身腹俱暖，大便秘结，小便短赤，舌尖红，苔薄黄，指纹紫滞。

辨证分析：本证以夜啼见灯火尤甚，面赤唇红，烦躁不宁为辨证要点。《保婴撮要·夜啼》云："心属火，见灯则烦热内生，两阳相搏，故仰身而啼。"心主火，热伏于内，扰动神明，则入夜心烦而啼。心火亢盛，故哭声响亮，面赤唇红，身腹俱暖，大便秘结。

治法：清心导赤，泻火安神。

方药：导赤散加减。

常用生地清热凉血；竹叶、木通清心降火；甘草梢泻火清热；灯芯草引诸药入心经。

烦躁不安者，加远志、茯神安神除烦；腹部胀满而乳食不化者，加麦芽、莱菔子、焦山楂以消食导滞；热盛烦闹者加连翘、栀子以泻火除烦。

3. 惊恐伤神

证候：夜间突然啼哭，哭声尖锐，似见异物状，神情不安，时作惊惕，紧偎母怀，面色乍青乍白，舌苔正常，指纹青紫，脉数。

分析：本证以哭声尖锐，时作惊惕为辨证要点。小儿神气怯弱，暴受惊恐，则心神受惊，故睡中惊悸而突然啼哭，神情不安，时作惊惕，紧偎母怀；神志不安，心虚胆怯，故面色乍青乍白，脉数。

治法：镇惊安神。

方药：朱砂安神丸加减。

常用朱砂镇惊安神；黄连清心除烦；当归、生地养血宁心；甘草调和诸药。朱砂含汞，应尽量少用或不用，临床可换用远志、钩藤以息风镇惊。也可用琥珀抱龙丸以安神化痰。

【其他疗法】

1. 中成药

琥珀抱龙丸　每次 1/2 丸，1 日 3 次；新生儿每次 1/4 丸，1 日 3 次。用于惊恐伤神证。

2. 外治疗法

（1）将艾叶、干姜粉炒热，用纱布包裹，熨小腹部，从上至下，反复多次。用于脾脏虚寒证。

（2）用丁香、肉桂、吴茱萸等量研细末，敷于脐部，用膏药固定。用于脾脏虚寒证。

3. 推拿疗法

（1）分阴阳，运八卦，平肝木，揉百会、安眠。惊恐者加揉印堂、太冲、内关，掐神门；脾寒者补脾，揉足三里、三阴交、关元；心热者泻小肠，揉小天心、内关、神门，掐总筋。

（2）按摩百会、四神聪、脑门、风池（双），由轻到重，交替进行。患儿惊哭停止后，继续按摩 2~3 分钟。用于惊恐伤神证。

4. 针灸疗法

（1）针刺：取中冲、合谷、内关、百会穴。中冲穴浅刺出血。热啼加少商、大陵穴；惊啼加神门、行间穴。用泻法，不留针。

（2）灸法：艾灸神阙穴，以皮肤潮红为度。1 日 1 次，连灸 7 日。用于脾虚脏寒证。

【调护与预防】

1. 调护

（1）保持居室安静，调节室温，勿过高过低。

（2）脾寒者，注意保温；心热者，慎勿过暖；惊恐者，保持安静。

（3）观察小儿睡眠情况，出现夜啼时，及时安抚。

2. 预防

（1）要注意防寒保暖，但也勿衣被过暖。

（2）孕妇及乳母不可过食寒凉及辛辣热性食物，勿受惊吓。

（3）养成良好的睡眠习惯，不将婴儿抱在怀中睡眠，不通宵亮灯。

第三节 汗 证

汗证是指小儿在安静状态下，无故而全身或局部出汗过多，甚则大汗淋漓的一种病证。多见于 5 岁以下的小儿。

汗是由皮肤排出的一种津液，能润泽皮肤，调和营卫。由于小儿生机旺盛，腠理疏薄，在日常生活中，较成人容易出汗，且头汗较多。若因天气炎热，或衣被过厚，或喂奶过急，或剧烈运动而汗多，无其他症状，则不属病态。小儿汗证有自汗、盗汗之分。睡中出汗，醒时汗止为盗汗，多属阴虚；不分寤寐，无故汗出为自汗，多属阳虚。小儿汗证往往自汗、盗汗并见。

汗证可发生在其他疾病的过程中，如温热病引起的汗出，急重病阴阳离绝、亡阳大汗者，均不属本病的讨论范畴。

《诸病源候论·小儿杂病诸候》有"盗汗候"专论。《景岳全书·小儿则下·盗汗》指出："若小儿多汗者，终是卫虚所以不固……大都治汗之法，当以益气为主，但使阳气外固则阴液内藏而汗自止矣。"

小儿汗证，多属西医学自主神经功能紊乱，而维生素 D 缺乏性佝偻病及结核感染，也常以多汗为主症，临证当注意鉴别。

【病因病机】

汗为心之液，由阳气蒸化津液而产生。如《素问·阴阳别论》所说："阳加于阴，谓之汗。"小儿汗证的发生，多由体虚所致。其主要病因为先天禀赋不足，后天调护失宜。

1. 肺卫不固　肺主皮毛，脾主肌肉，小儿若先天禀赋不足，或后天脾胃失调，肺脾气虚，表虚不固，津液外泄而多汗。

2. 营卫失调　营卫均源于水谷之精气，其中化生血液，行于经隧之中者为营气，而直达肌表，充实于皮毛分肉之间者为卫气，故有营行脉中，卫行脉外之说。若小儿营卫之气生成不足，或受疾病影响，或病后护理不当，营卫不和，致营气不能内守而敛藏，卫气不能卫外而固密，则津液从皮毛外泄，发为汗证。

3. 气阴亏损　气属阳，血属阴。小儿大病久病之后，气血亏损；或先天不足，后天失养的体弱儿，气阴虚亏。气虚不能敛阴，阴亏虚火内炽，迫津外泄而为汗。

4. 湿热内蕴　小儿脾常不足，若平素饮食甘肥厚腻，可致积滞内生，郁而生热。甘能助湿，肥能生热，蕴阻脾胃，湿热郁蒸，迫津外泄而汗出。

总之，小儿汗证有虚实之分，虚证多为肺卫不固、营卫失调、气阴亏损，实证则多系湿热迫蒸。

【诊断要点】

1. 临床表现　小儿在安静状态下，正常环境中，全身或局部出汗过多，甚则大汗淋漓。寐则汗出，醒时汗止者为盗汗；不分寐寤而出汗者为自汗。

2. 排除维生素 D 缺乏性佝偻病、结核感染、风湿热、传染病等引起的出汗。

【辨证论治】

（一）辨证要点

汗证多属虚证，主要应辨清气虚、阳虚、阴虚。

气虚多汗以头颈胸背为主，动则尤甚；阳虚多汗常汗出多而不温；阴虚多汗则以盗汗为主；湿热迫蒸证则汗出肤热。

（二）治疗原则

汗证以虚为主，补虚是其基本治疗原则。肺卫不固者益气固表，营卫失调者调和营卫，气阴亏虚者益气养阴，湿热迫蒸者清热泻脾。除内服药外，尚可配合外治疗法。

（三）分证论治

1. 肺卫不固

证候：以自汗为主，或伴盗汗，以头颈、肩背部明显，动则尤甚，神疲乏力，面色少华，平时易感冒。舌淡，苔薄白，脉弱。

辨证分析：本证主要见于平素体质虚弱的小儿，以自汗为主，头颈、肩背部汗出明显，平时易感冒为证候要点。肺气虚则卫气亦弱，卫外不固，津液外泄，故汗出；头为诸阳之会，肩背属阳，气阳不足，故汗出以头部、肩背明显；动则气耗，津液随气外泄，故汗出更甚。

治法：益气固表。

方药：玉屏风散合牡蛎散加减。

方中重用黄芪益气固表；白术健脾益气；防风走表御风调节开合；牡蛎敛阴止汗；浮

小麦、麻黄根收涩止汗。

汗出过多者，每晚在睡前用龙骨、牡蛎粉外扑，以敛汗潜阳；纳呆便溏者，加山药、炒扁豆、砂仁健脾助运。

2. 营卫失调

证候：自汗为主，或伴盗汗，汗出遍身而抚之不温，畏寒怕风，或伴低热，精神疲倦，胃纳不振，舌质淡红，苔薄白，脉缓。

辨证分析：本证以时时汗出，抚之不温为证候要点。素体表虚者，病后正气未复，营卫失和，卫气不固，营阴外泄，故汗出遍身，畏寒怕风，或伴低热；肺脾受损，则精神疲倦，胃纳不振。

治法：调和营卫。

方药：黄芪桂枝五物汤加减。

常用黄芪益气固表；桂枝温通卫阳；芍药敛阴和营；生姜、大枣调和营卫，助黄芪以固表，配伍浮小麦、煅牡蛎收敛止汗。

精神倦怠、胃纳不振、面色少华者，加党参、怀山药健脾益气；汗出恶风，表证未解者，用桂枝汤祛风解表。

3. 气阴亏虚

证候：以盗汗为主，常伴自汗，汗出较多，形体消瘦，神萎不振，心烦少寐，或伴低热，口干，手足心热，哭声无力，口唇色淡，舌质淡，苔少或见剥苔，脉细弱或细数。

辨证分析：本证多见于素体气阴两虚或病后气阴耗伤者，以盗汗、自汗并见，多发于热病之后为辨证要点。气虚不能敛阴，阴虚易生内热，迫津外泄，故自汗、盗汗；汗为心液，汗出则心血暗耗，故心烦少寐，神萎不振。

治法：益气养阴。

方药；生脉散加味。

常用人参或党参益气生津；麦冬养阴清热；五味子收敛止汗。常配伍生黄芪益气固表，瘪桃干收敛止汗。

时时汗出，食少不眠，面色无华，精神困顿者，为气阳偏虚，去麦冬，加白术、茯苓益气健脾固表；汗多不止者，加麻黄根、浮小麦、煅龙骨固表敛汗；低热颧红者，加生地、知母、黄柏滋阴降火。

4. 湿热迫蒸

证候：自汗或盗汗，以头部或四肢为多，汗出肤热，汗渍色黄，口臭或见口舌生疮，口渴不欲饮，大便秘结，小便色黄，舌红，苔黄腻，脉滑数。

辨证分析：本证以头部或四肢多汗，大便干，小便黄，苔黄腻为辨证要点。脾胃湿热蕴积，热迫津液外泄，故自汗或盗汗，汗出色黄；头为诸阳之会，脾主四肢，故头部或四肢汗多。

治法：清热泻脾。

方药：泻黄散加减。

常用生石膏、栀子清泄脾胃积热；防风疏散伏热；藿香化湿和中；甘草调和诸药。

小便短黄者，加滑石、车前草清利湿热；汗渍色黄甚者，加茵陈、佩兰清化湿热；汗多者，加糯稻根、浮小麦收敛止汗。

【其他疗法】

1. 中成药

（1）玉屏风口服液：每次1支，1日2次。用于肺卫不固证。

（2）生脉饮口服液：每次1支，1日2次。用于气阴亏虚证。

2. 经验方

（1）黄芪、生地、牡蛎各30g。共研细末，每次3~6g，1日2次，温水送服。用于盗汗。

（2）糯稻根30g，浮小麦、瘪桃干各10g，水煎服。用于自汗。

（3）浮小麦30g，麻黄根6g。水煎代茶饮。用于自汗。

3. 外治疗法

（1）五倍子粉适量，温水或醋调成糊状，每晚临睡前敷脐中，用橡皮膏固定。用于盗汗。

（2）煅龙骨、煅牡蛎粉适量，每晚睡前外扑体表。用于自汗、盗汗，汗出不止者。

【调护与预防】

1. 调护

（1）保持皮肤清洁、干燥，拭汗用柔软干毛巾或纱布，勿用湿冷毛巾，以免受凉。

（2）汗出过多者应补充水分，饮食宜富营养、易消化。忌辛辣、煎炸、炙烤、肥腻之品。

（3）临睡前用滑石粉、龙骨粉、牡蛎粉等扑身。

2. 预防

（1）进行适当的户外活动和体育锻炼　增强小儿体质。

（2）注意病后调理，避免直接吹风。

（3）加强预防接种工作，积极治疗各种急、慢性疾病。

第四节　病毒性心肌炎

病毒性心肌炎是病毒侵犯心脏引起的，以局限性或弥漫性心肌炎性病变为主的疾病，以神疲乏力，面色苍白，心悸气短，肢冷多汗为临床特征。常继发于感冒、麻疹、痄腮、泄泻之后。发病年龄多见于3~10岁的小儿，其临床表现轻重不一。多数患者预后良好，少数可发生心源性休克或急性心力衰竭，甚至猝死。部分患儿因治疗不及时或病后调养失宜，可迁延不愈，形成顽固性心律失常。

病毒性心肌炎在古代医籍中无专门记载，但有不少与本病相关症状的描述。《小儿要证直诀·脉证治法》曰："心主惊……虚则卧而悸动不安。"《婴童百问·慢惊》云："小儿体性多热，若感风邪，则风热搏于脏腑，……若惊甚不已，则悸动不宁，是为惊悸之病。"根据本病的主要临床证候，属中医学风温、心悸、胸痹等范畴。

【病因病机】

本病发病的外因是感受温热邪毒，内因为小儿正气亏虚，尤其以心肺气阴两虚为主。情志变化、过度疲劳等为发病诱因。

小儿脏腑娇嫩，卫外功能不固，易受风热、湿热之邪侵袭。外感风热之邪，首先犯于肺卫；湿热之邪，首先蕴郁于脾胃。继则邪毒由表入里，内舍于心，导致心脉痹阻，心血运行不畅而出现心悸气短，胸闷乏力等症。热毒炽盛，耗伤气阴，可致心之气阴亏虚。心气不足，血行无力，气滞血瘀则见心悸、胸痛。若素体肺脾气虚，或病久损伤肺脾，湿聚痰生，痰瘀互结，阻滞脉络，则胸闷、胸痛。病久阴损及阳，或患儿素体阳气虚弱，病初即可出现心肾阳虚甚至心阳欲脱之危证。本病后期常因医治不当，或汗下太过，气阴亏虚，心脉失养，出现以心悸为主的虚证，或兼有瘀阻脉络的虚实夹杂证。

总之，本病以外感风热、湿热邪毒为发病主因，瘀血、痰浊为主要的病理产物。病初以邪实正虚、虚实夹杂为主，后期则气阴不足，血脉瘀滞。

【诊断要点】（中国儿童病毒性心肌炎诊断标准，1999 年修订）

（一）临床诊断依据

1. 心功能不全、心源性休克或心脑综合征。

2. 心脏扩大（X 线、超声心动图检查具有表现之一）。

3. 心电图改变：以 R 波为主的 2 个或 2 个以上主要导联（Ⅰ，Ⅱ，aVF，V_5）的 ST-T 改变持续 4 天以上伴动态变化，及其他严重心律失常。

4. 心肌同工酶（CK-MB）升高或心肌肌钙蛋白阳性。

（二）病原学诊断依据

1. 确诊指标 自心内膜、心肌、心包（活检，病理）或心包穿刺液检查发现以下之一者可确诊。

（1）分离到病毒。

（2）用病毒核酸探针查到病毒核酸。

（3）特异性病毒抗体阳性。

2. 参考依据

（1）粪便、咽拭子或血液中分离到病毒，且恢复期血清同型抗体滴度较第一份血清升高或降低 4 倍以上。

（2）病程早期血中特异性 IgM 抗体阳性。

（3）用病毒核酸探针自患儿血中查到病毒核酸。

3. 确诊依据

（1）具备临床诊断依据 2 项，可临床诊断。发病同时或发病前 1~3 周有病毒感染的证据者支持诊断。

（2）同时具备病原学确诊依据之一，可确诊为病毒性心肌炎。具备病原学参考依据之一，可临床诊断为病毒性心肌炎。

（3）凡不具备确诊依据，疑似病毒性心肌炎者，应给予必要的治疗或随诊，根据病情变化，确诊或除外心肌炎。

（4）应除外风湿性心肌炎、中毒性心肌炎、先天性心脏病、结缔组织病以及代谢性疾病的心肌损害、甲状腺功能亢进症、原发性心肌病、原发性心内膜弹力纤维增生症、先天性房室传导阻滞、心脏自主神经功能异常、β 受体功能亢进及药物引起的心电图改变。

【辨证论治】

（一）辨证要点

1. 辨虚实 凡病程短暂，胸闷胸痛，鼻塞咽痛，咳嗽有痰，或伴恶心呕吐、腹痛腹泻，舌红，苔黄者，属实证；病程长达数月，心悸气短，神疲乏力，面白多汗，舌淡或偏红，舌光少苔者，属虚证。

2. 分轻重　凡神志清楚，神态自如，面色红润，脉实有力者，病情轻；若烦躁不安，面色苍白，气急喘促，口唇青紫，四肢厥冷，脉微欲绝或频繁结代者，病情危重。

（二）治疗原则

治疗原则为清热解毒，扶正祛邪，活血化瘀，温振心阳，养心固本。病初风热犯心者，治以清热解毒；湿热侵心者，治以清化湿热；气阴亏虚者，治以益气养阴；心阳虚弱者，治以温振心阳；痰瘀阻络者，治以豁痰化瘀。

（三）分证论治

1. 风热犯心

证候：恶寒发热，或不发热，心悸气短，胸闷胸痛，鼻塞流涕，咽红肿痛，咳嗽有痰，肌痛肢楚，舌红苔薄黄，脉数或结代。

辨证分析：本证由外感风热邪毒，袭肺损心所致。以心悸气短、胸闷胸痛兼风热表证为辨证要点。风热邪毒客于肺卫，邪正相争，则恶寒发热；外邪束表，肺失宣畅，故鼻塞流涕，咽红肿痛，咳嗽有痰；热毒侵及心脉，心失所养，则短气心悸；气机不畅，故胸闷胸痛。

治法：清热解毒，宁心复脉。

方药：银翘散加减。

常用金银花、薄荷、淡豆豉清热透表；板蓝根、虎杖清热解毒；连翘、玄参清热宁心；太子参、麦冬养心复脉。

邪毒炽盛加黄芩、山栀清热泻火；胸闷加木香、枳壳理气宽胸；胸痛加丹参、红花活血化瘀；心悸、脉结代加五味子、柏子仁养心安神。

2. 湿热侵心

证候：寒热起伏，心慌胸闷，全身肌肉酸痛，恶心呕吐，腹痛腹泻，肢体乏力，舌红，苔黄腻，脉濡数或结代。

辨证分析：本证由湿热邪毒蕴于脾胃，上犯于心所致，以心慌胸闷兼肠胃湿热症状为特点。湿热邪毒束表，则寒热起伏，全身肌肉酸痛；湿热郁于中焦，故腹痛腹泻，恶心呕吐；湿热内侵心脉，则心慌胸闷，脉结代。

治法：清热化湿，宁心复脉。

方药：葛根黄芩黄连汤加减。

常用葛根清热解表，黄连、黄芩、苦参清热解毒化湿，陈皮、石菖蒲、郁金行气化湿。

心慌、脉结代加丹参、柏子仁、龙骨宁心安神；胸闷气憋加瓜蒌、薤白、甘松理气宽胸；恶心呕吐加半夏、生姜化湿和胃止呕；腹痛腹泻加木香、车前子理气化湿止泻。

3. 气阴亏虚

证候：心悸不宁，活动后尤甚，胸闷气短，少气懒言，神疲倦怠，头晕目眩，烦热口渴，夜寐不安，舌光少苔，脉细数或促或结代。

辨证分析：本证为热毒犯心，耗气伤阴，气阴亏虚所致。以心悸不宁，神疲少气，舌光少苔,脉结代为辨证要点。气虚则心悸气短,少气懒言,神疲倦怠;动则耗气,故活动后尤甚;阴虚生热,虚火上炎则烦热口渴,夜寐不安。

治法:益气养阴,宁心复脉。

方药:炙甘草汤合生脉散加减。

常用炙甘草、党参益气养心;桂枝温阳通脉;生地、阿胶、麻仁滋阴养血,以充血脉;麦冬、五味子养阴敛阴;酸枣仁养心安神;丹参活血化瘀。

心悸不安加酸枣仁、夜交藤宁心安神;便秘常可诱发或加重心律不齐,故大便偏干时,应重用麻仁,加瓜蒌仁、柏子仁、桑椹等养血润肠。

4. 心阳虚弱

证候:心悸怔忡,神疲乏力,面色苍白,头晕多汗,四肢不温,甚则肢体浮肿,呼吸急促,舌质淡胖或淡紫,脉缓无力或结代。

辨证分析:本证以心悸怔忡,四肢不温,脉缓无力或结代为辨证要点。心阳虚弱,鼓动无力,血液不能正常运行,则心悸怔忡,脉缓无力或结代;阳虚不能温运则四肢不温,面色苍白;阳虚水泛则肢体浮肿。

治法:温振心阳,宁心复脉。

方药:桂枝甘草龙骨牡蛎汤加减。

常用桂枝、甘草温振心阳;龙骨、牡蛎重镇安神,敛汗固脱。

形寒肢冷者,加附子、干姜温阳散寒;神疲乏力明显者,加人参、黄芪以补元气;悸动喘息加葶苈子、苏子、白芥子以泻肺气。若出现四肢厥冷、大汗淋漓、脉微欲绝等心阳暴脱之证,应急投参附龙牡救逆汤以回阳救逆。

5. 痰瘀阻络

证候:心悸不宁,胸闷胸痛,咳嗽有痰,面色晦暗,唇甲青紫,舌体胖,舌质紫暗,或有瘀点,苔白腻,脉滑或结代。

辨证分析:本证因病程迁延,损伤肺脾,痰湿内停,瘀血阻滞所致。以胸闷胸痛,舌质紫暗,苔白腻,脉滑或结代为证候特点。痰瘀阻滞心络,则心悸不宁,胸闷胸痛。

治法:化痰宁心,活血化瘀。

方药:瓜蒌薤白半夏汤合失笑散加减。

常用瓜蒌、薤白、半夏、竹茹豁痰宽胸;蒲黄、五灵脂活血化瘀止痛。

心前区痛甚加丹参、降香理气散瘀止痛;咳嗽痰多者加款冬花、白前化痰止咳;痰热者,加黄芩、竹茹清热化痰。

【其他疗法】

1. 中成药

(1)生脉饮口服液:每次5~10ml,1日2次。用于气阴亏虚证。

(2)参脉注射液:每次10~20ml,加入10%葡萄糖注射液100~250ml中,静脉滴注。1日1次,2周为1疗程。用于气阴两虚证。

(3)丹参注射液:每次2~4ml(3岁以下2ml,3岁以上4ml),加入10%葡萄糖注射液100~250ml中,静脉滴注。1日1次,2周为1疗程,用于痰瘀阻络证。

(4)参附注射液:每次2ml,肌肉注射,1日2次。或每次8~16ml,加入50%葡萄糖注射液30~40ml中,静脉注射。1~2次后,用30~60ml加入10%葡萄糖注射液100~

250ml 中，静脉滴注。1 日 1 ~ 2 次。用于心阳虚衰，阳气欲脱者。

2. 针灸疗法

（1）体针：主穴取心俞、间使、神门，配穴取大陵、膏肓、丰隆、内关。用补法，得气后留针 30 分钟，隔日 1 次。

（2）耳针：取心、交感、神门、皮质下，隔日 1 次。或用王不留行籽压穴，每日按压 2 ~ 3 次。用于心律失常。

3. 西医疗法

（1）休息：重症患儿应卧床休息。心脏扩大或并发心力衰竭者，应至少卧床 3 ~ 6 个月。

（2）改善心肌营养：常用 1，6 二磷酸果糖，100 ~ 250mg/kg，1 日 1 次，静脉滴注。疗程 7 ~ 14 天。同时可选用大剂量维生素 C、泛醌（CoQ10）、维生素 E 和复合维生素 B。

（3）糖皮质激素：危重患儿可用地塞米松或氢化可的松静脉滴注。

（4）出现心力衰竭，可用强心剂如地高辛或毛花苷 C，剂量为常规量的 1/2 ~ 2/3，以免洋地黄中毒。

（5）严重心律失常，选用普罗帕酮、美西律等抗心律失常药。

【调护与预防】

1. 调护

（1）急性期应卧床休息，一般需 3 ~ 6 周，重者宜卧床 6 个月至 1 年。慢性期应避免剧烈运动。

（2）饮食宜清淡和富有营养，忌食肥腻、辛辣之品。

（3）密切观察患儿病情变化，一旦发现患儿心率明显增快或减慢、严重心律失常、呼吸急促、面色青紫，应及时采取各种抢救措施。

2. 预防

（1）平素增强体质，积极预防呼吸道或肠道病毒感染。

（2）积极治疗各种急、慢性疾病，注意病后调理。

第五节 注意力缺陷多动症

注意力缺陷多动症又称儿童多动症，是指智力正常或基本正常的小儿，表现出与年龄不相称的注意力不集中，不分场合的过度活动，情绪冲动并可有认知障碍和学习困难的一组症候群。本病男孩多于女孩，学龄期儿童多见。发病与遗传、环境、产伤等有一定关系。本病预后较好，绝大多数患儿到青春期逐渐好转而痊愈。

本病在古代医籍中无专门记载，根据患儿神志涣散、多语多动、冲动不安的特征，可归入"脏躁"、"躁动"证中；而注意力不集中，学习困难，又与"健忘"、"失聪"证有关。

【病因病机】

本病的病因主要有先天禀赋不足，产时或产后损伤，或后天护养不当，病后失养，情志失调等。病机关键是脏腑功能不足，阴阳平衡失调。病位涉及心肝脾肾诸脏。

1. 禀赋不足 父母体质素弱，肾气不足，或妊娠期间孕妇调养失宜等，导致胎儿先天不足，肝肾亏虚，精血不充，脑髓失养，元神失藏。

2. 外伤瘀滞 外伤或产伤，可致气血瘀滞，经脉流行不畅，心肝失养而神魂不宁。

3. 护养不当 过食辛热炙煿，损伤脾胃，酿生痰热，痰火内盛，心神受扰，则多语多动，烦躁不宁；病后失养，脏腑损伤，气血亏虚，可致心神失养，而出现心神不宁、注意力涣散和多动。

4. 情志失调 小儿为稚阴稚阳之体，心神怯弱，脾常不足，情绪未稳。若教育不当，溺爱过度，放任不羁，所欲不遂，则心神不定、脾意不藏，而致冲动任性，躁动不安，失忆善忘。

阴主静、阳主动，人体阴阳平衡，方能动静协调。小儿脏腑娇嫩，形气未充，阴常不足，阳常有余，稍有感触，即可发生阴阳失调而致阴失内守，阳躁于外，出现精神、行为的异常改变。

【诊断要点】

1. 病史 常于7岁前起病，病程持续半年以上。

2. 症状 注意力涣散，上课时思想不集中，坐立不安，喜欢作小动作，活动过度。情绪不稳，冲动任性，动作笨拙。学习成绩差，但智力正常。

3. 体征 翻手试验、指鼻试验、指—指试验阳性。

【鉴别诊断】

1. 精神发育迟滞 可有动作过多现象，但突出症状是智力低下，语言、运动方面也发育迟滞。

2. 抽动秽语综合征 除具有多动症的临床表现外，还具有频繁眨眼、甩头、耸肩等运动性抽动与发生性抽动。

【辨证论治】

（一）辨证要点

1. 辨脏腑 在脾者，神倦乏力，兴趣多变，做事有头无尾，记忆力差；在心者，注意力不集中，情绪不稳定，多梦烦躁；在肝者，易于冲动，好动难静，容易发怒，常不能自控；在肾者，脑失精明，学习成绩差，记忆力欠佳，或有遗尿、腰酸乏力等。

2. 辨阴阳 如注意力不集中，神思涣散，自我控制力差，情绪不稳者，属阴证；如动作过多，冲动任性，急躁易怒者，属阳证。

（二）治疗原则

治疗以调和阴阳为根本治则。肝肾阴虚者，治以滋肾平肝；心脾两虚者，治以补益心脾；痰火内扰者，治以清热涤痰。在药物治疗的同时，还应注意心理方面的疏导，医生、家长、老师密切配合，耐心教育。

（三）分证论治

1. 肝肾阴虚

证候：多语多动，急躁易怒，冲动任性，难以自控，神思涣散，注意力不集中，或记忆力欠佳、学习成绩差，或遗尿、腰酸乏力，五心烦热，口干唇红，大便干结，舌红，苔少，脉弦细。

辨证分析：本证以急躁易怒，冲动任性，舌红，脉弦细为特征。肝肾阴虚，水不涵木，肝阳上亢，则急躁易怒，冲动任性；肾阴虚则腰酸乏力，五心烦热；肾精亏虚，髓海不充，脑失所养，则记忆力欠佳、学习困难。

治法：滋养肝肾，平肝潜阳。

方药：杞菊地黄丸加减。

常用熟地、山茱萸、山药、枸杞子滋肾养肝；菊花、丹皮、泽泻清泻肝肾之火；山药、茯苓健脾养心。配伍龙齿、远志、龟板宁神定志。

夜寐不安者，加酸枣仁、五味子养心安神；暴躁多动，哭闹毁物者，加龙胆草、山栀、青黛清肝泻火；不寐健忘者，加酸枣仁、柏子仁、益智仁安神益智。

2. 心脾两虚

证候：神思涣散，神疲乏力，多动而不暴躁，注意力不集中，言语冒失，做事有头无尾，面色萎黄，多梦少寐，食欲不振，大便溏泻，舌淡苔白，脉虚弱。

辨证分析：本证以神思涣散，注意力不集中，多动而不暴躁，神疲乏力，舌淡苔白，脉虚弱为特征。心主神明，脾主思，心脾两虚，气血不足，心脑失养，故神思涣散，注意力不集中；气血两虚，肌肤失养，则神疲乏力，面色萎黄。

治法：健脾益气，养心安神。

方药：归脾汤合甘麦大枣汤加减。

常用炙甘草、党参、白术、黄芪益气健脾，龙眼肉、当归、大枣、浮小麦补益心血；茯神、远志、酸枣仁养心安神。

记忆力差，动作笨拙，舌苔厚腻者，加半夏、陈皮、石菖蒲化痰开窍；思想不集中者，加益智仁、龙骨养心宁神；夜寐不安者，加五味子、夜交藤养血安神。

3. 痰火内扰

证候：多动多语，冲动任性，兴趣多变，注意力不集中，胸闷脘痞，喉间痰多，夜寐不安，烦躁不宁，目赤口苦，小便黄赤，大便秘结，舌质红，苔黄腻，脉滑数。

辨证分析：本证以多动多语，烦躁不宁，便秘尿赤，舌红，苔黄腻，脉滑数为特征。痰火内扰，心失所主，故多语多动，冲动任性，兴趣多变；肝火偏旺，故夜寐不安，目赤口苦；痰热内蕴，则胸闷脘痞，喉间痰多。

治法：清热泻火，化痰宁心。

方药：黄连温胆汤加减。

常用黄连清热泻火；半夏、陈皮、枳实、茯苓化痰行气；胆南星、天竺黄、竹茹清化痰热；石菖蒲化痰开窍。

烦躁易怒者，加钩藤、龙胆草平肝泻火；大便秘结者，加礞石、玄明粉、生大黄泻火通便。

【其他疗法】

1. 中成药

(1) 静灵口服液：每次 10ml，1 日 2 次。用于肝肾阴虚证。

(2) 杞菊地黄丸：每次 3~5g，1 日 2~3 次。用于肝肾阴虚证。

(3) 柏子养心丸：每次 3~5g，1 日 2~3 次。用于心脾两虚证。

(4) 人参归脾丸：每次 3~5g，1 日 2~3 次。用于心脾两虚证。

2. 推拿疗法

补脾经，揉内关、神门，按揉百会，摩腹，按揉足三里，揉心俞、肾俞、命门，捏脊，擦督脉、膀胱经第一侧线。

3. 针灸疗法

（1）体针：主穴取内关、太冲、大椎、曲池，配穴取百会、四神聪、隐白、神庭、心俞。捻转进针，用泻法，不留针。1日1次。

（2）耳针：取皮质下、心、神门、心、肝、肾，每次选2~3穴。耳穴埋针，每周2次。每日可按压2~3次，每次5分钟。

【调护与预防】

1. 调护

（1）加强精神调护，耐心教导，调其情志，稍有进步，给予表扬和鼓励。

（2）饮食宜清淡而富有营养，避免食用刺激性、兴奋性的饮料。

（3）合理安排作息，培养有规律的生活方式。

2. 预防

（1）加强围产期保健，孕妇应保持心情愉快，营养均衡。避免早产、难产及新生儿窒息。

（2）养成良好的生活及学习习惯，及时减轻学习负担与精神压力。

第六节 痫 证

痫证，俗称"羊痫风"，是一种发作性神志异常的疾病。临床以突然仆倒，昏不知人，口吐涎沫，两目上视，四肢抽搐，喉中发出异声，移时苏醒，醒后一如常人为特征。任何年龄均可发生，但以4~10岁内的年长儿较为多见。患儿平时可无异常，但易反复发作。呈持续状态者预后不良，部分患儿可有智能落后。

早在《五十二病方》中已有"婴儿病痫"的记载。《诸病源候论·小儿杂病诸候》有惊痫、风痫、食痫的论述。钱乙《小儿药证直诀》以五脏配五畜，称为"五痫"。

本病西医学称癫痫，多数为原发性癫痫，原因尚不完全明了；也有继发于外伤、感染、中毒、肿瘤、先天畸形者，称继发性癫痫。

【病因病机】

本病的发病因素很多，大致有如下几个方面：

1. 先天因素 常因孕期失养，或胎元不固，或元阴不足，或胎中受惊，影响胎元，致气血逆乱，则引发为痫证。

2. 顽痰阻窍 痰之所生常因小儿脾常不足，内伤积滞，运化失健，水谷不能化生气血，反凝聚为痰。痰浊上犯清窍，阴阳不得顺接而发为痫。

3. 血滞心窍 产时手术所伤或跌仆颅脑损伤，或虫积、脑瘤，寄居脑窍，瘀阻脑络，血滞心窍，以致神明失守，昏乱不省人事，筋脉失养，抽搐顿作而发为痫。

4. 惊后成痫 小儿肌肤薄弱，腠理不密，极易感受时邪，感邪之后易致高热惊厥，惊风反复发作，导致风邪与痰浊内伏，阻塞心窍，横窜经络，继发为痫证。

总之，痫证病在脑窍，涉及心、肝、脾、肾四脏。心、肝、脾、肾受损是痫证发病的病理基础，风、痰是发病的直接因素。因痰有聚散，风有动静，故时发时止。发作期风痰上涌，邪阻心窍，内扰神明，外闭经络；休止期脏腑气阴亏虚，痰浊内生。久发不愈，脏腑愈虚，痰结愈深，反复发作，乃成痼疾。

【诊断要点】

1. 病史 有反复发作史或有家族史、产伤缺氧史、颅脑外伤史等。

2. 临床表现 发作时常突然仆倒，昏不知人，口吐涎沫，两目上视，四肢抽搐，移时苏醒，醒后一如常人。

应注意痫证发作形式多样，除上述典型类型外还有很多其它形式。失神发作时，以意识障碍为主，活动停止，两眼凝视，持续数秒钟恢复，一般不超过 30 秒，发作后可继续原来的活动，对发作情况不能回忆；精神症状性发作时，可表现为幻觉、错觉、认知障碍、情感障碍等；呈局限性发作时，常见身体局部阵发性痉挛。

3. 实验室检查 脑电图检查出现典型的癫痫波形。头颅 X 线平片和 CT 扫描可发现某些原发疾病，如脑肿瘤、脑寄生虫病、脑发育畸形等。

【鉴别诊断】

痫证需与急惊风鉴别。（见惊风篇）

【辨证论治】

（一）辨证要点

1. 辨轻重 若发作持续时间短，间歇时间长，抽搐轻微，或突然动作停止，或短暂两目上视、眨眼、点头、咀嚼动作，为轻证；若发作频繁，意识丧失，抽搐时间较长，抽搐剧烈，为重证。

2. 辨病因 病因有风、痰、瘀、惊之分。风痫多由外感发热诱发，以抽搐为主要表现；痰痫发作以神识异常为主，常喉中痰涌，失神，摔倒等；瘀血痫多有明显的颅脑外伤史，头痛位置或抽搐部位较为固定；惊痫发病前常有惊吓史，发作时多伴惊叫、恐惧等精神症状。

（二）治疗原则

本病的治疗，宜分标本虚实。发作时以实证为主，宜先治其标，治疗原则为涤痰息风，镇惊开窍。惊痫宜镇惊安神；风痫宜息风止痉；痰痫宜豁痰开窍；瘀血痫宜化瘀通窍。发作控制后，以治本为主，或健脾化痰，或补益肝肾。要坚持长期、规律服药，以图根治。痫证持续状态应中西医配合抢救。

（三）分证论治

1. 风痫

证候：发作时昏仆倒地，神志丧失，四肢抽动明显，颈项强直，两目上视或斜视，牙关紧闭，口吐涎沫，面色红赤，脉弦滑，苔白腻。

辨证分析：本证多由急惊风反复发作发展而来。肝风内动，走窜筋脉，则四肢抽动，颈项强直，两目上视或斜视，牙关紧闭；肝亢风动，夹痰上犯，蒙蔽神窍，则突然昏仆；肝火炽盛，故面色红赤。

治法：息风定痫。

方药：定痫丸加减。

常用羚羊角、天麻、全蝎、钩藤、蝉蜕息风止痉；川贝、胆南星、半夏、竹沥祛痰降逆；石菖蒲、远志化痰开窍；琥珀、辰砂、茯神镇惊安神。

抽搐不止加蜈蚣、僵蚕息风定痉；烦躁不安加黄连、竹叶清心安神；头痛明显加龙胆草、菊花清肝泻火。

2. 痰痫

证候：发作时突然跌仆，神志恍惚，痰涎壅盛，喉间痰鸣，口吐痰沫，抽搐不甚，瞪目直视，呆木无知，舌苔白腻，脉弦滑。

辨证分析：本证由痰浊留滞，蒙蔽心窍而致，以口吐痰沫，痰涎壅盛为证候要点。痰涎上涌，蒙蔽清窍，则突然跌仆，痰涎壅盛，喉间痰鸣，口吐痰沫；痰蒙心窍，神明无主，则神志恍惚，呆木无知。

治法：豁痰开窍。

方药：涤痰汤加减。

常用橘红、半夏、胆南星燥湿祛痰；石菖蒲、远志涤痰开窍；枳实豁痰宽胸；竹茹清化痰热。

抽搐频繁者，加天麻、钩藤、全蝎息风止痉；眨眼、点头发作频繁者加天竺黄、莲子心清心逐痰；腹痛加白芍、甘草、玄胡索、川楝子行气止痛。

3. 惊痫

证候：起病前多有惊吓史，发作前心中惊恐，发作时吐舌、惊叫、急啼，神志恍惚，惊惕不安，四肢抽搐，夜卧不宁，苔薄白，脉弦滑，指纹色青。

辨证分析：本证多有惊吓史，或较强的精神刺激史。以惊叫急啼，精神恐惧为特点。神气怯弱，暴受惊恐，致神气惯乱，心神失守，因而出现惊叫急啼，神志恍惚，惊惕不安。

治法：镇惊安神。

方药：镇惊丸加减。

常用茯神、辰砂、枣仁、远志、珍珠宁心安神；石菖蒲、半夏、胆南星、天竺黄豁痰开窍；钩藤、天麻息风镇惊；水牛角、牛黄、麦冬、黄连清火解毒；甘草调和诸药。

抽搐频繁者，加全蝎、蜈蚣、僵蚕息风止痉；心神不安者，加磁石、琥珀镇惊安神；头痛明显者，加菊花、石决明平肝潜阳。

4. 瘀血痫

证候：多有外伤及产伤史，发作时头晕眩仆，昏不知人，四肢抽搐，抽搐部位较固定，头部刺痛，痛处固定，面唇青紫，大便干结，舌质紫暗或有瘀斑，脉细涩。

辨证分析：本证常有明显的产伤或脑外伤史，发作的部位、症状每次大致相同，有瘀血留滞症状。外伤产伤，络脉受损，瘀阻脑内，故头部刺痛，痛处固定；血滞心窍，则头晕眩仆，昏不知人；血瘀气结，肝脉不舒，则四肢抽搐。

治法：化瘀通窍。

方药：通窍活血汤加减。

常用桃仁、红花、川芎、赤芍活血化瘀；麝香、老葱通关宣窍；全蝎、地龙息风通络止痉；生姜、红枣调和营卫。

头痛剧烈、肌肤枯燥色紫者，加参三七、阿胶、丹参、五灵脂养血活血；抽动乏力，发作后肢体软弱无力，加党参、黄芪健脾益气；流涎苔腻，加半夏、陈皮燥湿化痰。

痫证缓解期，宜治其本。辨证属脾虚痰盛者，用六君子汤加减；心虚胆怯者，用养心汤加减；肝肾阴虚者，用大补元煎加减。

【其他疗法】

1. 中成药

（1）朱砂安神丸：每次 1.5~3g，1 日 2 次。用于惊痫证。

（2）医痫丸：每次 1~2 丸，1 日 2 次。用于惊痫证。

（3）白金丸：每次 3~6g，1 日 2 次。用于痰痫证。

（4）镇痫片：每次 3~4 片，1 日 3 次。用于痰痫证。

2. 针灸疗法

（1）体针：发作期，取人中、合谷、十宣、内关、涌泉，用泻法；缓解期，取大椎、神门、心俞、合谷、丰隆，平补平泻法。并灸百会、足三里、手三里，均隔日 1 次。

（2）耳针：取脑点、神门、心、脑干、皮质下、肝、肾，每次 2~4 穴，强刺激，留针 20~30 分钟，或埋针 3~7 日。

3. 推拿疗法

分阴阳，推三关，退六腑，推补脾土，推肺经天门入虎口，运八卦，赤凤摇头，揉中渚，掐总筋，掐揉行间，掐揉昆仑。

4. 西医处理

（1）一般处理　保持呼吸道通畅，氧气吸入，防止窒息和吸入性肺炎，避免外伤和咬伤舌体。

（2）癫痫持续状态

①首选地西泮（安定）：每次 0.25~0.5mg/kg，婴儿可按每次 0.3mg/kg 计算，静脉注射（速度每分钟约 1mg，新生儿每分钟 0.1~0.2mg）。必要时 20 分钟后可再用，24 小时内可用 2~4 次。②苯妥英钠：先给予负荷量 15~20mg/kg，分 2 次静脉注射，24 小时后给予维持量每日 5mg/kg。③苯巴比妥：负荷量 20mg/kg，分次静注或肌注，24 小时后改为维持量每天 3~5mg/kg。

【调护与预防】

1. 调护

（1）抽搐时切勿强力制止，将头部偏向一侧，解开衣领；用裹纱布的压舌板放在上、下齿间，以免咬伤唇舌。

（2）保持呼吸道通畅，注意吸痰，必要时应予吸氧。

（3）抽搐发作后，应避免噪音，不要急于呼叫，保证患儿休息。

2. 预防

（1）加强孕期保健，避免产伤、外伤。

（2）婴儿期注意防治低钙惊厥、高热惊厥及各种中枢神经系统疾病，避免造成脑损伤。

（3）及早诊治遗传性疾病，孕期发现则中止妊娠。

（4）避免、减少诱发因素，如高热、劳累、惊吓、声、光等刺激。

第五章
肾系病证

第一节 水 肿

水肿是指体内水液潴留，泛滥于肌肤，引起面目、四肢甚至全身浮肿，小便短少的一种病证。本病为小儿时期的常见病证之一，多见于 2～7 岁的小儿。根据其临床表现分为阳水和阴水。阳水发病较急，若治疗及时，调护得当，易于康复，一般预后良好；阴水起病缓慢，病程较长，容易反复发作，迁延难愈。小儿水肿的发病，阳水多于成人，总的疗效、预后亦好于成人。

《内经》就有"肺水"、"脾水"、"肾水"、"风水"、"皮水"等记载。朱丹溪将水肿分为"阳水"和"阴水"两类。《医宗金鉴·幼科杂病心法要诀》曰："小儿水肿、皆因水停于脾肺二经。"《幼幼集成·肿满证治》云："凡肿自上而起者，皆因于风，其治在肺，宜发散之……肿自下而起者，因于肾虚水泛，……宜渗利之。"指出了小儿水肿的病因、临床表现及治法。

阳水多见于西医学急性肾小球肾炎，阴水多见于西医学肾病综合征。

【病因病机】

本病的发生，外因为感受风邪、水湿或疮毒入侵，内因主要是肺、脾、肾三脏功能失调。由于小儿感受风热、风寒，或患乳蛾、丹痧、疮疡病后，加之禀赋不足或素体差异，内、外因相合导致水液代谢异常，水湿潴留发为水肿。

1. 感受风邪 风为百病之长，又为水之上源，风邪外袭，肺失宣降，通调水道失职，不能下输膀胱，水湿潴留，泛溢肌肤，发为水肿，是为"风水"。

2. 湿热内侵 皮肤疮疖由风毒则内归于肺，由湿毒则内归于脾。风湿热毒外袭肌表，内归肺脾，肺失通调，脾失运化，水湿内停，泛溢肌肤，引起水肿。

3. 肺脾气虚 小儿肺常不足、脾常不足，若素体虚弱，肺虚则通调失职，气不化水，脾虚则运化无权，土不制水，以致水不归经而横溢肌肤，产生水肿。

4. 脾肾阳虚 肾为水脏，与膀胱互为表里，为水之下源，主温煦和蒸化水液。若小儿禀赋不足，脾肾亏虚，或水湿内侵，影响脾阳运化，脾虚及肾，命门火衰，无以温化水湿从膀胱而去，开合不利而聚为水肿。

在本病的发展过程中，若水气内盛，上凌心肺，可致心悸、气急暴喘；若邪毒内陷心肝，则出现昏迷、抽搐；甚则水毒闭阻，不得通泄，上则头痛呕恶、口中气秽，下则尿少尿闭，形成各种危重变证。

综上所述，水肿的病变部位主要在肺、脾、肾三脏，变证可涉及心肝。小儿腠理疏松，肌肤嫩薄，易感风邪或湿热疮毒，导致肺脾肾三脏功能失调，三焦决渎无权，膀胱气化不利，而发为水肿。其病机可概括为"其标在肺，其制在脾，其本在肾"。

【诊断要点】

（一）阳水

1. 病史 病前 1～4 周常有乳蛾、脓疱疮、丹痧等病史。

2. 临床表现 浮肿多由眼睑开始，逐渐遍及全身，皮肤光亮，按之凹陷即起，尿量减少，或有血尿。可伴头痛、呕吐、尿闭。部分患儿出现肉眼血尿，常伴血压增高。

3. 辅助检查 尿常规镜检有大量红细胞，可见颗粒管型和红细胞管型，尿蛋白增多。

（二）阴水

1. 病史 水肿常反复发作，缠绵难愈。

2. 临床表现 全身浮肿明显，腰以下肿甚，按之凹陷难起，皮肤苍白，甚则出现腹水、胸水，脉沉无力。

3. 辅助检查 尿常规蛋白显著增多。尿蛋白定性 ＋＋＋～＋＋＋＋，24 小时尿蛋白定量 > 50mg/kg。血浆胆固醇增高，儿童 > 5.72mmol/L，婴儿 > 5.2mmol/L，血浆白蛋白降低，儿童 < 30g/L，婴儿 < 25g/L。血尿素氮和肌酐可升高。

【辨证论治】

（一）辨证要点

1. 辨阳水、阴水 由外感风热、疮毒所致，起病急，病程短，水肿从眼睑部开始，渐及全身，皮肤光亮，按之即起者多为阳水，属实证；素体虚弱，或由阳水转来，起病缓，病程长，水肿以腰以下为重，皮肤色暗，按之凹陷难起者多为阴水，属虚证或虚中夹实证。

2. 辨常证、变证 凡仅见水肿、尿少，精神食欲尚可者，为常证。如水肿见尿少、咳喘、心悸、胸满等，为水凌心肺之变证；神昏谵语、抽搐惊厥，呼吸急促者，为邪陷心肝之变证；尿闭，恶心呕吐，口有秽气，便溏者，为水毒内闭之变证。

（二）治疗原则

水肿治疗，以通利水道为基本法则。阳水以祛邪为主，治以发汗利尿，清热解毒；阴水当以扶正为主，治以健脾益气，温阳利水。出现重危变证，当审因立法，积极采用中西医结合疗法抢救。

（三）分证论治

1. 常证

（1）风水相搏

证候：水肿先从眼睑开始，继而四肢，甚则全身浮肿，颜面为甚，来势迅速，皮肤光亮，按之凹陷即起，尿少或色赤，伴发热恶风，咳嗽，咽红咽痛，苔薄白或薄黄，脉浮。

辨证分析：本证以起病急，水肿发展迅速，全身浮肿，颜面为甚，伴风寒或风热表证为辨证要点。风性趋上，善行而数变，故浮肿先见于头面，继而四肢，来势迅速，按之凹陷即起；肺失通调，水聚肌肤则小便短少；风夹湿热蕴结下焦，灼伤血络，故尿血。

治法：疏风利水。

方药：麻黄连翘赤小豆汤加减。

常用麻黄发散风寒，宣肺利水；连翘清热解毒；赤小豆利水消肿；杏仁、桑白皮、车前子宣肺降气、利水消肿。

表寒者加防风、荆芥祛风散寒解表；尿血加白茅根、小蓟凉血止血；咽痛、咳嗽，加土牛膝根、牛蒡子清热解毒，宣肺利咽止咳。若头痛目眩，去麻黄，加钩藤、菊花、决明子平肝潜阳。

（2）湿热内侵

证候：头面肢体浮肿或轻或重，小便短少或见尿血，皮肤疮毒，烦热口渴，大便干结，舌质红，苔黄腻，脉滑数。

辨证分析：本证以小便短赤，皮肤疮毒，舌红，苔黄腻为辨证要点。湿热或疮毒内侵，留注三焦，水道通调失职，水湿泛溢肌肤而成水肿。湿热下注，故小便短少；热伤血络则尿血。

治法：清热解毒，淡渗利湿。

方药：五味消毒饮合五皮饮加减。

常用金银花、野菊花、蒲公英、紫花地丁、天葵子清热解毒；桑白皮、生姜皮、大腹皮、茯苓皮利水消肿；陈皮理气和中。

皮肤疮毒、湿糜，加苦参、白鲜皮燥湿解毒；小便灼热短赤加黄柏、车前子清利下焦湿热；尿血加大蓟、小蓟、白茅根，以清热凉血止血。

（3）肺脾气虚

证候：浮肿不甚，或仅见面目浮肿，按之凹陷难起，面色少华，倦怠乏力，纳少便溏，小便短少，自汗，易感冒，舌淡，苔薄白，脉缓弱。

辨证分析：本证以浮肿不甚，自汗，易感冒，纳少便溏为辨证要点。肺脾气虚，邪少虚多，故浮肿不甚，或仅见面目浮肿；脾虚运化失职，则纳少便溏；肺虚卫表失固，则自汗，易感冒。

治法：益气健脾，宣肺利水。

方药：防己黄芪汤合五苓散加减。

常用黄芪、白术补益肺脾之气；茯苓、猪苓、车前子、泽泻健脾利水；桂枝、防己宣肺通阳利水。

食少便溏加苍术、焦山楂运脾消食以止泻；脘痞腹胀加陈皮、半夏理气宽中消胀。自汗出，易感冒，重用黄芪，加防风、牡蛎以益气固表；水肿明显合五皮饮以行气利水。

（4）脾肾阳虚

证候：全身明显浮肿，以下肢为甚，按之深陷难起，畏寒肢冷，面白无华，神倦乏力，小便短少，纳少便溏，舌淡胖，苔白滑，脉沉细。

辨证分析：本证以高度浮肿，按之深陷难起，小便短少，畏寒肢冷，面白无华为辨证要点。脾肾阳虚，水液失于气化和温运，以致水湿内停，外溢肌肤，因湿性趋下，则见全身浮肿，以下肢为甚，按之凹陷难起。

治法：温肾健脾，化气利水。

方药：真武汤加减。

常用附子温肾壮阳以化气行水；白术、茯苓健脾利水；白芍、生姜和营温中。

偏于脾阳虚者，加苍术、党参、干姜温阳助运；偏于肾阳虚者，加仙灵脾、巴戟天、肉桂温肾壮阳。

2. 变证

（1）水凌心肺

证候：肢体浮肿，尿少或尿闭，咳嗽气急，心悸胸闷，烦躁夜间尤甚，喘息不得平卧，口唇青紫，指甲发绀，苔白或白腻，脉细数无力。

辨证分析：本证以肢体浮肿，咳嗽气急，心悸胸闷，唇甲青紫，脉细数无力为辨证要点。水气上逆，射肺凌心，肺失肃降，心失所养，故咳嗽气急，胸闷心悸，甚则喘息不能平卧。

治法：泻肺逐水，温阳扶正。

方药：己椒苈黄丸合参附汤加减。

常用葶苈子、大黄泻肺逐水；椒目、防己利水；人参大补元气；附子温阳救逆。

水肿、喘息较甚，二便不利，体质尚好者，可短期应用峻下逐水药物，如商陆、牵牛子、桑白皮以泻肺逐水。如面色灰白，汗出肢冷，脉微欲绝，为心阳虚衰之危象，应急用参附龙牡救逆汤回阳固脱。

（2）邪陷心肝

证候：肢体浮肿，头痛，眩晕，视物模糊，烦躁，甚则抽搐、昏迷，舌红，苔黄糙，脉弦。

辨证分析：本证以头痛、眩晕、甚则抽搐、昏迷为辨证要点。湿邪热毒郁于肝经，耗损肝阴，肝阳上亢，故头痛眩晕，视物模糊；肝阴不足，筋失濡养，则拘急抽搐；水毒之邪内陷厥阴，故昏迷。

治法：平肝潜阳，泻火息风。

方药：龙胆泻肝汤合羚角钩藤汤加减。

常用龙胆草泻肝经实火；山栀子、黄芩苦寒泻火；泽泻、木通、车前子清热利湿；羚羊角、钩藤、菊花平肝息风；生地、当归、白芍滋阴养血柔肝；甘草调和诸药。

大便秘结加生大黄、芒硝泻火通腑；呕恶加半夏、胆星化痰降逆；抽搐较重，加钩藤、石决明息风止痉。

（3）水毒内闭

证候：全身浮肿，尿少或尿闭，头晕，头痛，恶心呕吐，嗜睡，甚或昏迷，苔腻，脉弦。

辨证分析：本证以尿少尿闭、头痛、恶心，苔腻，脉弦为辨证要点。肾气不足，气化不利，水湿泛滥，则全身浮肿，尿少或尿闭；水毒内闭，中焦格拒，上下不通，湿浊壅塞于上，则恶心呕吐；上蒙清窍，则头痛头晕，甚则昏迷。

治法：通腑泄浊，解毒利尿。

方药：温胆汤合附子泻心汤加减。

常用大黄、黄连、黄芩清实火，泄浊毒；陈皮、半夏、竹茹、枳实降气化浊；附子、生姜温阳化浊。

恶心呕吐频繁者，先服玉枢丹辟秽解毒；抽搐者，加羚羊角粉、紫雪丹止痉开窍。

【其他疗法】

1. 中成药

（1）肾炎清热片：每次4~6片，1日3次。用于风水相搏证、湿热内侵证。

（2）六味地黄丸：每次 3～5g，1 日 2～3 次。用于水肿肾阴不足者。

（3）参苓白术散：每次 3g，1 日 3 次。用于水肿肺脾气虚者。

（4）金匮肾气丸：每次 3～5g，1 日 3 次。用于水肿肾阳不足者。

（5）清开灵注射液：每次 10～20ml，加入 5% 葡萄糖注射液 100～250ml 中，静脉滴注，1 日 1 次。用于急性期热毒证或邪陷心肝证。

2. 经验方

（1）鲜车前草、鲜玉米须各 50～100g，煎水代茶，1 日 1 剂。用于阳水。

（2）白茅根、芦根、车前草各 30g，水煎频服，1 日 1 剂，用于急性期水肿和血尿。

（3）玉米须 60g（干），煎水服，连服 6 个月。用于阴水。

3. 外治疗法

鲜玉米须、鲜冬瓜皮、鲜老丝瓜皮各 30g，共捣烂，外敷于脐部，上盖塑料模，胶布固定，1 日 1 次。用于各种急性期水肿。

4. 饮食疗法

（1）鲤鱼 1 条（约 300g）去内脏及杂物，赤小豆 50g，不加食盐，烧汤，分数次服。用于水肿渐退，湿热未清的患儿。

（2）薏苡仁、赤小豆、绿豆各 30g，粳米 100g。如常法煮粥服食。用于水肿脾虚夹湿者。

【调护与预防】

1. 调护

（1）发病早期应卧床休息，待血压恢复正常，水肿消退后，可逐渐增加活动。但应尽量避免剧烈运动。

（2）水肿期应限制钠盐及水的摄入，早期少尿和高度水肿的患儿，应暂时忌盐，至小便增多，水肿渐消，可给予低盐饮食。

（3）避免使用肾毒性药物，如关木通、木防己等。

（4）密切观察患儿水的出入量、血压、水肿、神志等情况，及时发现变证。

2. 预防

（1）锻炼身体，增强体质，减少发病。

（2）预防感冒，保持皮肤清洁，彻底治疗扁桃体炎、猩红热及各种皮肤感染。

第二节 遗 尿

遗尿，俗称尿床，是指 3 岁以上的小儿经常睡中小便自遗，醒后方觉的一种病证。婴幼儿时期，由于气血未充，经脉未盛，脏腑未坚，智力未全，对排尿的自控力较差；学龄儿童也常因白天游戏玩耍过度，精神疲劳，或睡前多饮等原因，偶尔发生遗尿，均非病态。年龄超过 3 岁，特别是 5 岁以上儿童，熟睡时经常遗尿，轻者数日一次，重者可一夜数次，则为病态。

本病多见于 10 岁以下儿童，男孩多于女孩，部分患儿有明显的家族史。本病的预后一般较好，病程较长，或反复发作，长期不愈者，可影响儿童身心健康和生长发育。

早在《灵枢·九针论》对本病即有论述："膀胱不约为遗溺"。《诸病源候论·小儿杂病诸候·遗尿候》曰："遗尿者，此由膀胱有冷，不能约于水故也。"至明清时期，逐渐补充了肺脾气虚、肝经郁热的病机认识。

西医学的遗尿症可参照本篇治疗。

【病因病机】

"夫膀胱仅主藏尿，主出尿者，三焦之气化耳"（《类证治裁·遗尿》）。尿液的生成与排泄，与肺、脾、肾、三焦、膀胱关系密切，遗尿的发病机制主要在膀胱失于约束。主要病因为肾气不固、脾肺气虚、肝经湿热。

1. 肾气不固　是遗尿的主要病因，小儿先天禀赋不足，或素体虚弱，导致元气失充，肾阳不足，下元虚冷，不能温养膀胱，膀胱气化功能失调，闭藏失职，而为遗尿。

2. 脾肺气虚　肺为水之上源，有通调水道，下输膀胱功能。脾主运化水湿，为制水之脏。若素体虚弱，或屡患咳喘泻利，脾肺俱虚。肺虚治节失司，通调水道失职；脾虚运化失职，不能转输精微，三焦气化失司，膀胱失约，而成遗尿。

3. 肝经湿热　肝主疏泄，其经脉绕阴器，抵少腹。若肝经湿热郁结，疏泄失常，湿热迫注膀胱而致遗尿。

此外，有些患儿痰湿素盛，夜间熟睡不醒，呼之不应，也常遗尿。亦有自幼缺少教育，未养成夜间主动起床排尿的习惯，任其自遗而形成者。

【诊断要点】

1. 发病年龄在 3 岁以上。

2. 睡眠较深，不易唤醒，每夜或隔几日发生尿床，甚则每夜遗尿数次。

3. 尿常规及尿培养无异常发现。X 线检查，部分患儿可发现隐性脊柱裂。

【鉴别诊断】

热淋　尿频、尿急、尿痛，白天清醒时也急迫难耐，不能控制小便。小便常规检查有白细胞或脓细胞。

【辨证论治】

（一）辨证要点

辨虚实寒热　病程长，体质弱，小便清长，量多次频，兼形寒肢冷、自汗神疲、纳少便溏者，属虚寒；而病程短，体质壮实，尿少色黄，气味臊臭，兼见面红唇赤、性情急躁、睡眠不宁者，属实热。

（二）治疗原则

虚证以扶正治本为主，或温肾固涩，或健脾补肺。实证以祛邪为主，宜清热利湿。同时可配合针灸、外治等疗法。

（三）分证论治

1. 肾气不固

证候：睡中经常遗尿，甚者一夜数次，尿清而长，神疲乏力，面白少华，形寒肢冷，智力较差，舌质淡，苔薄白，脉沉细无力。

辨证分析：本证以每晚均有遗尿，小便清长，兼虚寒症状为辨证要点。肾气虚弱，膀胱虚冷，不能制约水道，故睡中经常遗尿，且尿量多而清长；肾虚真阳不足，命门火衰，故神疲乏力，面白肢冷；肾虚，脑髓不足，故智力较差。

治法：温补肾阳，固涩小便。

方药：菟丝子散加减。

常用菟丝子、肉苁蓉、附子温补肾阳；五味子、牡蛎益肾固涩缩小便。可合缩泉丸协同发挥其效。

困寐不醒，痰湿内盛者，加半夏、菖蒲、远志以化痰开窍；神疲乏力，纳差便溏者，加党参、白术、茯苓益气健脾。

2. 脾肺气虚

证候：睡中遗尿，少气懒言，神倦乏力，面色少华，常自汗出，易感冒，食欲不振，大便溏薄，舌淡，苔白，脉沉无力。

辨证分析：本证以睡中遗尿，自汗出，易感冒，食欲不振，舌淡苔白，脉沉无力为辨证要点。脾肺气虚，上虚不能制下，膀胱失约，故睡中遗尿；肺气虚卫表不固，则自汗，易感冒；脾气虚则食欲不振，大便溏薄。

治法：益气健脾，固涩小便。

方药：补中益气汤合缩泉丸加减。

常用黄芪、党参、白术、炙甘草补肺健脾；升麻、柴胡升举清阳之气；当归配黄芪调补气血；陈皮理气调中；益智仁、山药、乌药温肾健脾固涩。

寐深者可加炙麻黄、石菖蒲宣肺醒神；自汗多，加煅牡蛎、五味子潜阳敛阴止汗；痰盛体胖，加苍术、山楂、半夏燥湿化痰。

3. 肝经湿热

证候：睡中遗尿，尿黄量少，气味臊臭，性情急躁，面赤唇红，或夜间龂齿、梦语，舌红，苔黄或黄腻，脉弦数。

辨证分析：本证以尿黄量少，气味臊臭，性情急躁，舌红苔黄，脉弦数为辨证要点。肝经湿热，蕴伏下焦，耗灼津液，迫注膀胱，故睡中遗尿，尿黄量少，气味臊臭。

治法：泻肝清热利湿。

方药：龙胆泻肝汤加减。

常用龙胆草、黄芩、栀子清泻肝火；泽泻、通草、车前子、甘草清利湿热；当归、生地养血滋阴，配柴胡疏调肝气以柔肝。

尿味臊臭，舌苔黄腻，加黄柏、滑石清利湿热；夜寐不宁，龂齿梦语明显者加黄连、连翘、茯神清心降火。若久病不愈，身体消瘦，舌红苔少，脉细数，虽有郁热但肾阴已伤者，可用知柏地黄丸以滋阴降火。

【其他疗法】

1. 中成药

（1）五子衍宗丸：每次6g，1日2次。用于肾气不固证。

（2）缩泉丸：每次6g，1日2次。用于脾肾不足证。

（3）补中益气丸：每次6g，1日2次。用于脾肺气虚证。

（4）龙胆泻肝丸：每次3~6g，1日2次。用于肝经湿热证。

2. 经验方

（1）益智仁12g，麻黄、石菖蒲各10g，桑螵蛸15g，鲜猪脬1个。将猪脬洗净先煮半小时，然后纳诸药再煎半小时，去渣取汁，分2次服。1日1剂，连用4~8剂。用于肾虚痰蒙之遗尿。

（2）鲜猪脬1~3个（视年龄大小而定），炙黄芪20g，盐适量。将猪脬洗净，每个装入炙黄芪10g和适量食盐，用棉线扎紧膀胱口，加少量水，文火煮烂，令患儿服食。适用于脾肺气虚型遗尿。

3. 外治疗法

五倍子、何首乌各3g，研末。用醋调敷于脐部，外用油纸、纱布覆盖，胶布固定。每晚1次，连用3~5次。用于遗尿虚证。

4. 针灸疗法

（1）针刺夜尿点（小指掌面第二指关节横纹中点处），留针15~20分钟。每日或隔日1次，7日为1疗程。

（2）主穴取肾俞、关元、膀胱俞、中极，配穴取三焦俞、委中、三阴交、阳陵泉，每次各选1~2穴。1日1次。7~10日为1疗程。

（3）耳针：主穴取遗尿点（在肾点与内分泌点之间，食道点下方）。配穴取肾点、皮质下。每日或隔日1次。7次为1疗程。

5. 推拿疗法

（1）补脾土、补肾水各800次，推三关300次，揉百会50次，揉丹田20分钟。每日下午1次，7日为1疗程。

（2）摩腹20分钟，揉丹田200次，揉龟尾30次。较大儿童可横擦肾俞、八髎穴，以热为度。每日下午1次，7日为1疗程。

【调护与预防】

1. 调护

（1）耐心教育引导，消除患儿怕羞和紧张情绪，树立战胜疾病的信心。切忌打骂、责罚。

（2）晚餐不进流质食物，睡前尽量不喝水，中药汤剂也不宜晚间服用。

（3）坚持排尿训练，在夜间经常发生遗尿的时间前，及时唤醒排尿。

2. 预防

（1）每晚按时唤醒幼儿排尿，逐渐养成良好习惯。

（2）白天不宜玩耍过度，以免疲劳贪睡。

第三节　五迟、五软

五迟、五软是小儿生长发育障碍的病症。五迟是指立迟、行迟、发迟、语迟、齿迟；五软是指头项软、口软、手软、足软、肌肉软。五迟以发育迟缓为特征，五软以痿软无力为主症，二者既可单独出现，亦可互为并见，均属于小儿时期的虚弱病证。二者病因相似，均与先、后天因素有关。症状较轻，因后天调摄失宜引起者，如及时治疗，常可康复；若因先天禀赋不足引起者，则预后较差，往往成为终身痼疾。

《诸病源候论·小儿杂病诸候》中就有"齿不生候"、"数岁不能行候"、"头发不生候"、"四五岁不能语候"的记载。《小儿药证直决·杂病证》中描述了五迟的症状："长大不行，行则脚细，齿久不生，生则不固"及"发久不生，生则不黑"。

西医学上的脑发育不全、脑性瘫痪、智力低下、佝偻病等，若有相关证候，可参照本节辨治。

【病因病机】

五迟、五软的病因主要为先天禀赋不足，亦有因后天失于调养所致者。与产伤、药物损害、及其他疾病治疗护理不当等诸多因素有关。病位主要在脾肾。

1. 肝肾不足　肾主骨、藏精、生髓而为生长之本。肝主筋、藏血，筋束骨而运动枢利。肝肾不足，则筋骨失养，故见发育迟缓、筋骨软弱之立迟、行迟、齿迟及头项软、手软、足软。

2. 心脾亏虚　脾开窍于口，主肌肉、四肢而为后天之本。精血不足不能充养于心，则见语迟；气血不足，不能濡润毛发、肌肉可见发迟、肌肉软；精血不充，四肢、口齿失荣，则见手软、足软、口软。

【诊断要点】

1. 病史　可有孕期用药不当史，产伤、窒息、早产史，喂养不当史，家族史，或父母为近亲结婚者。

2. 临床表现　小儿2~3岁仍不能站立、行走为立迟、行迟；初生无发或少发，日久不长，长亦萎黄为发迟；牙齿届时未出或出之甚少为齿迟；1~2岁还不会说话为语迟。小儿周岁前后头项软弱下垂为头项软；咀嚼无力，时流清涎为口软；手臂不能握举为手软；2~3岁还不能站立、行走，或步态不稳为足软；肌肉松软无力或瘫痪为肌肉软。

3. 辅助检查　X线摄片、血生化、头颅CT、染色体检查等有助诊断。

【鉴别诊断】

佝偻病　多见于2岁以下婴幼儿，可有五迟、五软见症，但一般症状较轻，主要表现为生长最快部位的骨骼改变、肌肉松弛及神经兴奋性改变。常有维生素D摄入不足或日光照射缺乏史。一般预后良好。

【辨证论治】

（一）辨证要点

1. 辨脏腑　五迟、五软总以脾肾为病变中心。若见语迟、发迟、肌肉软、口软，多属心脾不足；立迟、行迟、齿迟、头项软、手软、足软，多属肝肾脾不足。

2. 辨轻重　病情轻者，五迟、五软仅见一、二症；病情重者，五迟、五软并见。

（二）治疗原则

五迟、五软属于虚弱之证，治疗原则总以培补肝肾，或健脾养心为主。本病药物治疗短期内难获速效，需长期调补，并配合针灸、推拿、功能训练等综合疗法。

（三）分证论治

1. 肝肾亏损

证候：筋骨萎弱，发育迟缓，坐、立、行走、牙齿发育明显迟于正常同龄儿，颈项、肌肉痿软，或肢体瘫痪，手足震颤，智能低下，舌淡，苔薄白，脉沉细。

辨证分析：本证以立、行、齿发育明显迟于同龄儿为辨证要点。肝肾不足，不能荣养筋骨、肌肉，故见立迟、行迟、齿迟、头项、肌肉软弱之症；脑为髓海，肾精不足，髓海空虚，则智能低下。

治法：补肾养肝，填精补髓。

方药：加味六味地黄丸加减。

方中熟地、山茱萸滋养肝肾；五加皮强筋壮骨；鹿茸温肾益精；山药、茯苓健脾填精；丹皮、泽泻清泻肝肾之火。

齿迟加紫河车、龙骨、牡蛎补肾生齿；立迟、行迟加牛膝、杜仲补肾强筋壮骨；肌肉痿软加党参、黄芪健脾益气；头项软加菟丝子、巴戟天补养肝肾。

2. 心脾两虚

证候：语言发育迟缓，智力低下，头发生长迟缓，发稀萎黄枯槁，四肢萎软，肌肉松弛，口角流涎，咀嚼吮吸无力，纳食欠佳，舌淡苔少，脉细缓。

辨证分析：本证以发迟、语迟、口软、肌肉软为辨证要点。心主神明，言为心声，心气虚弱，故语言迟钝，智力低下；脾主肌肉四肢，开窍于口，摄取精微化生气血，脾虚则脏腑肌肤失荣，故四肢萎软，肌肉松弛，咀嚼吮吸无力；心主血，脾生血，发为血之余，心脾两虚，血不荣发，故头发稀疏枯槁。

治法：健脾养心，补益气血。

方药：调元散加减。

常用人参、黄芪、白术、山药、茯苓、甘草益气健脾；当归、熟地、白芍、川芎补血养心；石菖蒲开窍益智。

头发稀疏萎黄加何首乌、肉苁蓉滋肾养血生发；语迟失聪加远志、郁金化痰解郁开窍；四肢萎软加桂枝温通经络；纳食不佳加砂仁、鸡内金醒脾助运。

【其他疗法】

1. 中成药

（1）杞菊地黄丸：每次 3g，1 日 3 次。用于肝肾阴亏证。

（2）十全大补丸：每次 3g，1 日 3 次。用于心脾两虚、气血不足者。

（3）河车大造丸：每次 3g，1 日 3 次。用于精血不足，髓海空虚者。

2. 推拿疗法

上肢取大椎、肩井、肩髃、曲池、阳池、合谷穴；下肢取肾俞、命门、腰阳关、居髎、环跳、殷门、委中、承山、解溪、昆仑、足三里、阳陵泉穴。用推、拿、按、揉、搓、提等手法。用于运动功能发育迟缓者。

3. 针灸疗法

（1）灸法：灸心俞、脾俞，各 3 壮，1 日 1 次。用于心脾两虚证。

（2）体针：取大椎、百会、足三里、肾俞、脾俞、关元。智力低下加四神聪、印堂；腕下垂加外关、阳池；下肢瘫痪加环跳、秩边、阳陵泉；足内翻加绝骨、昆仑；足外翻加三阴交、太溪。每次选主穴 2～3 个，配穴 4～5 个，予补法或平补平泻。1 日 3 次，3 个月为 1 疗程。

（3）耳针：取心、肾、肝、脾、皮质下、脑干，隔日 1 次。用于五迟、五软。

【调护与预防】

1. 调护

（1）加强语言智能训练及肢体功能锻炼。

（2）按摩萎软肢体，防止肌肉萎缩。

2. 预防

（1）大力宣传优生优育知识，禁止近亲结婚。婚前进行健康检查，以避免发生遗传性疾病。

（2）孕妇注意养胎、护胎，加强营养，按期检查，不滥服药物。

（3）婴儿应合理喂养，注意乳食营养。及时防治各种急、慢性疾病。

第六章
时行疾病

第一节 麻 疹

麻疹是由外感麻毒时邪引起的一种急性出疹性时行疾病。以发热，咳嗽，流涕，泪水汪汪，全身布发红色斑丘疹及早期口腔两颊黏膜出现麻疹黏膜斑为特征。因其疹点状如麻粒，故名麻疹。我国北方地区称为疹子，南方地区称为痧、痧疹。麻疹在古代为儿科四大要证之一，严重危害儿童健康。本病一年四季都有发生，但好发于冬、春二季，且常引起流行。发病年龄以6个月至5岁为多。本病发病过程中若治疗调护适当，出疹顺利，大多预后良好；反之，调护失宜，邪毒较重，正不胜邪，可引起逆证、险证，甚至危及生命。

西医学认为本病为感受麻疹病毒引起，患儿是主要的传染源，传播途径主要是通过空气飞沫直接传播，传染性很强，人群普遍易感。患病后一般可获终生免疫。近年来，临床上非典型麻疹病例增多，症状较轻，病程较短，麻疹逆证少见，平均发病年龄有后移现象，以未作过预防接种的学龄前儿童、免疫失败的10岁以上儿童及青年人为多见。

【病因病机】

麻疹的主要发病原因为感受麻毒时邪。病变主要在肺脾。麻毒时邪侵袭肺卫，郁阻于脾，正邪搏争，邪毒外泄于肌肤，发为麻疹顺证。若正气不足或邪毒炽盛，则毒邪传变内陷，发生麻疹逆证。

1. 邪犯肺卫 麻毒时邪从口鼻而入，侵犯肺脾。早期邪郁肺卫，卫表不和，肺气失宣，则见发热、咳嗽、喷嚏、流涕等肺卫表证。此为初热期。

2. 邪入肺脾 脾主肌肉和四末，麻毒时邪由表入里，由肺而入脾胃，正气与毒邪抗争，驱邪外泄，皮疹透发于全身，并达于四末，疹点出齐。此为出疹期。

3. 阴津耗伤 疹透之后，毒随疹泄，麻疹逐渐收没。麻毒为阳邪，易于化热化火，耗伤阴津，皮肤出现糠麸样脱屑和色素沉着，进入收没期。

4. 麻毒内陷 麻疹以外透为顺，内传为逆。若年幼体弱，或邪毒炽盛，或调护失宜，复感外邪，或治疗不当，均可导致麻疹外透不顺，而内陷入里，形成逆证。

(1) 麻毒闭肺：如麻毒内归，或它邪乘机袭肺，化热化火，灼津为痰，痰热阻肺，肺气闭郁，形成麻毒闭肺证。

(2) 邪毒攻喉：麻毒炽盛，化热化火，夹痰热循经上攻咽喉，咽喉不利，气道痹阻，而致麻毒攻喉证。

(3) 邪陷心肝：若麻毒炽盛，正不抵邪，邪毒内陷厥阴，蒙蔽心包，引动肝风，则形成邪陷心肝证。

【诊断要点】

1. 病史 好发于冬春季节，6个月至5岁小儿，发病前有麻疹接触史。

2. 临床表现 典型麻疹临床分四期

（1）潜伏期：一般为6～18天，可有低热及全身不适。

（2）初热期：从发热到出疹约3～4天。初起发热，流涕，咳嗽，两目畏光多泪，眼睑浮肿，咽部充血，经过2～3天，在口腔两颊黏膜近白齿处可见麻疹黏膜斑，是早期确诊的主要依据。

（3）出疹期：发热3～4天后，高热起伏如潮，咳嗽加剧，烦躁或嗜睡，皮疹分批出现。先见于耳后、发际，渐及头面、颈部，自上而下至躯干、四肢，最后在手足心、鼻准部见到疹点。皮疹为玫瑰色斑丘疹，可散在分布，或不同程度融合。

（4）恢复期：出疹3～4天后，按出疹顺序依次消退，疹退后有糠麸样脱屑和浅褐色色素沉着，体温下降，全身症状明显减轻。

3. 辅助检查 血象可见白细胞总数正常或降低，淋巴细胞计数相对增高。疾病早期患儿鼻、咽、眼分泌物涂片，可见多核巨细胞。用免疫荧光法检测患儿鼻咽分泌物或尿沉渣涂片中的麻疹病毒抗原，有助于早期诊断。

【鉴别诊断】

麻疹需与风痧、丹痧鉴别 详见丹痧节三种发疹性疾病鉴别表。

【辨证论治】

（一）辨证要点

麻疹在发病过程中，应判断证候的顺逆，以掌握证情的轻重及预后。

顺证：身热不甚，常有微汗，神气清爽，咳嗽而不气促。3～4天后开始出疹，先见于耳后发际，渐及头面、颈部，而后迅速蔓延至胸背腹部、四肢，最后鼻准部及手心、足心见疹，疹点色泽红活，分布均匀，无其他合并症。约在3天内透发完毕，疹点依次收没，热退症减，渐趋康复。

逆证：疹出不畅或疹出即没，或疹色紫暗；高热持续不降，或体温当升不升，或身热骤降，肢厥身凉者。并见咳剧喘促，痰声辘辘；或声音嘶哑，咳如犬吠；或神昏谵语，惊厥抽风等。其中，尤以麻毒闭肺证最多见。

（二）治疗原则

前人有"麻为阳毒，以透为顺"、"麻喜清凉"、"麻不厌透"之说，故本病的治疗以辛凉透疹为基本原则。根据不同阶段分别采用宣透、清解、养阴之法，一般初热期以宣肺透疹为主，出疹期以清热解毒为主，恢复期以养阴清热为主。同时还应注意：透疹防辛散耗伤津液，清解勿过于寒凉伤正，养阴忌滋腻留邪。

麻疹逆证以清热解毒为治疗总则。麻毒闭肺者，佐以宣肺开闭，麻毒攻喉者，佐以利咽消肿，邪陷心肝者，佐以平肝息风。

（三）分证论治

1. 顺证

（1）邪犯肺卫（初热期）

证候：发热，微恶风寒，鼻塞流涕，喷嚏，咳嗽，目赤畏光，泪水汪汪，倦怠思睡，小便短赤，大便稀溏。发热第 2～3 天，口腔两颊黏膜红赤，近臼齿处见灰白色麻疹黏膜斑，周围绕以红晕。舌苔薄白或薄黄，脉浮数。

辨证分析：本证见于麻疹初期，从开始发热至出疹，约 3 天左右。以发热、咳嗽、鼻塞流涕、目赤畏光、泪水汪汪为辨证要点。麻毒犯肺，肺失宣发，故发热恶风，咳嗽，鼻塞流涕；热毒初盛，上熏目窍，故两眼红赤，泪水汪汪，口内发出麻疹黏膜斑。

治法：辛凉透表，清宣肺卫。

方药：宣毒发表汤加减。

方中升麻透疹解毒；葛根解肌透疹且生津；荆芥、防风、薄荷疏风解表透疹；连翘清热解毒；前胡、牛蒡子、桔梗、甘草宣肺利咽止咳。

发热咳嗽，加金银花、浙贝母清热化痰；咽喉肿痛，加射干、马勃清利咽喉；烦躁哭闹、小便短赤者，加竹叶、通草清热利尿；麻疹透发不利者，可配合浮萍、芫荽煎汤外洗。

（2）邪入肺脾（出疹期）

证候：壮热持续，起伏如潮，阵阵微汗，每潮一次，疹随外出。疹点先见于耳后发际，继而头面、颈部、胸腹、四肢，最后手足心、鼻准部都见疹点即为出齐。疹点由稀少而逐渐稠密，疹色先红后暗，压之褪色，触之碍手。伴口渴引饮，目赤眵多，咳嗽加剧，烦躁或嗜睡，舌质红，苔黄，脉数。

辨证分析：本证麻毒时邪由表入里，郁于肺脾，正邪抗争，热毒炽盛，外透肌肤，故以高热、皮疹按顺序透发为特点。肺胃气分热盛，故咳嗽加剧，口渴引饮，烦躁或嗜睡，目赤眵多，舌红苔黄，脉数。

治法：清热解毒，佐以透疹。

方药：清解透表汤加减。

金银花、连翘、桑叶、菊花清热解毒；西河柳、葛根、蝉蜕、牛蒡子发表透疹；升麻解毒透疹；紫草清热凉血，解毒透疹。

若疹点红赤、紫暗，融合成片者，加丹皮、生地清热凉血；热盛口干者，加生地、玄参生津清热；咳嗽重者，加桔梗、桑白皮、杏仁清肺化痰；壮热、烦躁者，加山栀、黄连、石膏清热泻火。

（3）阴津耗伤（恢复期）

证候：麻疹出齐，发热渐退，咳嗽渐减，声音稍哑，疹点依次渐回，皮肤呈糠麸状脱屑，并有色素沉着，胃纳增加，精神好转，舌红少津，苔薄净，脉细软或细数。

辨证分析：本证从皮疹出齐至疹点收没，约 3 天。邪退正虚，肺胃阴伤，故以热退疹回，皮肤脱屑，精神好转为特点。

治法：养阴益气，清解余邪。

方药：沙参麦冬汤加减。

常用沙参、麦冬、天花粉、玉竹滋养肺胃津液；桑叶清透余热；扁豆、甘草养胃益气。

低热不清，加地骨皮、银柴胡，以清肺退虚热；纳谷不香，加谷芽、麦芽，以养胃健脾；大便干结，加全瓜蒌、火麻仁，以润肠通便。

2. 逆证

（1）麻毒闭肺

证候：高热烦躁，咳嗽气促，鼻翼煽动，喉间痰鸣，疹点紫暗或隐没，甚则面色青灰，口唇紫绀，舌质红，苔黄腻，脉数。

辨证分析：本证为麻疹最常见的逆证。以麻疹暴出，疹点稠密，疹色紫暗，及高热不退、咳嗽气促，鼻翼煽动，喉间痰鸣，甚则面色青灰，口唇紫绀为特点。邪毒内侵，闭郁于肺，发为肺炎喘嗽；肺气阻遏，气滞血瘀，血流不畅，故疹点紫暗，面唇青紫。

治法：宣肺开闭，清热解毒。

方药：麻杏石甘汤加减。

方中麻黄宣肺平喘；石膏清泄肺胃之热以生津；杏仁苦降，助麻黄止咳平喘；甘草润肺止咳。

咳剧痰多者，加浙贝母、鲜竹沥、天竺黄清肺化痰；痰黄热盛者，加黄芩、鱼腥草、虎杖清肺解毒；咳嗽气促者，加苏子、葶苈子降气平喘；口唇紫绀者，加丹参、红花活血化瘀；大便干结，苔黄，舌红起刺者，可加大黄、山栀泻火通腑，急下存阴。

（2）邪毒攻喉

证候：身热不退，咽喉肿痛，声音嘶哑，咳声重浊，声如犬吠，喉间痰鸣，甚则吸气困难，胸高胁陷，面唇紫绀，烦躁不安，舌质红，苔黄腻，脉滑数。

辨证分析：本证为邪毒上攻，痰热互结，壅阻咽喉，闭阻气道，故以麻疹过程中出现咽喉肿痛，咳如犬吠，吸气困难为特点。咽喉为肺胃之门户，肺胃热毒循经上攻咽喉，故咽喉肿痛，咳声重浊；热盛炼液为痰，痰火夹毒，闭阻气道，故咳声如犬吠，喉间痰鸣，甚则吸气困难。本证为麻疹逆证之重症，须防喉头梗阻、肺气闭塞之危象。

治法：清热解毒，利咽消肿。

方药：清咽下痰汤加减。

方中玄参、射干、桔梗、牛蒡子、甘草清宣肺气而利咽喉；金银花、板蓝根清热解毒；葶苈子泻痰行水，清利咽喉；浙贝母、瓜蒌化痰散结；马兜铃清肺降气；荆芥疏邪透疹。

咽喉肿痛者，加六神丸清利咽喉；大便干结者，加大黄、玄明粉泻火通腑；若出现吸气困难，面青唇紫等喉梗阻征象时，应采取中西医结合治疗措施，必要时作气管切开。

（3）邪陷心肝

证候：高热不退，烦躁谵妄，皮疹稠密，聚集成片，色泽紫暗，甚至昏迷、抽搐，舌质红绛，苔黄起刺，脉数有力。

辨证分析：本证以麻疹病程中突然出现高热、神昏、抽搐为证候要点。麻毒炽盛，正不胜邪，内陷厥阴，引动肝风，则高热、神昏、抽搐；热毒入营入血，则见皮疹稠密紫暗。

治法：平肝息风，清心开窍。

方药：羚角钩藤汤加减。

常用羚羊角粉、钩藤、桑叶、菊花凉肝息风；茯神安神定志；竹茹、浙贝母化痰清心；鲜生地、白芍、甘草柔肝养筋。

痰涎壅盛者，加石菖蒲、胆南星、鲜竹沥清热化痰开窍；高热神昏、四肢抽搐者，可选用安宫牛黄丸、紫雪丹以清心开窍，镇惊息风。

【其他疗法】

1. 中成药

（1）银翘解毒颗粒：每次 1/2 ~ 1 包，1 日 2 ~ 3 次。适用于初热期、出疹期早期。

（2）小儿紫草丸：每次 1 丸，周岁内减半，1 日 2 次。适用于出疹期。

（3）五粒回春丹：每次 1 ~ 5 粒，1 日 2 次。适用于出疹期。

2. 经验方

（1）蒲公英、大青叶各 500g，加工成浓缩液 750ml。口服，每次 3 ~ 5ml，1 日 3 次。用于邪毒闭肺证。

（2）鲜芦根、鲜白茅根、鲜石斛各 30g。煎汤代茶。用于恢复期阴津耗伤证。

3. 外治疗法

（1）芫荽子（或新鲜茎叶）适量，加葱、黄酒同煎取汁。趁热置于罩内熏蒸，然后擦洗全身，再覆被取微汗。用于麻疹初热期或出疹期，皮疹透发不畅者。

（2）麻黄 15g，芫荽 15g，浮萍 15g，黄酒 60ml。加水适量，煮沸，让水蒸气满布室内，再用毛巾蘸取温药液，包敷头部、胸背。用于麻疹初热期或出疹期，皮疹透发不畅者。

（3）西河柳 30g，荆芥穗 15g，樱桃叶 15g。煎汤熏洗。用于麻疹初热期或出疹期，皮疹透发不畅者。

4. 推拿疗法

（1）初热期：推攒竹，分推坎宫，推太阳，擦迎香，按风池，清脾胃，清肺经，推上三关。

（2）出疹期：拿风池，清脾胃，清肺金，水中捞月，清天河水，按揉二扇门，推天柱。

（3）恢复期：补脾胃，补肺金，揉中脘，揉脾胃俞，揉足三里。

【调护与预防】

1. 调护

（1）患儿卧床休息至皮疹消退、体温正常。

（2）卧室空气新鲜，避免直接吹风、受凉和过强阳光刺激

（3）饮食宜清淡、易消化，出疹期忌油腻辛辣之品。

（4）注意保持眼睛、鼻孔、口腔、皮肤的清洁卫生，防止破溃感染，发生并发症。

2. 预防

（1）按计划接种麻疹减毒活疫苗。

（2）麻疹流行期间，勿带小儿去公共场所。

（3）对麻疹患儿，应早发现、早隔离、早治疗。一般病人隔离至出疹后 5 天，合并肺炎者延长至出疹后 10 天。一般接触者宜隔离观察 14 天，已作过免疫接种者观察 4 周。

第二节 风 痧

风痧是由感受风热时邪引起的一种急性出疹性时行疾病，又称"风瘾"、"瘾疹"。临床以轻度发热，咳嗽，全身出现细小淡红色斑丘疹，耳后及枕部臒核（淋巴结）肿大为特征。因其由感受风热时邪引起，皮疹细小如沙，故称"风痧"。本病一年四季均可发生，但冬春季多发，可造成流行。

西医学称本病为"风疹"，病因为风疹病毒。风疹患者为本病的传染源，主要经空气飞沫传播，多见于 1~5 岁儿童。病后可获持久免疫力。一般症状较轻，预后良好。但是，孕妇在妊娠早期若患本病，常可影响胚胎的正常发育，导致各种先天畸形，称之为先天性风疹综合征。

【病因病机】

本病的病因为外感风热时邪，病机为邪毒与气血相搏，外泄肌肤。病变主要在肺卫。

风热时邪由口鼻而入，郁于肺卫，风热与气血相搏，发于皮肤而致淡红色皮疹。因邪毒较轻，一般只伤及肺卫，故见轻度发热、咳嗽、流涕等症。肺主皮毛，邪从外泄，所以疹点透发后，即热退而解。若邪毒阻滞少阳经脉，则耳后及枕部臒核肿大。若邪毒炽盛，内传气营，可致壮热烦渴，疹点稠密，色鲜红或紫暗等气营证。

【诊断要点】

1. 病史 本病流行期间，患儿有风痧接触史。

2. 临床表现 初期多有轻度发热、咳嗽、咽痛，耳后及枕部淋巴结肿大触痛。发热 1~2 天后出疹，先见于面颊部，迅速扩展至躯干和四肢，1 天内布满全身，但手掌及足底常无皮疹。皮疹为淡红色细小斑丘疹。出疹 2~3 天后，发热渐退，皮疹逐渐消退，疹退后无皮肤脱屑及色素沉着。

3. 辅助检查 血象可见白细胞总数降低，淋巴细胞相对增多。在患儿咽部分泌物中可分离出风疹病毒。血清学检测风疹病毒抗体：患儿在恢复期血清抗体增加 4 倍以上时可确诊。

【鉴别诊断】

风痧需与麻疹、丹痧鉴别。详见丹痧节三种发疹性疾病鉴别表。

【辨证论治】

（一）辨证要点

辨轻证与重证 轻度发热，精神良好，疹色淡红，分布均匀，病程在 3~4 天之内者为邪犯肺卫，属轻证。壮热，烦躁，疹色鲜红或紫暗，分布密集，病程 5~7 天或更长者为邪入气营，属重证。

（二）治疗原则

风痧的治疗原则以疏风清热解毒为主。邪在肺卫者，治以疏风清热透疹；邪在气营者，治以清热凉营解毒。

（三）分证论治

1. 邪犯肺卫

证候：发热恶风，喷嚏流涕，轻微咳嗽，精神倦怠，胃纳欠佳，疹色淡红，先起于头面、躯干，随即遍及四肢，分布均匀，稀疏细小，一般 2～3 日消退，有瘙痒感，耳后及枕部瞿核肿大，舌质偏红，苔薄白或薄黄，脉浮数。

辨证分析：本证起病较急，以轻度发热、疹点稀疏细小、耳后及枕部瞿核肿大触痛为特征，全身症状不重。风热时邪郁于肺卫，肺卫失宣，则见风热表证；邪热与气血相搏，正邪相争，外泄于肌肤，则见出疹。绝大多数患儿属于此证。

治法：疏风解表，清热透疹。

方药：银翘散加减。

金银花、连翘、竹叶清热解表；牛蒡子疏风清热；桔梗、甘草宣肺止咳；荆芥、薄荷、豆豉疏风解表，芦根清热生津。

耳后与枕部淋巴结肿大疼痛者，加蒲公英、夏枯草以清热解毒散结；咽喉肿痛者，加僵蚕、木蝴蝶、板蓝根清热解毒利咽；皮肤瘙痒者，加蝉蜕、僵蚕祛风止痒。

2. 邪入气营

证候：壮热口渴，烦躁哭闹，疹色鲜红或紫暗，疹点密集，甚则融合成片，小便黄少，大便秘结，舌质红，苔黄糙，脉洪数。

辨证分析：本证由于感受邪毒较重，邪热由表入里，传入气营，燔灼肺胃。以壮热烦躁、疹点密集、色鲜红或紫暗为证候特点。气分热盛，则见壮热、烦渴；营分热炽，则疹色鲜红或紫暗，疹点密布。

治法：清热解毒，凉营透疹。

方药：透疹凉解汤加减。

常用桑叶、薄荷、牛蒡子、蝉蜕疏风清热、透疹达邪；连翘、黄芩、紫花地丁清热解毒、清气泄热；赤芍、红花凉营活血、透热转气，祛邪外出。

口渴甚者，加天花粉、鲜芦根以清热生津；大便干结，加大黄、芒硝以泻火通腑；疹色紫暗而密者加生地、丹皮、紫草以清热凉血，养阴止血。

【其他疗法】

1. 中成药

（1）板蓝根颗粒：每次 1 包，1 日 2～3 次。用于邪犯肺卫证。

（2）银翘解毒颗粒：每次 1/2～1 包，1 日 2～3 次。用于邪犯肺卫证。

（3）小儿紫草丸：每次 1 丸，1 日 2 次，周岁以内减半量。用于邪犯肺卫证。

（4）小儿羚羊散：1 岁每次 0.3g，2 岁每次 0.375g，3 岁每次 0.5g，1 日 3 次。用于邪入气营证。

（5）清开灵颗粒：每次 1 包，1 日 2～3 次。用于邪入气营证。

2. 外治疗法

（1）花生油 50ml，煮沸后稍冷加入薄荷叶 30g，完全冷却后过滤去渣。外涂皮肤痒处，有止痒作用。

（2）皮肤痒甚，可外涂炉甘石洗剂，每日 2～3 次。

【调护与预防】

1. 调护

（1）风痧患儿应隔离至出疹后 5 天。

（2）患儿应卧床休息，避免直接吹风，以防复感外邪，使病情加重。

（3）多饮开水，饮食宜清淡而易于消化，忌食辛辣、煎炸之物。

（4）衣服宜柔软宽松。皮肤瘙痒者，不要用手挠抓，防止皮肤感染。

2. 预防

（1）风疹流行期间，不要带易感儿去公共场所。

（2）保护孕妇，尤其在妊娠早期（妊娠3个月内），应避免与患者接触。

（3）接种风疹疫苗，对1岁以上小儿及育龄妇女进行接种，具有预防效果。

第三节　丹　痧

丹痧是感受痧毒疫疠之邪所引起的急性出疹性时行疾病。临床以发热，咽喉肿痛或伴腐烂，全身布发弥漫性猩红色皮疹，疹退后皮肤脱屑为特征。本病一年四季都可发生，但以冬春两季为多。任何年龄都可发病，尤以2～8岁儿童发病率较高。丹痧属温病范围，具有强烈的传染性，故又称"疫痧"、"疫疹"。又因本病发生时多伴有咽喉肿痛、腐烂、化脓，全身皮疹细小如沙，其色丹赤猩红，故又称"烂喉痧"、"烂喉丹痧"。本病若早期诊断，治疗及时，一般预后良好，但也有少数病例在病程中或病后并发心悸、水肿、痹证等疾病。

叶天士在《临证指南医案·疫》中描述了丹痧的临床特点与治疗大法，并指出："有烂喉痧一症，发于冬春之际，不分老幼，遍相传染。"

西医学将本病称为"猩红热"。病原菌为A组β型溶血性链球菌。患儿与带菌者为主要的传染源。主要通过空气飞沫传播，亦可经皮肤创口或产道感染，后者称"外科型猩红热"或"产科型猩红热"。人群普遍易感。在抗生素使用前，本病常呈周期性流行，病死率较高。随着抗生素的广泛应用，本病的发病率、病死率明显下降，临床表现不典型，临床诊治时需注意。

【病因病机】

发病的主要原因为感受痧毒疫疠之邪。邪气从口鼻而入，蕴于肺胃，化热化火，内外充斥，上蒸咽喉，内迫营血，外发肌肤而发病。

病之初起，痧毒由口鼻而入，首先犯肺，邪郁肌表，正邪相争，而见恶寒发热等肺卫表证。继而邪毒入里，蕴于肺胃。咽喉为肺胃之门户，肺胃之邪热上熏咽喉，而见咽喉糜烂、红肿疼痛，甚则热毒灼伤肌膜，导致咽喉溃烂白腐。肺主皮毛，胃主肌肉，肺胃之邪毒循经外泄肌表，则肌肤透发痧疹，色红如丹。邪毒重者，可进一步化火入里，传入气营，或内迫营血，此时痧疹密布，融合成片，其色泽紫暗或有瘀点，同时可见壮热烦渴，嗜睡萎靡等症。舌为心之苗，邪毒内灼，心火上炎，加之热耗阴津，可见舌光无苔、舌生红刺，状如杨梅，称为"杨梅舌"。若邪毒炽盛，内陷厥阴，可出现神昏、抽风等重症。病至后期，邪毒虽去，阴津耗损，多表现肺胃阴伤之证。

此外，在疾病过程中或恢复期，因邪毒炽盛，伤及心气，可见心悸、乏力、脉结代。若余毒未清，流窜筋骨关节，痹阻经络，可致关节红肿疼痛的痹证。病后余邪未清，内归肺脾肾，导致水液通调失职，水湿内停，外溢肌肤而发为水肿。

【诊断要点】

1. 病史　有与猩红热患者接触史。

2. 临床表现　典型病例的临床表现可分为 3 期。

（1）前驱期：一般不超过 24 小时。起病急骤，高热，畏寒，咽痛，吞咽时加剧。伴头痛、全身不适等症。咽及扁桃体有脓性分泌物。软腭充血，有细小红疹或出血点。颈前淋巴结肿大压痛。

（2）出疹期：一般在起病 12~24 小时内出疹。皮疹从耳后、颈部、胸背部迅速蔓延至四肢，全身皮肤呈弥漫性红晕，其上有点状红疹，高出皮面，有痒感。疹间无正常皮肤，以手按压红色可暂时消退，出现苍白的手印。在颈部、肘弯、腋窝、腹股沟等皮肤皱褶处，皮疹密集成线，压之不退色，称线状疹。颜面部潮红无疹，口鼻周围充血不明显，相比之下显得苍白，称环口苍白圈。病初舌苔厚，3~4 天后舌苔剥脱，舌质红绛，舌乳头肿大如刺，称杨梅舌。

（3）恢复期：皮疹于 3~5 天后依次消退。体温下降，全身症状好转。疹退后有片状脱皮，无色素沉着。

3. 辅助检查　周围血象白细胞总数及中性粒细胞增高。咽拭子细菌培养可分离出 A 组 β 型溶血性链球菌。

【鉴别诊断】

本病应注意与麻疹、风痧鉴别。详见表 6-1

表 6-1 　　　　　麻疹、风痧、丹痧鉴别诊断表

病名	麻疹	风痧	丹痧
初期症状	发热，咳嗽，流涕，泪水汪汪	轻度发热，咳嗽，流涕，枕部淋巴结肿大	发热较高，咽喉肿痛或伴腐烂
发热与出疹的关系	发热 3~4 天出疹，出疹时发热更高	发热 1/2~1 天出疹	发热数小时~1 天出疹，出疹时高热
皮疹特点	玫瑰色斑丘疹自耳后发际→颜面、颈部→躯干→四肢，3 天左右出齐。	玫瑰色细小斑丘疹，自头面→躯干→四肢，24 小时布满全身。	细小红色丘疹，皮肤猩红，皮疹先见于颈、胸、腋下，2~3 天遍布全身。颜面部潮红无疹
特殊体征	麻疹黏膜斑	无	环口苍白圈，杨梅舌，线状疹
恢复期	疹退后有浅褐色色素沉着、糠麸样脱屑	疹退后无色素沉着，无脱屑	疹退后无色素沉着，有大片状脱皮

【辨证论治】

（一）辨证要点

辨病程　前驱期，发热恶寒，咽喉肿痛，痧疹隐现，病势在表，属邪侵肺卫；出疹期，壮热口渴，咽喉腐烂，皮疹密布，疹色猩红或紫暗，病势在里，属毒炽气营；恢复期则口干唇燥，皮肤脱屑，舌红少津，属邪衰正虚，气阴耗损。

（二）治疗原则

本病以清热解毒，清利咽喉为基本治疗法则。病初邪在肺卫，宜辛凉宣透，清热利

咽；出疹期毒在气营，宜清气凉营，泻火解毒；恢复期疹后伤阴，宜养阴生津，清热润喉。若发生心悸、痹证、水肿等病证，则参照有关病证辨证治疗。

（三）分证论治

1. 邪侵肺卫

证候：发热骤起，头痛恶寒，口渴，咽喉红肿疼痛，皮肤潮红，痧疹隐隐，舌质红，苔薄白或薄黄，脉浮数有力。

辨证分析：本证见于发病之初，为时短暂，以发热，咽喉红肿疼痛，皮肤潮红，痧疹隐隐为特征。邪犯肺卫，郁于肌表，正邪交争，故发热、恶寒、无汗、头痛；痧毒循经外泄肌表，则皮肤潮红，痧疹隐现。

治法：辛凉宣透，清热利咽。

方药：解肌透痧汤加减。

方中桔梗、甘草、射干、牛蒡子、马勃清热利咽；荆芥、蝉蜕、浮萍、豆豉、葛根疏风解肌透表；连翘、僵蚕清热解毒。

乳蛾红肿者，加板蓝根、蒲公英解毒利咽；颈部瘰核肿痛者，加夏枯草、紫花地丁清热软坚散结；汗出不畅者，加防风、薄荷祛风发表；口渴者，加天花粉、芦根解热生津。

2. 毒炽气营

证候：壮热不退，烦躁不宁，面赤口渴，咽喉肿痛，伴有糜烂白腐，皮疹密布，色红如丹，甚则色紫如瘀点。疹由颈、胸开始，继而弥漫全身，压之退色，见疹后的1～2天舌苔黄糙，舌红起刺，3～4天后舌苔剥脱，舌面光红起刺，状如杨梅。脉数有力。

辨证分析：本证以壮热烦渴，咽喉肿痛糜烂，痧疹密布色红如丹，杨梅舌为特征。邪毒燔灼气分，则壮热、烦渴；热毒外透肌肤，则见痧疹密布，色红如丹；热毒内迫营血，则疹色紫红如瘀点。

治法：清气凉营，泻火解毒。

方药：凉营清气汤加减。

水牛角、赤芍、丹皮、生石膏清气凉营；黄连、黄芩、连翘、板蓝根泻火解毒；生地、石斛、芦根清热护阴生津；玄参解毒利咽。

若皮疹布而不透，壮热无汗者，加淡豆豉、浮萍发表透邪；苔糙便秘，咽喉腐烂者，加生大黄、玄明粉通腑泻火。若邪毒内陷心肝，出现神昏、抽搐等症，可选紫雪丹、安宫牛黄丸清心开窍。

3. 疹后阴伤

证候：丹痧布齐后1～2天，身热渐退，咽部糜烂疼痛减轻，或见低热，口干唇燥，或伴有干咳，食欲不振，舌红少津，苔剥脱，脉细数。疹退后可见皮肤脱皮。

辨证分析：本证以口干唇燥，皮肤脱皮，舌红少津为特征。疹后肺胃阴津耗伤，皮肤失于濡润，故口干唇燥，皮肤脱皮；热毒未清者则低热、咽喉疼痛。

治法：养阴生津，清热润喉。

方药：沙参麦冬汤加减。

常用沙参、麦冬、玉竹清润燥热而滋养肺胃之阴；天花粉生津止渴；甘草清热和中；扁豆健脾和胃；桑叶清疏肺中燥热。

若口干咽痛、舌红少津者，加玄参、桔梗、芦根以养阴清热润喉；低热不清者，加地骨皮、银柴胡、鲜生地以清退虚热；大便秘结者，加瓜蒌仁、火麻仁清肠润燥。

整个病程中，均可配合六神丸、西瓜霜喷剂，以增强清热解毒、利咽消肿之功效。

【其他疗法】

1. 中成药

（1）银黄口服液：每次 5～10ml，1 日 3 次。用于邪侵肺卫证。

（2）双黄连口服液：每次 5～10ml，1 日 3 次。用于邪侵肺卫、毒炽气营证。

（3）银翘解毒颗粒：每次 1/2～1 包，1 日 2～3 次。用于邪侵肺卫证。

（4）三黄片：每次 2～3 片，1 日 3 次。用于毒炽气营证。

（5）五福化毒丸：每次 1 丸，1 日 2 次。用于毒炽气营证。

2. 外治疗法

（1）锡类散、冰硼散、珠黄散、金不换散：取药少许吹喉中。每日数次。用于咽喉肿痛、腐烂。

（2）西瓜霜喷剂：喷敷咽喉，每日数次。用于咽喉肿痛。

3. 针灸疗法

取穴风池、天柱、合谷、曲池、少商、膈俞、血海、三阴交。用泻法，每日 1 次。用于发热咽痛。

4. 西医疗法

首选青霉素，每日 5 万 U/kg，分 2 次肌注。重症患者，剂量可加大到 10～20 万 U/kg，静脉滴注。青霉素过敏者可用红霉素，每日 30～40mg/kg，分 4 次口服，疗程 7～10 天。

【调护与预防】

1. 调护

（1）急性期应卧床休息，注意居室空气流通，防止继发感染。

（2）供给充分的营养和水分，饮食以清淡易消化，流质或半流质为主。

（3）注意皮肤与口腔的清洁卫生，可用淡盐水或银花甘草液含漱。皮肤瘙痒者不可抓挠，蜕皮时不可撕扯。

2. 预防

（1）对患儿隔离治疗 7 天或连续咽拭子培养 3 次阴性后解除隔离。对密切接触的易感人员，隔离观察 7～12 天。

（2）对病人的分泌物和污染物及时消毒处理。流行期间，小儿勿去公共场所。

（3）易感儿童可口服板蓝根、大青叶等清热解毒中药预防。

第四节　水　痘

水痘是由外感时行邪毒引起的急性出疹性时行疾病。以发热，皮肤分批出现丘疹、疱疹、结痂为特征。因其疱疹内含水液，形态椭圆，状如豆粒，故称水痘。也称水花、水疮、水疱。本病一年四季都有发生，但多见于冬春两季。任何年龄都可发病，而以 6～9 岁小儿发病率较高。本病传染性强，容易造成流行。预后一般良好，愈后皮肤不留瘢痕。

患病后可获终身免疫。若是接受肾上腺皮质激素或免疫抑制剂治疗的患者罹患本病，症状严重，甚至可危及生命。

有关水痘的论述始于宋代，《小儿药证直诀·疮疹候》中最早提出"水疱"之名："疮疹证，此天行之病也。""……肝为水疱，如泪液如水，其色清水；肺为脓疱，以涕稠浊，色白而大……"。《小儿卫生总微论方·疮疹论》正式定名"水痘"："其疮皮薄，如水疱，破即易干者，谓之水痘。"

本病西医亦称为水痘，是由水痘－带状疱疹病毒引起的急性传染病。水痘患者和带状疱疹患者是本病的传染源。主要通过空气飞沫和接触传播，传染性极强。自发病前1~2天至皮疹干燥结痂均有传染性。人群普遍易感。病后可获持久免疫力。

【病因病机】

病因为外感时行邪毒。邪毒从口鼻而入，上犯于肺，下郁于脾，与内蕴之湿热相搏，外透肌肤而发病。病变主要在肺脾两经。

1. 邪郁肺卫　时行邪毒由口鼻而入，郁于肺脾。肺合皮毛，脾主肌肉，肺卫失宣，则见发热、流涕、咳嗽等肺卫症状；病邪深入，下郁于脾，时邪与内湿相搏，外透于肌表，则发为水痘。因毒邪尚轻，病在卫表，临床表现较轻。

2. 毒炽气营　若患儿素体虚弱，或感邪较重，邪盛正衰，热毒炽盛，内犯气营，外透肌表，则见疱疹稠密，色赤紫暗，疱浆混浊。甚者毒热化火，内陷心肝，引动肝风出现神昏、抽搐。也有邪毒内犯，闭阻于肺，出现咳嗽、气喘、鼻煽等症。

【诊断要点】

1. 病史　起病前2~3周有水痘接触史。

2. 临床表现　初起有低热、流涕、咳嗽、不思饮食等症，发热1~2天内，在头面、躯干及全身其他部位出现红色斑丘疹，很快变为疱疹，呈椭圆形，大小不一，内含透明浆液，周围绕以红晕，壁薄易破，有痒感。疱疹可出现在口腔、眼结膜、外阴等处，易破溃形成浅溃疡。1~2天后疱疹干枯结痂，脱落后不留疤痕。皮疹分批出现，此起彼落，在同一时期，斑丘疹、疱疹、结痂并见。皮疹呈向心性分布，躯干部较多，头面、四肢较少。

3. 辅助检查　周围血白细胞总数正常或偏低。刮取新鲜疱疹基底物，用瑞氏染色找到多核巨细胞和核内包涵体，可供快速诊断。补体结合抗体高滴度或双份血清抗体滴度4倍以上升高，可明确病原。

【鉴别诊断】

1. 脓疱疮　好发于炎热夏季，多见于头面部及四肢暴露部位，病初为疱疹，很快成为脓疱，疱液混浊，容易破溃，结成脓痂。疱液可培养出细菌。

2. 丘疹样荨麻疹　好发于婴儿，多有过敏史，无发热、咳嗽等上呼吸道感染症状。皮疹多见于四肢，为红色丘疹，顶部有小疱疹，扪之坚实，不易破损，痒甚，周围无红晕，不结痂。易反复出现。

【辨证论治】

（一）辨证要点

辨轻证与重证　轻度发热，痘疹稀疏，疹色红润，疱浆清亮，周围红晕不著，或伴咳嗽、流涕等症状，为病在肺卫，属轻证；壮热不退，痘疹稠密，疹色紫暗，疱浆混浊，周围红晕显著，伴有高热、烦躁等症状，为病在气营，属重证。甚至会出现邪毒闭肺、邪陷心肝之变证。

（二）治疗原则

本病治疗，以清热解毒利湿为总的原则。轻证以肺卫受邪为主，治以疏风清热解毒，佐以利湿；重证邪炽气营，治以清热凉营，解毒渗湿。

（三）分证论治

1. 邪郁肺卫

证候：轻度发热，或不发热，鼻塞流涕，喷嚏咳嗽，1～2日后皮肤出疹，痘疹稀疏，疹色红润，疱浆清亮，根盘红晕不著，有痒感，以躯干为多，舌苔薄白，脉浮数。

辨证分析：时行邪毒，伤于肺卫，正盛邪轻，故以痘疹稀疏，疹色红润，疱浆清亮，伴低热、咳嗽等肺卫表证为特点，全身症状不重。

治法：疏风清热，利湿解毒。

方药：银翘散加减。

金银花、连翘、竹叶清热解毒；薄荷、荆芥疏风解表；牛蒡子、桔梗、甘草宣肺利咽；常配伍车前子、滑石清热利湿。

咳嗽有痰者加杏仁、浙贝母宣肺化痰；咽喉疼痛加板蓝根、僵蚕清热解毒利咽；皮肤瘙痒加蝉蜕、地肤子祛风止痒。

2. 毒炽气营

证候：壮热不退，烦躁不安，口渴欲饮，面红目赤，痘疹稠密，疹色紫暗，疱浆混浊，根盘红晕显著，大便干结，小便短黄，舌红或绛，苔黄糙，脉数有力。

辨证分析：本证以壮热烦躁，面红目赤，痘疹稠密，疹色紫暗，疱浆混浊为特点。邪毒内传气营，气分热盛，故壮热不退，烦躁口渴，面红目赤等；毒传营分，与内湿相搏外透肌表，故见痘疹稠密，疹色紫暗，疱浆混浊；热伤津液，故大便干结，小便黄赤。

治法：清气凉营，解毒化湿。

方药：清胃解毒汤加减。

方中升麻清热透疹；黄连、黄芩清热解毒；石膏清气分之热；丹皮、生地凉营清热。常配伍紫草、栀子、车前草清热凉营化湿。

口舌生疮、大便干结者加生大黄、全瓜蒌通腑泻火；津液耗伤，口唇干燥者加麦门冬、芦根养阴生津。

水痘发病过程中，如出现高热、咳嗽、气喘、鼻煽、紫绀等症，此为邪毒闭肺之变证，治当清热解毒、开肺化痰，可予麻杏石甘汤加减；若见壮热不退，神志模糊，口渴烦躁，甚则昏迷、抽搐等症，此为邪毒内陷心肝之变证，治当凉血泻火，息风开窍，予清瘟败毒饮加减，并吞服紫雪丹或安宫牛黄丸。

【其他疗法】

1. 中成药

（1）板蓝根颗粒：每次5g，1日2～3次。用于邪郁肺卫证。

（2）清开灵颗粒：每次1包，1日2～3次。用于毒炽气营证。

（3）银翘解毒颗粒：每次1/2～1包，1日2～3次。用于邪郁肺卫证。

（4）小儿清肺颗粒：每次 3~6g，1 日 2 次。用于邪毒闭肺之变证。

2. 经验方

（1）金银花、野菊花各 12g，甘草 3g。水煎服，1 日 1 剂。连服 2~3 天。用于邪郁肺卫证。

（2）腊梅花 5g，连翘、金银花、菊花、赤芍、紫花地丁各 10g，板蓝根 15g，蝉蜕、甘草各 3g，黄连 1.5g。水煎服，1 日 1 剂。用于毒炽气营证。

3. 外治疗法

（1）苦参 30g，芒硝 30g，浮萍 15g。煎水外洗。1 日 2~3 次。用于水痘皮疹较密，瘙痒明显者。

（2）青黛散麻油调后外敷，1 日 1 次，用于疱疹破溃，焮红化脓者。

（3）黄连膏，搽涂于疱疹局部，1 日 1~2 次。用于疱疹红肿热痛者。

【调护与预防】

1. 调护

（1）保持室内空气新鲜，注意避风寒，防止复感外邪。

（2）饮食宜清淡、易消化，多饮温开水，忌油腻及辛辣之品。

（3）保持皮肤清洁，剪短指甲，或带连指手套，以防抓破疱疹，减少继发感染。

（4）肾上腺皮质激素可使水痘病情加重，患者忌用。

2. 预防

（1）发现患儿应立即隔离，直至疱疹全部结痂为止。对有接触史的易感儿，应检疫 3 周，并立即给予水痘减毒活疫苗。

（2）易感孕妇在妊娠早期接触水痘，应给予水痘－带状疱疹免疫球蛋白被动免疫。如患水痘，则应终止妊娠。

（3）患儿使用的被服、用具，应采用曝晒、煮沸、紫外线照射等措施消毒。

第五节　手足口病

手足口病是由感受手足口病时邪引起的急性出疹性时行疾病。以手足皮肤、口咽部发生疱疹为主要临床特征。本病一年四季均可发生，但以夏秋季节为多见。任何年龄均可发病，常见于 5 岁以下小儿。本病传染性强，易引起流行。一般预后较好，少数重症患儿可合并心肌炎、脑炎、脑膜炎等，甚或危及生命。

手足口病是全球性传染病，1959 年提出手足口病命名。我国上海在 1981 年首次报道本病。引发手足口病的肠道病毒有 20 多种，其中以柯萨奇病毒 A16 型（CoxA16）和肠道病毒 71 型（EV71）最为常见。患者是主要的传染源。主要经粪－口和/或呼吸道飞沫传播，亦可经接触病人皮肤、黏膜疱疹液而感染。由于不同病原型别感染后抗体缺乏交叉保护力，因此，人群可反复感染发病。

本病在中医古籍中无专门记载。近年来，本病发病率较高，应用中医药治疗本病，取得了较好的疗效。

【病因病机】

本病的病因为感受手足口病时邪，病变脏腑主要在肺脾。时行邪毒由口鼻而入，内侵肺脾。肺脾受损，水湿内停，与邪毒相搏，外透肌表，则发疱疹。

1. 邪犯肺脾　小儿肺脏娇嫩，脾常不足，如调护失宜，时行邪毒由口鼻而入，内侵肺脾。肺气失宣，卫阳被遏，则发热、咳嗽、流涕；脾失健运，胃失和降，则见恶心、呕吐、泄泻等症。邪毒蕴郁，肺脾受损，气化失司，水湿内停，与时行邪毒相搏，上熏口舌，外透肌表，则发疱疹。

2. 湿热熏蒸　若素体虚弱或感邪较重，邪盛正衰，湿热熏蒸，内燔气营，则壮热不退，心烦口渴；外灼肌肤，则疱疹稠密，红晕显著。甚或邪毒内陷而出现神昏、抽搐等症。此外，若湿热滞留不去，内犯于心，气阴耗损，则出现心悸气短、胸闷乏力，甚或阴损及阳，心阳欲脱而危及生命。

【诊断要点】

1. 病史　5 岁以下小儿多见。病前 1~2 周有手足口病接触史。

2. 临床表现　常突然起病，发病前 1~2 天或发病的同时出现发热，多 38℃左右，可伴头痛、咳嗽、口痛、呕吐、泄泻等症状。一般体温越高，病程越长，则病情越重。口腔黏膜出现散在疱疹，疼痛明显。1~2 天后可见皮肤斑丘疹，呈离心性分布，以手足部多见，并很快变为疱疹，疱疹如米粒至豌豆大，质硬，内有混浊液体，周围绕以红晕。疱疹长轴与指、趾皮纹走向一致。少数患儿臂、腿、臀等部位亦可见。一般 7~10 天消退，疹退后无瘢痕及色素沉着。

3. 辅助检查　血白细胞计数正常，淋巴细胞和单核细胞比值相对增高。

【鉴别诊断】

水痘　有水痘接触史。冬春季多发，6~9 岁小儿多见。以发热，皮肤黏膜分批出现斑丘疹、疱疹、结痂为特征。疱疹较手足口病稍大，呈向心性分布，头面、躯干多，四肢少，疱壁薄，易破溃结痂，其长轴与躯体的纵轴垂直。在同一部位斑丘疹、疱疹、结痂同时并见。

【辨证论治】

（一）辨证要点

辨轻证与重证　病程短，疱疹仅限于手足、口腔部，疹点稀疏，疹色红润，疱浆清亮，根盘红晕不著，全身症状轻微者，为轻证；病程长，疱疹除见于手足及口腔部外，常累及四肢、臀部，疹点稠密，疹色紫暗，疱浆混浊，根盘红晕显著，全身症状较重者，为重证。严重者可出现邪毒犯心、邪陷心肝之变证。

（二）治疗原则

本病治疗，以清热祛湿解毒为原则。轻证治以宣肺解表，清热化湿；重证治以清气凉营，祛湿解毒。若邪毒犯心或邪陷心肝，又当配伍清心开窍、息风镇惊之法。

（三）分证论治

1. 邪犯肺脾

证候：低热，或不发热，鼻塞流涕，咳嗽，咽红疼痛，纳差恶心，呕吐泄泻，发热的同时或 1~2 天后出现口腔疱疹或溃疡，疼痛流涎。随后可见皮肤斑丘疹，呈离心性分布，以手足部多见，并很快变为疱疹，分布稀疏，疹色红润，疱浆清亮，根盘红晕不著，舌质淡红，苔薄黄微腻，脉浮数。

辨证分析：本证由时行邪毒内侵肺脾所致，为手足口病之轻证。以手足及口腔部疱疹，疹点稀疏，疹色红润，疱浆清亮，全身症状较轻为特征。

治法：宣肺解表，清热化湿。

方药：甘露消毒丹加减。

常用金银花、连翘、薄荷、黄芩宣肺解表，清热解毒；藿香、白蔻仁、石菖蒲芳香化湿；滑石、茵陈清热利湿；射干、川贝母解毒利咽。

高热加柴胡、葛根解肌退热；咽痛甚者，加僵蚕、板蓝根解毒利咽；恶心呕吐加苏梗、竹茹和胃降逆。如发热、口渴、呕吐、泄泻、舌红苔黄腻者，合葛根芩连汤解表清里，化湿和中。

2. 湿热蒸盛

证候：高热不退，烦躁口渴，口痛，流涎，小便黄赤，大便干结，手足、口腔疱疹较多，四肢、臀部亦出现，疹点稠密，疹色紫暗，疱浆混浊，根盘红晕显著，舌质红绛，苔黄腻或黄燥，脉滑数。

辨证分析：本证因湿热邪毒炽盛，内传气营所致。以手足、口、四肢及臀部疱疹量多、稠密，疹色紫暗，疱浆混浊，根盘红晕显著，全身症状较重为特点。湿热疫毒留恋气分不解，外发肌肤、四肢，上炎于口，则见手足、口、四肢疱疹；邪入营分则身热夜甚，烦躁口渴，疹色紫暗，舌质红绛。

治法：清热凉营，祛湿解毒。

方药：清瘟败毒饮加减。

方中黄芩、黄连、栀子、连翘清热解毒祛湿；生石膏、知母清气泄热；水牛角、生地、赤芍、丹皮凉血清热。常配伍板蓝根、紫草解毒透疹；车前草、石菖蒲清热化湿。

偏于湿重者，去生地、知母，加滑石、竹叶清热利湿；大便秘结者，加大黄、芒硝泄热通便；疱疹痒甚者，加白鲜皮、荆芥穗祛风止痒。

本方在使用时应注意，生石膏、水牛角用量宜大。1剂可用至30~100g，生石膏如是块状，煎煮前须打碎；水牛角要刨成薄片方能使有效成分煎出。

若邪毒炽盛，内陷厥阴，而见壮热、神昏、抽搐者，加服安宫牛黄丸或紫雪丹以平肝息风，清心开窍。若邪毒犯心，而见心悸、胸闷、气短者，当按病毒性心肌炎辨治。

【其他疗法】

1. 中成药

（1）双黄连口服液：每次5~10ml，1日2~3次。用于邪犯肺脾证。

（2）清热解毒口服液：每次5~10ml，1日2~3次。用于邪犯肺脾证。

（3）穿琥宁注射液：每日10mg/kg，用5%葡萄糖注射液100~250ml稀释，静脉滴注，1日1次。用于湿热蒸盛证。

2. 外治疗法

（1）西瓜霜、冰硼散、珠黄散、锡类散：任选1种，涂搽口腔患处，1日3次。用于口腔疱疹。

（2）青黛散、如意金黄散：任选1种，麻油调涂于手足疱疹患处，1日3次。用于手足疱疹。

（3）金银花、板蓝根、蒲公英、车前草、浮萍各15g，黄柏10g。水煎，外洗手足疱疹处，1日2～3次。用于手足疱疹较重者。

【调护与预防】

1. 调护

（1）患病期间，宜卧床休息。

（2）多饮开水，进食前后可用生理盐水或温开水漱口。给予清淡无刺激的流质或软食。

（3）注意保持皮肤清洁，勿挠抓疱疹，以防溃破感染。

（4）密切观察病情变化，及早发现邪毒内陷及邪毒犯心等并发症。

2. 预防

（1）本病流行期间，勿带孩子去公共场所，发现疑似病人，应及时隔离，对密切接触者应隔离观察7～10天，并予板蓝根颗粒冲服。

（2）注意培养良好的卫生习惯，饭前、便后洗手。

（3）被污染的日常用品、食具与患儿粪便和其他排泄物应及时消毒处理，衣物置阳光下暴晒。

第六节　痄　腮

痄腮是感受风温邪毒，壅阻少阳经脉引起的时行疾病。以发热、耳下腮部漫肿疼痛为主要临床特征。民间亦称为"鸬鹚瘟"、"蛤蟆瘟"。本病一年四季都可发生，冬春季多见。学龄儿童发病率高，能在儿童群体中流行。一般预后良好。少数儿童由于病情严重，可出现昏迷、惊厥变证，年长儿童可毒窜少腹，出现少腹疼痛、睾丸肿痛等。

痄腮的病名首见于《疮疡经验全书·痄腮》："此毒受在牙根耳聹，通于肝肾，气血不流，壅滞颊腮，此是风毒证。"指出了本病的病因和病机特点。《外科正宗·痄腮》进一步阐明："痄腮乃风热湿痰所生，有冬温后天时不正，感发传染者，多两腮肿痛，初发寒热。"并提出内服柴胡葛根汤，外敷如意金黄散的治疗方法。

本病西医学称为流行性腮腺炎，是由腮腺炎病毒引起的急性呼吸道传染病。患者及隐性感染者是传染源，可通过直接接触、飞沫、唾液污染食具等途径传播。人群普遍易感，感染后可获持久免疫。

【病因病机】

痄腮的病因为感受风温邪毒，主要病机为邪毒壅阻少阳经脉，与气血相搏，凝滞腮部。

1. 邪犯少阳　风温邪毒从口鼻而入，首犯肺卫，卫表失和，则发热恶寒，头痛、咽痛。继则侵犯足少阳胆经。少阳胆经起于目外眦，上抵头角，下耳后，绕耳而行。邪毒与气血相搏，循经上攻腮颊，凝滞于耳下腮部，则致腮部肿胀疼痛而发病。

2. 热毒壅盛　如热毒炽盛，壅阻少阳经脉，气血凝滞，则腮部肿胀疼痛，坚硬拒按，高热不退；邪热扰心，则烦躁不安。

足少阳胆经与足厥阴肝经互为表里，热毒炽盛者，邪盛正衰，邪陷厥阴，动风扰心，可见高热、昏迷、抽搐等证，此为邪陷心肝之变证。足厥阴肝经循少腹络阴器，邪毒内窜睾腹，蕴结不散，可致睾丸肿痛，或少腹疼痛，此为毒窜睾腹之变证。

【诊断要点】

1. 病史　发病前2～3周有流行性腮腺炎接触史。

2. 临床表现　起病较急，可有发热、头痛、咽痛，食欲不振等，1～2天后，以耳垂为中心腮部漫肿疼痛，边缘不清，表面不红，触之有弹性，通常先起于一侧，继之波及对侧。于张口、进食时疼痛加剧，腮腺管口可见红肿（颊黏膜近第二白齿处）。如无并发症，腮肿1周左右消退，整个病程约7～10天。

3. 辅助检查　周围血象白细胞总数正常或降低，淋巴细胞相对增多。血清、尿淀粉酶升高。从患儿鼻咽分泌物、血、脑脊液及粪便中可分离出病毒。

【鉴别诊断】

发颐　腮腺肿大多为一侧。局部红肿灼热，疼痛拒按，脓成时有波动感，按压腮部可见腮腺管口有脓液溢出。无传染性，常继发于热病之后。血白细胞总数及中性粒细胞增高。

【辨证论治】

（一）辨证要点

辨轻证与重证　轻证，发热不高或不发热，腮肿较轻，不坚硬，属温毒在表；重证，高热不退，腮肿较重，坚硬拒按，胀痛，属热毒在里。若出现高热不退，昏迷，抽风，或睾丸胀痛，少腹疼痛等并发症者，为变证。

（二）治疗原则

本病治疗原则为清热解毒，消肿散结。初起邪犯少阳者，治以疏风清热，消肿散结；热毒壅盛者，治以清热解毒，软坚散结。邪毒传变，内陷心肝者，治以清热解毒，息风开窍。毒窜睾腹者，治以清肝泻火，活血止痛。本病在内服药物治疗的同时，应配合外治疗法，以提高疗效。

（三）分证论治

1. 常证

（1）邪犯少阳

证候：轻微发热恶寒，一侧或两侧耳下腮部漫肿疼痛，咀嚼不便，或伴头痛，咽痛，纳少，舌红，苔薄白或薄黄，脉浮数。

辨证分析：本病多见于疾病初期，邪犯少阳，温毒在表。以轻微发热，腮部肿痛较轻，全身症状不重为特征。风温邪毒从口鼻而入，邪郁少阳经脉，与气血相搏，凝滞耳下腮部，故腮部肿胀疼痛。

治法：疏风清热，散结消肿。

方药：柴胡葛根汤加减。

方中柴胡、葛根、升麻疏风清热；黄芩、连翘、石膏清热解毒；牛蒡子、桔梗、甘草清热利咽；天花粉清热生津消肿。其中，柴胡、黄芩入少阳，又可清利少阳。

发热恶寒，加苏叶、白芷；咽喉肿痛，加马勃、玄参清热利咽；纳少、呕吐，加竹茹、陈皮清热和胃。本证也可用银翘散加减治疗。

（2）热毒壅盛

证候：高热，一侧或两侧耳下腮部肿胀疼痛，坚硬拒按，张口、咀嚼困难，头痛，咽红肿痛，烦躁口渴，大便秘结，小便短赤，舌红，苔黄，脉滑数。

辨证分析：本证因邪犯少阳，热毒炽盛，蕴结于里所致，以高热烦渴，腮部肿痛显著，坚硬拒按为辨证要点。邪毒壅盛于少阳经脉，气血凝滞不通，故腮部肿痛、坚硬拒按，张口、咀嚼困难。

治法：清热解毒，软坚散结。

方药：普济消毒饮加减。

柴胡、黄芩清利少阳；黄连、连翘、板蓝根、升麻清热解毒；桔梗、牛蒡子、马勃、玄参、薄荷清热利咽，消肿散结；僵蚕解毒通络；陈皮理气，疏通壅滞。

腮肿坚硬者，加夏枯草、昆布软坚散结；热甚者，加生石膏、知母清热泻火；大便秘结者，加大黄、芒硝通腑泄热。

2. 变证

（1）邪陷心肝

证候：高热不退，耳下腮部肿痛，坚硬拒按，神昏，嗜睡，头痛项强，剧烈呕吐，反复抽搐，舌红，苔黄，脉弦数。

辨证分析：本证由热毒壅盛，内陷心肝，动风扰心所致。以高热、腮肿、神昏、抽搐为辨证要点。邪热炽盛，内扰心神，故高热，神昏，嗜睡；热动肝风，故反复抽搐；邪毒壅结不散，故腮部肿胀疼痛，坚硬拒按。

治法：清热解毒，息风开窍。

方药：清瘟败毒饮加减。

黄连、栀子、连翘、生甘草清热解毒；生石膏、水牛角、生地黄、牡丹皮、赤芍清热凉营；钩藤、僵蚕平肝息风；竹叶、玄参、芦根清热生津。

头痛剧烈者加用龙胆草、石决明清肝泻火；高热神昏者，加服安宫牛黄丸清热解毒开窍；抽搐频作者，加服紫雪丹平肝息风解毒。

（2）毒窜睾腹

证候：腮肿同时或腮肿渐消时，一侧或两侧睾丸肿胀疼痛，或少腹疼痛，痛时拒按，舌红，苔黄，脉弦数。

辨证分析：本证为邪毒内窜足厥阴肝经所致，以腮肿、睾丸肿胀疼痛，或少腹疼痛为特征。足厥阴肝经循少腹络阴器，邪毒未清，内传厥阴肝经，蕴结于睾腹，故见睾丸肿胀疼痛，少腹疼痛。

治法：清肝泻火，活血止痛。

方药：龙胆泻肝汤加减。

龙胆草、栀子清泻肝胆实火；黄芩清热解毒；柴胡疏肝利胆；木通、车前子引湿热下行。常配伍当归、赤芍、桃仁活血化瘀；橘核、荔枝核理气散结。

睾丸肿大明显者，加青皮、皂刺理气消肿；少腹痛甚伴腹胀便秘者，加大黄、川楝子、枳壳理气通腑。

【其他疗法】

1. 中成药

（1）小柴胡颗粒：每次1包，1日2～3次。用于邪犯少阳证。

（2）赛金化毒散：每次0.3～0.6g，1日2次。用于热毒壅盛证。

（3）安宫牛黄丸：每次1～3g，1日2次。用于邪陷心肝变证。

（4）清开灵颗粒：每次1包，1日2～3次。用于热毒壅盛及邪陷心肝证。

2. 外治疗法

（1）青黛散、紫金锭、如意金黄散：任选1种，适量，以醋或茶水调敷腮部。1日1～2次。用于腮部肿痛。已破溃者禁用。

（2）新鲜仙人掌（去刺）、新鲜蒲公英、新鲜马齿苋、新鲜芙蓉叶或花：任选1种，适量，洗净后捣烂外敷腮部。1日2次。用于腮部肿痛。

（3）新鲜败酱草：每次50g，煎汤熏洗患处，1日2次。用于腮部肿痛及毒窜睾腹变证。

3. 针灸疗法 取翳风、颊车、合谷、外关。高热配曲池、大椎；睾丸肿痛配太冲、血海、三阴交。用泻法，强刺激，每日1次。用于腮部肿痛及毒窜睾腹之变证。

4. 激光疗法 用氦氖激光照射少商、合谷、阿是穴。每穴5～10分钟，1日1次，连用3～5天，用于腮部肿痛。

【调护与预防】

1. 调护

（1）发热期间应卧床休息，并发睾丸炎者适当延长卧床休息时间。

（2）饮食宜清淡、易消化、流质、半流质为主，忌辛辣、酸性、坚硬食物。

（3）注意观察病情，及时发现并处理并发症。

（4）睾丸肿痛者，局部可给予冷湿敷，并用丁字带将肿胀的阴囊托起。

2. 预防

（1）及早隔离患儿，直至腮肿完全消退为止。

（2）流行期间，易感儿应少去公共场所。有接触史的可疑患儿，应隔离观察。

（3）生后14个月可注射腮腺炎减毒活疫苗。

第七节 顿 咳

顿咳是感受时行邪毒引起的肺系时行疾病，临床以阵发性痉挛性咳嗽，咳后有特殊的鸡鸣样吸气性吼声为特征。其咳嗽阵发，停顿片刻后再咳，而称"顿咳"、"顿呛"、"顿嗽"，因其具有传染性，故又称"天哮呛"、"疫咳"。顿咳好发于冬春季节，以5岁以下小儿最易发病，年龄愈小，则病情愈重。本病病程较长，咳嗽症状可持续2～3个月，对小儿身体健康影响较大。如无并发症，一般预后良好。重症或年幼体弱儿易并发肺炎喘嗽、神昏、抽搐之变证。

本病在《素问·咳论》中已有相关症状描述："久咳不已，三焦受之。……此皆聚于胃，关于肺，使人多涕唾而面浮肿气逆也"。秦景明《幼科金针·天哮》记载："夫天哮者，……盖因时行传染，极难奏效。其症咳起连连，而呕吐涎沫，涕泪交流，眼胞浮肿，吐乳鼻血，呕衄睛红。"描述了本病的症状表现，并指出本病的传染性。

西医学的百日咳可参照本节治疗。病原体为百日咳杆菌，患者是主要的传染源，通过飞沫经呼吸道传播。人群普遍易感，但幼儿发病率最高。母体无足够的保护性抗体传给胎儿，故 6 个月以下婴幼儿发病较多。病后可获持久免疫力。

【病因病机】

本病病因为外感时行邪毒。时行邪毒侵入肺系，夹痰交结气道，导致肺失肃降，肺气上逆为其主要病机。病变脏腑主要在肺，重者可内陷心肝。

1. 邪犯肺卫　小儿时期肺常不足，年龄愈小，肺愈娇弱，感邪机会愈多。病之初期，时行邪毒从口鼻而入，侵袭肺卫，肺失宣肃，肺气上逆，而出现类似外感咳嗽症状，且有寒热之不同。

2. 痰火阻肺　继而邪毒郁而化火，痰火胶结，阻塞气道，肺失清肃，气逆上冲，咳嗽加剧，以致痉咳阵作，直到胶阻之痰涎吐出方可暂缓。痰火阻肺日久，常累及它脏。如痰火犯胃则呕吐；犯肝则两胁作痛；肺与大肠相表里，又为水之上源，肺气宣降失司，大肠、膀胱随之失约，故咳甚则二便失禁，面目浮肿；若气逆化火伤络，则见目睛出血、衄血、痰中带血等症。

3. 气阴耗伤　病至后期，邪气渐退，正气耗损，肺脾亏虚，多见气阴不足证候。

年幼体弱儿，正气亏虚，时邪痰热侵袭，容易发生变证。若痰火闭肺，可并发咳喘、气促之肺炎喘嗽；若痰火内陷心肝，则可致昏迷、抽搐之变证。

【诊断要点】

1. 病史　根据流行病学资料，未接种百日咳菌苗，有百日咳接触史。

2. 临床表现　临床可分为 3 期

（1）初咳期：约 1～2 周。症状类似感冒，可有发热、咳嗽、流涕等。2～3 天后热退，鼻塞、流涕消失，而咳嗽日渐加重，逐渐发展为阵发性痉挛性咳嗽。

（2）痉咳期：持续 2～4 周或更长。以阵发性、痉挛性咳嗽为特征。每次咳十数声或数十声，咳嗽末有鸡鸣样吸气性回声。并咳出大量黏痰或吐出胃内容物后方可暂缓，如此反复。常伴面目浮肿，目睛出血，或痰中带血，舌系带溃疡。痉咳日轻夜重，每因情绪激动、进食等因素而诱发。新生儿和婴儿一般无典型痉咳，常表现为呛咳憋气，面青唇紫，二便失禁，甚则惊厥抽搐。

（3）恢复期：约 2～3 周。阵咳发作次数减少，咳嗽减轻，逐渐痊愈。

3. 辅助检查　初咳期及痉咳期血白细胞总数升高，可达（20～40）×10^9/L，淋巴细胞升高，可达 60%～70%。鼻咽拭子培养法和咳碟法作细菌培养，有百日咳杆菌生长。用酶联免疫吸附试验检查血清中特异性 IgM、IgG、IgA 抗体，可用于早期诊断。

【鉴别诊断】

1. 感冒　以发热、鼻塞流涕、咳嗽为主症，但咳嗽无明显逐日加重和日轻夜重的特点，经治疗，表证解而咳嗽渐止。

2. 支气管炎、肺炎　有时也有痉挛性咳嗽，但无鸡鸣样吸气性回声。肺部听诊有干性或湿性啰音，胸部 X 线光片有炎症改变。

【辨证论治】

（一）辨证要点

辨轻证与重证 轻证，痉咳期的持续时间较短，痉咳不甚，发作次数较少，痉咳时的痛苦症状较轻；重证则痉咳期的持续时间较长，痉咳剧烈，发作频繁，痉咳时痛苦万状，常伴面目浮肿，目睛出血，痰中带血，舌系带溃疡、大小便失禁等，容易发生变证。

（二）治疗原则

治疗以清热泻肺，化痰降逆为原则。初咳期治以疏风达邪，宣肺止咳；痉咳期治以清热泻肺，化痰降逆；恢复期治以养阴润肺，益气健脾。本病虽以痉咳为主，但不可妄用收敛固涩之药，以免留邪。痉咳期不可早用滋阴润肺之品，以防痰火不清，病程迁延。

（三）分证论治

1. 邪犯肺卫（初咳期）

证候：咳嗽，鼻塞流涕，喷嚏，或伴发热、咽红，2~3 天后咳嗽逐渐加剧，日轻夜重，痰稀白，量不多，或痰稠难咯，苔薄白或薄黄，脉浮有力。

辨证分析：本证以外感表证兼咳嗽逐渐加剧，日轻夜重为辨证要点。2~3 天后，邪渐入里，化热生痰，内阻于肺，肺气上逆，则咳嗽渐剧，日轻夜重；时邪有夹风寒、风热之别，夹风寒者，则痰稀白，苔薄白；夹风热者，则痰稠难咯，苔薄黄。

治法：疏风达邪，宣肺止咳。

方药：三拗汤加味。

常用麻黄辛温宣肺；甘草佐麻黄辛甘发散肺卫之邪；杏仁、浙贝母化痰止咳；桑叶、炙紫菀、枇杷叶宣肺止咳。

偏风寒者，加苏叶、陈皮辛温宣肺化痰；痰多色白者，加半夏、茯苓燥湿化痰止咳；偏风热者，加桑叶、菊花、黄芩祛风清热宣肺；痰黄稠者，加胆南星、鲜竹沥清热化痰。

2. 痰火阻肺（痉咳期）

证候：阵发性痉咳，日轻夜重，咳后有深吸气样鸡鸣声，吐出痰涎及食物后，痉咳暂时缓解，但不久又复发作。轻则昼夜痉咳 5~6 次，重者 40~50 次。痰稠色黄难咳，可伴目睛红赤，胸胁作痛，舌系带溃疡。舌红，苔黄，脉数。小婴儿可见呛咳、憋气、神昏、抽搐。

辨证分析：本证以阵发性痉咳，鸡鸣样吸气性吼声，痰稠色黄难咳为辨证要点。邪郁化火，炼液为痰，痰火互结，阻塞气道，气火上逆，故痉咳频作。咳后骤然吸气，大量气体激动声门而发声，故咳后伴深吸气样鸡鸣声；咯出痰涎，吐出食物后，气道得以通畅，故咳嗽暂时缓解；肺病及肝，肝火随之上逆，故胸胁作痛，目睛出血；肺病及心，心火上炎，则舌系带溃疡。

治法：清热泻肺，化痰降逆。

方药：桑白皮汤合葶苈大枣泻肺汤加减。

方中桑白皮、黄芩、川贝母清泄肺热，化痰止咳；葶苈子、苏子、杏仁、半夏降逆化痰；黄连、栀子泻火泄热。

痉咳频作者，加僵蚕、地龙解痉镇咳；呕吐频繁，影响进食者，加代赭石、枇杷叶、紫石英镇逆降气；两目红赤者，加龙胆草清泄肝火；胸胁疼痛者，加柴胡、郁金、桃仁疏肝活血；咳血、衄血者，加白茅根、侧柏叶凉血止血。

邪盛正虚，发生变证时，应随证论治。邪陷心肝者，治宜泻火涤痰，息风开窍，选用羚角钩藤汤、牛黄清心丸等；痰热闭肺者，治宜清热涤痰，宣肺开闭，选用麻杏石甘汤加味，窒息紫绀时，紧急予以吸痰、吸氧。

3. 气阴耗伤（恢复期）

证候：痉咳缓解，咳减，仍有干咳无痰，或痰少质稠，声音嘶哑，伴低热盗汗，午后颧红，烦躁不安，舌红，苔少或无苔，脉细数。或咳声无力，痰白清稀，神倦乏力，气短懒言，纳差食少，大便不实，舌淡，苔薄白，脉细弱。

辨证分析：本证以干咳少痰，声音嘶哑，低热盗汗，舌红少苔，脉细数，或咳声无力，痰白清稀，舌淡苔白，脉细弱为辨证要点。肺阴亏损者，咽喉失于濡润，故干咳少痰，声音嘶哑。肺气亏虚者，气不布津，停聚成痰，故咳嗽无力，痰白清稀；脾气亏虚者，运化无权，故神倦乏力，纳差食少，大便不实。

治法：养阴润肺，益气健脾。

方药：沙参麦冬汤、人参五味子汤加减。

沙参麦冬汤适用于肺阴耗损证。常用沙参、麦冬、玉竹、桑叶、天花粉、生甘草养肺润肺，生津润燥。

咳嗽时作，加桔梗、杏仁宣肺止咳；干咳无痰，加百合、生地润肺止咳；盗汗甚者，加浮小麦、地骨皮清热敛汗；声音嘶哑者，加玄参、胖大海生津利咽。

人参五味子汤适用于脾肺气虚证。常用党参、白术、茯苓、甘草补中益气，健脾养胃；五味子敛肺纳气；麦冬甘润养肺。

咳嗽痰多者，加川贝母、款冬花化痰止咳；痰稀量多者，加陈皮、半夏燥湿化痰；食欲不振者，加神曲、鸡内金开胃助运。

【其他疗法】

1. 中成药

（1）鹭鸶咳丸：每次1丸，1日2～3次。用于邪犯肺卫证、痰火阻肺证。

（2）羊胆丸：每次2～3g，1日3次。用于邪犯肺卫证、痰火阻肺证。

（3）二冬膏：每次5～10g，1日2次。用于肺阴不足证。

2. 经验方

（1）新鲜鸡胆汁，加白糖适量，调成糊状，蒸熟。每日每岁1/2只，最多不超过3只，1日2次，连服5～7日。用于痰火阻肺证。

（2）紫皮大蒜，制成50%糖浆。5岁以内每次5～10ml，5岁以上每次10～20ml，每日3次，连服7日。用于痉咳期。

（3）百部10g，白前10g，白梨1个（洗净，连皮切碎）。水煎，加少量冰糖，去渣饮汤，1日2～3次，连服5～6天。用于痉咳期。

（4）蜈蚣、甘草等份，研末。每次1～2g，1日3次，蜜水调服。用于痉咳期。

3. 推拿疗法

逆运八卦10分钟，退六腑10分钟，推脾经5分钟，揉小横纹10分钟。1日1次，10天为1疗程。用于痉咳期。

4. 针灸疗法

（1）刺四缝：常规消毒后点刺出黏液，左右手交替，1日1次，治疗7～14日。用于痉咳期及恢复期。

（2）体针：主穴取合谷、尺泽、肺俞，配穴取曲池、丰隆、内关。泻法，不留针。1日1次，5天为1疗程。用于痉咳期。

5. 西医疗法　早期应用抗生素可减轻或阻断痉咳。首选红霉素，每日30～50mg/kg，分4次口服。亦可选用复方磺胺甲噁唑，每日SMZ40mg/kg、TMP8mg/kg。疗程2～3周。

【调护与预防】

1. 调护

（1）居室空气新鲜，保持一定湿度。避免烟尘、异味等诱发咳嗽。

（2）注意休息，保持心情愉快，防止精神刺激、情绪波动。

（3）饮食富营养、易消化，少食多餐。避免煎炸、辛辣、酸咸等刺激性食物。

（4）密切观察病情变化，发生窒息、神昏、抽搐时要及时抢救。

2. 预防

（1）隔离患儿4～7周，对有接触史的易感儿应观察3周，并服中药预防，如鱼腥草或鹅不食草15～20g，任选1种，水煎，1日1剂，连服5天。

（2）按时接种白百破三联疫苗。

（3）易感儿在疾病流行期间避免去公共场所。

第八节　小儿暑温

小儿暑温是感受暑温邪毒引起的时行疾病。临床以高热、抽风、昏迷为特征，发病急骤，变化迅速，可突然出现内闭外脱的危象，重症病例常因持续高热、抽风而留有后遗症。本病发病有明显的季节性，多发生在7、8、9月盛夏时节。任何年龄均可发病，但以10岁以下儿童多发，尤以2～6岁儿童发病率高，有较强的传染性。

小儿暑温一名，为清代吴鞠通所创立，《温病条辨·上焦篇》曰"小儿暑温，身热猝然痉厥"。根据发病特点和临床表现的不同，本病尚有"暑风"、"暑厥"、"暑痉"等名称。

本病西医学称流行性乙型脑炎，简称乙脑，是人兽共患的自然疫源性疾病。病原为乙脑病毒，主要侵犯中枢神经系统。传染源主要是病猪，蚊虫是主要的传播媒介，被感染的蚊虫通过叮咬人和动物而传播。人类普遍易感，感染后可获较持久免疫力。自接种乙脑疫苗以来，发病率明显下降，已消灭了流行趋势，仅见少数散发病例，发病症状也有所减轻。

【病因病机】

本病系感染暑温邪毒所致。夏季暑气当令，暑温邪毒易于流行，其邪伤人最速，特别是小儿时期神气怯弱，气血未充，脏腑未坚，一旦被暑温邪毒所侵，正不胜邪，则卒然发病。暑温邪毒从肌表而入，一般按卫、气、营、血规律传变，但因传变迅速，卫、气、营、血间的界限常不分明，多表现为卫气同病、气营同病、营血同病。由于暑温邪毒化火最速，热盛生痰，痰热动风，热、痰、风相互交织，互为因果，则出现高热、抽风、昏迷等症。

1. 邪犯卫气 暑邪侵袭卫分，卫表失和，则发热、微恶风寒，头痛无汗。邪毒迅速化热入里，传入阳明气分，则高热口渴，有汗热不解，头痛剧烈，神倦或烦躁不安。

2. 邪炽气营 热毒蕴结气分不解，内迫营分，邪陷厥阴，则动风扰心，心肝俱病，而出现高热、昏迷、抽风三大主证，形成热、痰、风三证。

3. 邪入营血 热毒炽盛，深入营血，伤津劫液，耗血动血。阴分受损，热伏于内，则身热夜甚；血分有热，迫血妄行，则见吐血、衄血；痰热互结，蒙蔽心窍，引动肝风，则昏迷不醒，反复抽搐。

若邪甚正虚，则致内闭外脱之危象，热、痰、风充斥三焦，正不胜邪，而见呼吸不整，气息断续，面白肢厥、脉微欲绝。

4. 邪恋正虚 本病后期，由于长期高热、抽风、昏迷，导致气阴耗伤，病久则气血营卫失调，筋脉失养。或余邪未清，风痰留滞，蒙蔽心窍，阻滞经络，而产生不规则发热，肢体震颤，神志不清，痴呆，失语，肢体瘫痪等症状。若日久不愈，脏腑、经络功能难以恢复，可至终身病残的后遗症。

总之，小儿暑温属温病范畴，按卫、气、营、血规律传变。由于邪毒传变迅速，常卫气同病、气营同病、营血同病，甚至内闭外脱。热、痰、风充斥，气营同病为病机演变中心。

【诊断要点】

1. 病史 有明显季节性，多发于7、8、9三月。曾在疫区，有蚊虫叮咬史。

2. 临床表现 典型病例可分为四期

（1）初热期：起病急，发热、头痛、嗜睡、呕吐，可有脑膜刺激征。病程1~3天。

（2）极期：持续高热，可达39℃~40℃以上。初期症状逐渐加重，意识明显障碍，由嗜睡、昏睡乃至昏迷。一般昏迷持续1周左右，重者持续1个月以上。重症患者可出现全身抽搐、强直性痉挛或强直性瘫痪。严重患者出现呼吸衰竭、脑疝等危症。可见脑膜刺激征、病理反射与神经系统阳性体征。

（3）恢复期：病程8~10日，体温渐降，神志渐清，抽搐逐渐停止，多数患者逐渐康复。重者可有持续低热、意识障碍、吞咽困难、失语、失聪、肢体震颤或僵硬等。

（4）后遗症期：少数患儿在发病6个月后仍留有恢复期症状，不能完全恢复，如痴呆、瘫痪等。

3. 辅助检查 血象可见白细胞总数升高，一般在（10~20）×10^9/L，中性粒细胞增至80%以上。脑脊液压力增高，白细胞计数多在（50~500）×10^6/L，早期以中性粒细胞为主，随后以淋巴细胞为主，蛋白轻度增高，糖与氯化物正常。病后2~5周内补体结合试验阳性。

【鉴别诊断】

小儿暑温需与疫毒痢鉴别。

疫毒痢 起病暴急，突然高热、昏迷、抽搐，更易内闭外脱。肛门指诊或盐水灌肠检查大便可见脓细胞、红细胞、巨噬细胞，培养可见痢疾杆菌。一般无脑膜刺激征，脑脊液检查无异常。

【辨证论治】

（一）辨证要点

1. 辨轻证与重证 病程较短，发热不盛，意识障碍浅，抽搐程度不重，持续时间不长，为轻证；病程长，高热不退，意识障碍深，出现早，抽搐程度重，次数频繁，持续时间长，甚至出现内闭外脱危象者，为重证。

2. 辨卫气营血 邪在卫气，则发热恶寒或但热不寒，头痛、颈项强直、烦躁、嗜睡；邪在气营，则高热不退，神志昏迷、或见谵语，四肢抽搐；邪在营血，则身热夜甚，神昏，抽搐，兼皮肤发斑、衄血等出血征象。

（二）治疗原则

本病治疗原则以清热、豁痰、开窍、息风为主。急性期以解热为关键，热在表者，宜清暑透表，使邪从外泄；在里者，宜苦寒清热或通腑泄热；邪郁化火，入营入血，则苦寒合咸寒清营泻火。结合痰、风之证，施以开窍豁痰，镇惊息风等法。恢复期及后遗症期治以扶正祛邪，余邪未尽，虚热不退者，宜养阴清热；痰蒙清窍，神识痴呆者，宜豁痰开窍；虚风内动，肝肾不足者，宜养阴息风。

（三）分证论治

1. 邪犯卫气

证候：突然发热，微恶风寒，或但热不寒，头痛无汗或少汗，颈项强硬，口渴引饮，常伴恶心、呕吐，或烦躁或嗜睡，或抽搐，舌红，苔薄白或黄，脉浮数或滑数，指纹浮紫或紫滞。

辨证分析：本证起病急骤，以暑温初发，卫气同病为特征。邪在卫表则发热恶寒，头痛、项强；邪在气分则但热不寒，烦躁口渴，脉数有力。热犯阳明，或暑邪夹湿内阻，胃气上逆，故呕吐、恶心。

治法：辛凉透表，清暑化湿。

方药：新加香薷饮或白虎汤加减。

邪偏卫分用新加香薷饮加减。常用香薷清暑解表；连翘、银花清热解毒；厚朴、扁豆花化湿解暑。

如胸闷、恶心呕吐，苔腻者，加藿香、佩兰化湿和胃；恶寒发热表证明显者，加荆芥、鲜荷叶、西瓜翠衣解暑透热；颈强者，加葛根、僵蚕祛风解痉。

邪偏气分用白虎汤加减。常重用石膏清泄气分实热；知母协石膏清热而润燥。常配伍黄芩、大青叶清热解毒；藿香、竹茹化湿和胃；钩藤、僵蚕息风止痉。

2. 邪炽气营

证候：高热持续不退，烦躁口渴，颈项强直，剧烈头痛，呕吐频繁，神昏谵语，四肢抽搐，甚则喉间痰鸣，呼吸不利，大便秘结，小便短赤，舌质红绛，苔黄糙，脉数有力，指纹紫滞。

辨证分析：本证为暑邪化火，燔灼气营所致，以高热、神昏、抽搐为特征。暑邪热毒蕴结气分不解，化火内窜营分，形成气营两燔之证。气分热盛，表现为高热不退，烦渴引饮；邪入营分，内犯心肝，蒙蔽心窍则神昏谵语；热动肝风则颈项强直，四肢抽搐。

治法：清气凉营，泻火涤痰。

方药：清瘟败毒饮加减。

方中生石膏、知母清气分之热；水牛角、生地、芍药、丹皮清解营分之毒；黄连、黄芩、栀子清心泻火。

如高热不退，四肢抽搐不止，热动肝风者，可加羚羊角粉、钩藤平肝息风；神情烦躁，昏迷谵语者，加服紫雪丹、安宫牛黄丸清心开窍。如热、痰、风充斥，高热、神昏、抽搐同时并见，舌质红绛，苔黄糙，脉实有力，不论有无腹胀便秘，宜用大剂调胃承气汤以釜底抽薪，急下存阴。

3. 邪入营血

证候：身热起伏，朝轻暮重，昏迷加深，双目上视，牙关紧闭，颈项强直，反复抽动，胸腹灼热，四肢厥冷，皮肤斑疹，或有衄血，二便失禁，唇舌紫暗焦干，舌质红绛，或光滑少津，脉沉细数。

辨证分析：本证以身热起伏，朝轻暮重，昏迷加深，反复抽动，或见动血，舌质红绛，苔薄少津为辨证要点。热犯阴分，阴血亏耗，故发热起伏，朝轻暮重；心神被蒙，神无所主，则昏迷加深；阴伤血燥则风动，故双目上视，牙关紧闭，颈项强直，四肢抽搐；痰热内闭，阳气不能达于四末，故胸腹灼热，而四肢厥冷；热伏营血，迫血妄行，故衄血，皮肤斑疹。

治法：凉血清心，增液潜阳。

方药：犀角地黄汤合增液汤加减。

常用水牛角、丹皮、赤芍、板蓝根清营凉血解毒；玄参、生地、麦冬养阴增液潜阳。常配伍连翘、竹叶清心除烦。

若抽搐不止者，加牡蛎、钩藤潜阳息风；昏迷不醒者，加安宫牛黄丸开闭醒神。

4. 邪恋正虚

（1）余热未尽

证候：低热或不规则发热，面赤颧红，手足心热，心烦不宁，咽干口渴，小便短少，偶有惊惕，舌质红绛，苔光剥，脉细数。或不规则发热，汗出不温，面色㿠白，精神倦怠，食少纳呆，大便稀溏，舌淡嫩，苔薄白，脉细无力。

辨证分析：恢复期暑邪渐退，阴液耗伤，余邪未尽而见低热不退，面赤颧红，手足心热，咽干口渴，舌质红绛；余邪未尽，卫阳受损，卫外不固，营阴外泄，则不规则发热，汗出不温。

治法：养阴清热或调和营卫。

方药：青蒿鳖甲汤或黄芪桂枝五物汤加减。

阴虚发热者用青蒿鳖甲汤。常用青蒿、地骨皮清退虚热；鳖甲滋阴潜阳；生地、丹皮、知母清热养阴凉血。常配丝瓜络、西瓜翠衣、鲜芦根养阴清暑除烦。

营卫不和发热者用黄芪桂枝五物汤。常用黄芪益气固表；桂枝、生姜、白芍调和营卫。常配伍浮小麦、煅龙骨、煅牡蛎敛阴止汗。

（2）痰蒙清窍

证候：神志不清，或痴呆，失语，失聪，吞咽困难，口角流涎，喉间痰鸣，舌质胖嫩，苔厚腻，脉濡滑。

辨证分析：本证见于恢复期或后遗症期，痰浊内阻，蒙蔽清窍。以神志呆滞，吞咽困难，喉间痰鸣，苔厚腻为特征。

治法：豁痰开窍。

方药：涤痰汤加减。

常用石菖蒲、胆南星、半夏、天竺黄化痰开窍；陈皮、茯苓、枳壳、郁金理气化痰。

痰浊内阻，昏迷不醒，苔白腻者，加苏合香丸芳香泄浊开窍；喉间痰多者，加礞石滚痰丸化痰泄浊；痰火内扰，狂躁不宁，舌绛苔黄者，加牛黄清心丸镇惊安神，清心化痰。

（3）内风扰动

证候：肢体震颤，不自主动作，或强直性瘫痪，或癫痫样发作，舌质红绛，舌苔剥脱，脉细弦。

辨证分析：本证见于病后余邪未尽，风邪内窜，流注经络，痹阻气血；或肝肾不足，筋脉失养，虚风内动。以肢体震颤或强直性瘫痪，舌红绛，苔花剥为辨证要点。

治法：搜风通络，养阴息风。

方药：止痉散或大定风珠加减。

风邪留络者，方用止痉散。常用全蝎、蜈蚣、地龙、僵蚕、乌梢蛇搜风通络；生地、白芍养阴柔筋；当归、红花、丹参活血化瘀；木瓜、鸡血藤舒筋通络。

阴虚风动者，方用大定风珠。常用阿胶、鸡子黄滋养阴液；生地、玄参、麦冬、白芍养阴柔肝；龟板、鳖甲、牡蛎潜阳息风。

【其他疗法】

1. 中成药

（1）小儿羚羊散：1岁每次0.3g，2岁每次0.375g/次，3岁每次0.5g，1日3次。用于急性期高热不退。

（2）牛黄千金散：每次0.2~0.6g，1日2次。用于急性期邪炽气营证。

（3）神犀丹：每次3g，3岁以下小儿酌减，1日2次。用于急性期邪炽气营、邪入营血证。

（4）清开灵注射液：每次10~20ml，加入10%葡萄糖液中静脉滴注。1日1次。用于急性期各证。

（5）醒脑静注射液：每次2~4ml，加入10%葡萄糖液中静脉滴注。1日1~2次。用于急性期高热烦躁，神昏、抽搐者。

2. 外治疗法

大黄粉6g，安宫牛黄丸1丸。加入100ml温开水中溶解后，保留灌肠15~20分钟。1日1次。用于急性期高热腑实，神昏抽搐者。

3. 针灸疗法

（1）急性期取百会、风府、风池、大陵、后溪、涌泉、气海。用泻法，酌情留针20分钟至4小时不等。高热加曲池、大椎、委中；昏迷，刺十宣、印堂，灸气海；抽搐加水沟、身柱、合谷、太冲。轻者每日2~3次，重者6小时1次。

（2）取风池、风府、下关、颊车，强刺激不留针。1日或隔日1次。用于痰蒙清窍之失语症。

（3）上肢取曲池、肩髃、外关、合谷，下肢取环跳、风市、阳陵泉、足三里、委中、丘墟、昆仑，针刺，1日1次。用于恢复期内风扰动上、下肢强直性瘫痪。

4. 推拿疗法

（1）清肺经，清心经，清肝经，推上三关，退六腑，清天河水，按天突，推天柱，推脊，按丰隆。用于急性期神识昏迷。

（2）掐天庭，掐人中，掐老龙，掐端正，掐二人上马，掐精宁，掐威灵，捣小天心，拿曲池，拿肩井，拿委中，拿昆仑。每日1~2次，连续1~2天。用于急性期高热抽搐。

【调护与预防】

1. 调护

（1）病室应凉爽通风，室温最好控制在28℃以下。

（2）严密观察病儿体温、脉搏、呼吸、神识、血压等情况，高热病儿应及时予以退热降温，昏迷、抽风病儿及时予以吸氧、吸痰、止惊。

（3）昏迷病儿要经常翻身，变换体位，清洁皮肤，防止褥疮。

（4）急性期应给予清淡而富营养的流质食物，昏迷及有吞咽困难者可给予鼻饲，或静脉输液。

（5）恢复期应及时进行被动性功能锻炼，促进患儿早日康复。

2. 预防

（1）及时接种乙脑疫苗。

（2）积极防蚊、灭蚊，切断传播途径。

（3）及时隔离患者，一般需隔离至体温正常。

第九节　疫毒痢

疫毒痢是感受湿热疫毒所引起的急性肠道时行疾病。临床以突然高热、昏迷、抽搐，甚至内闭外脱为主要特征。因其具有强烈的传染性，又名"疫痢"、"时疫痢"。本病起病急骤，变化迅速，病情凶险，死亡率较高，要特别注意早期诊断，积极救治。

《幼科发挥·急惊风证》提出"泄痢发搐"，并特别指出"先发搐而后泄痢者"，与本病的发病情况非常相似。《中医儿科医鉴·小儿赤痢》曰："疫痢病情危重，夏秋两季多发。"

西医学的中毒型细菌性痢疾可参照本节治疗。病原为痢疾杆菌，痢疾病人及带菌者是主要的传染源，通过消化道传播。人群普遍易感，多见于3~5岁体格健壮的儿童。夏秋季多见。

【病因病机】

本病病因为进食不洁之物，感染湿热疫毒之邪。湿热疫毒之邪，从口而入，停于肠道，疫毒内蕴，不仅熏腐肠道脉络化生脓血，而且易迅速化火传变。

1. 毒热内闭　湿热疫毒之邪，蕴伏肠道，若正气尚盛者，与邪相争，疫毒化热化火，内窜营分，热闭心包，引动肝风，往往脓血便未及下泄，即出现高热、抽搐、昏迷之实热内闭证。

2. 内闭外脱　若正不胜邪，致阳气暴脱于外，在毒热内闭的同时，又可出现面色苍白、汗出肢冷、脉微欲绝等阳气衰微症状，从而形成内闭外脱的危象。

总之，湿热疫毒入侵后，毒聚肠中，正盛邪实，则出现毒热内闭证；若正不胜邪，则致内闭外脱证，这是本病传变的一般规律。

【诊断要点】

1. 病史 夏秋季节，有饮食不洁史或痢疾病人接触史。

2. 症状 潜伏期多数为 1~2 天，短者数小时。起病急骤，突然高热，体温可达40℃，反复惊厥，迅速发生呼吸衰竭、休克或昏迷，肠道症状多不明显，甚至无腹痛、腹泻；也有在发热、脓血便 2~3 天后发展为中毒型。

3. 辅助检查 血象白细胞总数及中性粒细胞增高。大便常规可见大量白细胞、红细胞及巨噬细胞；大便培养可找到痢疾杆菌。

【鉴别诊断】

小儿暑温 高热、抽搐、昏迷多在发病 2~3 天后出现，脑膜刺激征阳性、病理反射明显，大便检查正常。

【辨证论治】

（一）辨证要点

辨轻证与重证 如高热不甚，意识障碍浅，抽搐时间短，次数少，下痢脓血，为毒热内闭之轻证；如持续高热，昏迷不醒，抽搐时间长，次数频，大便不下，为毒热内闭之重证。如高热、神昏、抽搐的同时，突然体温下降，面色苍白，口唇青紫，四肢厥冷，呼吸不匀，脉微欲绝，血压下降或测不出者，为内闭外脱之危象。

（二）治疗原则

本病的治疗原则为清热解毒，开闭固脱。毒热内闭者，治以清热解毒，泻火开闭；内闭外脱者，治以益气回阳，救逆固脱。疫毒痢发病急，传变快，病势凶险，应中西医结合救治，以提高疗效。

（三）分证论治

1. 毒热内闭

证候：突然高热，恶心呕吐，烦躁谵妄，甚则反复惊厥，神志昏迷，大便腥臭夹有脓血，或未见下痢而经灌肠取粪便检查证实脓血便，舌质红，苔黄燥，脉滑数，指纹紫滞。

辨证分析：湿热疫毒之邪从口入腹，蕴伏肠道，如正盛邪实，则迅速化热化火，内窜营分，闭阻心窍，引动肝风，则壮热、神昏、抽搐。本证以突然高热，神昏、抽搐为辨证要点。

治法：清热解毒，泻火开闭。

方药：白头翁汤加减。

方中白头翁清血分热毒；黄连、黄柏、秦皮解毒燥湿。常配伍黄芩、大黄、枳实泻火解毒，通腑涤肠；丹皮、赤芍清热凉血。

呕吐不止，加玉枢丹芳香避秽，降逆止呕；昏迷不醒，可鼻饲安宫牛黄丸开窍醒神；抽搐频繁，加僵蚕、全蝎、钩藤，冲服羚羊角粉，以平肝息风。

2. 内闭外脱

证候：高热、抽风、昏迷的同时，突然出现面色苍白或青灰，四肢厥冷，或见汗出不温，皮肤发花，口唇紫绀，呼吸浅促，节律不均，脉微欲绝，指纹淡。

辨证分析：本证由邪毒炽盛，正不胜邪，导致正气内溃，内闭外脱。以面色苍白、四肢厥冷、汗出不温、息微脉弱为辨证要点。

治法：益气回阳，救逆固脱。

方药：参附龙牡救逆汤加减。

方中人参大补元气；附子回阳救逆；龙骨、牡蛎、白芍、甘草滋阴潜阳固脱。

口唇紫绀，皮肤发花，加丹参、赤芍、桃仁、红花活血化瘀；冷汗淋漓，呼吸不匀，加山萸肉、五味子固肾摄纳。待闭开脱回之后，再按痢疾随证施治。

【其他疗法】

1. 中成药

（1）葛根芩连丸：每次 4~8 克，1 日 2~3 次。用于肠道湿热、疫毒引起的痢下。

（2）香连丸：每次 3~6g，1 日 2~3 次。用于肠道湿热、疫毒引起的痢下。

（3）清开灵注射液：每次 10~20ml，加入 10% 葡萄糖液中静脉滴注。1 日 1 次。用于毒热内闭证。

2. 外治疗法

白头翁、金银花、黄柏、苦参各 30g，滑石 60g，加水，煎取药液 200ml。先给予清洁灌肠，再以药液保留灌肠，1 日 1 次，连用 3 天。用于毒热内闭证。

3. 针灸疗法

高热惊厥者，可先针刺人中、百会，再针内关、风池，以中强刺激为宜。脱证，针刺水沟、中冲，采用间歇性刺激法，同时灸气海、百会。

4. 西医疗法　通常选用两种痢疾杆菌敏感的抗生素静脉滴注，如阿米卡星、头孢噻肟钠或头孢曲松钠等药物。

【调护与预防】

1. 调护

（1）卧床休息，密切观察心率、呼吸、血压、神志的变化，及时发现、抢救危重症。

（2）饮食宜清淡、易消化，忌食生冷、肥腻、煎炸之品。

（3）对昏迷、抽搐者，应按急惊风调护。

2. 预防

（1）早期发现患者和带菌者，早期隔离，至粪便培养 2 次阴性。加强患儿粪便、便器及尿布的消毒处理。

（2）培养良好的卫生习惯，饭前、便后要洗手，不吃腐烂、不洁食物。

（3）加强食物、粪便及水源的卫生管理，消灭苍蝇。

第七章
其他病证

第一节　蛔虫病与蛲虫病

蛔 虫 病

蛔虫病是蛔虫寄生于人体小肠中引起的疾病，临床以脐周疼痛，时作时止，饮食异常，大便下虫，或粪便镜检有蛔虫卵为特征。本病是最常见的肠道寄生虫病，尤多见于3～10岁的儿童。

由于蛔虫吸取人体大量营养，耗气伤血，同时扰乱脾胃功能，故对小儿的健康成长有较大影响，并可引起蛔厥、虫瘕等变证，因此必须积极防治。

【病因病机】

蛔虫病的发生，主要是吞入了带有蛔虫卵的食物所致。病位主要在脾胃、肠腑。

小儿双手接触不洁之物，再以手抓取食物，或食用未洗净的生冷瓜果，或饮用不洁之水，致虫卵从口入腹，发育为成虫。蛔虫寄生于肠内，扰乱肠道气机，影响脾胃运化，可致腹痛、食欲异常；蛔虫吸取水谷精华，耗伤人体气血，故引起小儿营养不足，重者可致生长发育迟缓；若蛔虫聚结成团或阻塞肠道或上窜入胆，可发生虫瘕、蛔厥等变证。

【诊断要点】

1. 病史　可有吐蛔、排蛔史。

2. 临床表现　脐周疼痛，时作时止，食欲异常，形体消瘦。可见挖鼻、咬指甲、睡眠磨牙等症。合并蛔厥、虫瘕者，可见阵发性剧烈腹痛，伴恶心呕吐，甚或吐蛔。蛔厥者，可伴有畏寒发热，甚至出现黄疸；虫瘕者，腹部可扪及团块，推揉可散，多见大便不通。

3. 辅助检查　大便病原学检查如检出蛔虫卵，即可确诊，但未查出虫卵也不能排除本病。

【辨证论治】

一、辨证要点

辨疼痛部位　脐周疼痛，时作时止，无明显压痛，多为肠蛔虫证；疼痛在剑突下或右上腹，阵发性剧烈绞痛，按之痛剧，常见呕吐胆汁和蛔虫，多为蛔厥证；脐周或满腹剧痛不止，阵发性加重，腹部可扪及条索状或团状包块，伴有剧烈呕吐，大便不通，多为虫瘕证。

二、治疗原则

本病治疗以驱蛔杀虫为主，辅以调理脾胃之法。如腹痛剧烈，或出现蛔厥、虫瘕等变证，应先予安蛔止痛，待急症缓解，再择机驱虫。

三、分证论治

1. 肠虫证

证候：脐周疼痛，时作时止，食欲不振，或嗜食异物，大便不调，或便下蛔虫；重者面色萎黄，日渐消瘦，可见面部白斑，白睛蓝斑，夜寐齘齿。甚者形体消瘦，肚腹胀大，青筋显露。舌尖红赤，舌苔多见花剥或腻，脉弦滑。

辨证分析：本证为蛔虫病最常见证型，以脐周疼痛，时作时止，大便下虫为辨证要点。蛔虫居于肠腑，阻滞气机，蕴湿生热，故脐周疼痛、食欲异常、恶心呕吐，或吐出蛔虫；若兼脾胃虚弱，则见消瘦、面黄。

治法：驱蛔杀虫。

方药：使君子散加减。

常用使君子、芜荑、苦楝皮杀虫驱蛔，调理脾胃；槟榔杀虫下虫；甘草调和诸药。

腹痛明显加川楝子、延胡索、木香行气止痛；腹胀满，大便不畅加大黄、枳实或玄明粉通腑泻下。驱虫之后，脾胃虚弱者，以异功散或参苓白术散加减，调理脾胃。

2. 蛔厥证

证候：有肠蛔虫症状，突然右上腹剧烈绞痛，弯腰曲背，辗转不安，肢冷汗出，恶心呕吐，常吐出胆汁或蛔虫。腹部绞痛呈阵发性，可暂时缓解，但又反复发作。重者腹痛持续而阵发性加剧，可伴发热，甚至出现黄疸。舌苔多黄腻，脉弦紧或滑数。

辨证分析：本证以腹部绞痛，呕吐，肢冷为辨证要点。常因胃肠湿热，或腹中寒甚，或寒热错杂，蛔虫受扰，钻入胆道，气机逆乱所致。

治法：安蛔定痛，继之驱虫。

方药：乌梅丸加减。

常用乌梅味酸安蛔止痛；黄连、黄柏苦能下虫；细辛、椒目辛能伏蛔；干姜、附子、桂枝暖中散寒以安蛔；当归、人参扶持正气；延胡索、白芍行气缓急止痛。

兼便秘腹胀者，加生大黄、玄明粉、枳实通便驱虫；疼痛剧烈加木香、枳壳行气止痛；湿热壅盛，见发热、黄疸者，去附子、干姜、桂枝，加茵陈、栀子、黄芩、大黄清热利湿，安蛔退黄。

3. 虫瘕证

证候：有肠蛔虫病史，突然阵发性剧烈腹痛，腹胀，频繁呕吐，可呕出蛔虫，大便不通，腹部可扪及质软、无痛的可移动团块。重者腹硬、压痛明显，肠鸣，无矢气。舌苔白或黄腻，脉滑数或弦数。

辨证分析：本证以剧烈腹痛，呕吐，便秘，腹部条索状或团状包块为辨证要点。因虫体扭结成团，阻塞肠道，致胃失通降，腑气上逆而形成。

治法：通腑散结，驱蛔下虫。

方药：驱蛔承气汤加减。

常用大黄、玄明粉、枳实、厚朴行气通腑散蛔；乌梅味酸制蛔，使蛔静而痛止；椒目温脏祛寒驱蛔；使君子、苦楝皮、槟榔驱蛔下虫。

【其他疗法】

1. 中成药

（1）化虫丸：每次 2~8g，1 日 1~2 次，空腹或睡前服。用于肠蛔虫证。

（2）使君子丸：每次 6~10g，1 日 1 次。用于肠蛔虫证。

2. 经验方

（1）使君子仁，文火炒黄嚼服。每岁 1~2 粒，最大剂量不超过 20 粒，晨起空腹服，连服 2~3 天。用于肠蛔虫证。

（2）椒目 6g，豆油 150ml。油烧开后入椒目，椒目以焦为度，去椒喝油，分 1~2 次喝下。用于虫瘕证。

3. 外治疗法

新鲜苦楝皮 200g，全葱 100g，胡椒 20 粒。共捣烂如泥，加醋 150ml，炒热，以纱布包裹，热熨痛处，反复多次，以痛减为度。用于蛔虫腹痛。

4. 针灸疗法

（1）刺迎香透四白、胆囊、内关、足三里、人中穴。强刺激，泻法。用于蛔厥证。

（2）取天枢、中脘、足三里、内关、合谷穴。强刺激，泻法。用于虫瘕证。

5. 推拿疗法

（1）在剑突下 3~4cm 处按压，手法由轻到重，一压一推一松，连续 7~8 次后，待腹肌放松时，突然重力推压 1 次，若患儿腹痛消失或减轻，表明蛔虫已退出胆道，可停止推拿。如使用 1~2 遍无效，不宜再用此法。用于蛔厥证。

（2）推拿前 1 小时先让患儿口服植物油 50~100ml，用掌心顺时针按摩患儿脐部，手法由轻到重，如虫团松动，解开较慢，可用手捏法帮助松解。一般经过 30~40 分钟按摩后，虫团即可开解。用于虫瘕证。

6. 西医疗法

（1）甲苯哒唑（安乐士）：每日 200mg 顿服，连服 3 天。用于驱虫。2 岁以下小儿禁用。

（2）阿苯哒唑（肠虫清）：1 次顿服 400mg，如需要，10 日后重复 1 次。用于驱虫。2 岁以下小儿禁用。

【调护与预防】

1. 调护

（1）饮食宜清淡，少食辛辣、炙煿及肥腻之品，以免助热生湿。

（2）驱虫药宜空腹服，服药后要注意休息。保持大便通畅，注意观察是否排虫。

（3）腹痛剧烈时，可服米醋 20~30ml，每隔 1 小时服 1 次，可连服 3~5 次，有安蛔止痛作用。

2. 预防

（1）注意个人卫生，勤剪指甲，饭前便后洗手，不吃未洗净的瓜果、生菜，不饮用生水。

（2）妥善处理好粪便，保持水源及食物不受污染，减少感染机会。

蛲 虫 病

蛲虫病是蛲虫寄生于人体引起的寄生虫病，临床以夜间肛门周围及会阴部奇痒，并见到蛲虫为特征。本病常在托幼机构中反复引起感染，相互传播。2～9岁儿童发病率最高。由于蛲虫寿命短，一般只有2～4周，如无重复感染，可自行痊愈。因此，本病强调预防为主，防治结合。

《诸病源候论·九虫病诸候》云："蛲虫，至细微，形如菜虫"，这是对蛲虫的首次命名，一直沿用至今。

【病因病机】

本病的病因为饮食不洁，误食虫卵。虫卵经口入腹，在肠道发育为成虫。雌虫夜间在肛周皮肤排卵，部分虫卵可在肛门外孵化，孵出的幼虫再次爬进肛门，侵入大肠。蛲虫寄生肠内，影响脾胃和大肠功能；成虫移至肛门外产卵，而致肛门附近瘙痒。

【诊断要点】

1. 病史　有以手摄取食物，吮手指等不良卫生习惯。

2. 临床表现　夜间肛门及会阴部奇痒，睡眠不安，可并见尿频、遗尿、腹痛等症。大便或肛周可见成虫。

3. 辅助检查　用肛门拭纸法可查到虫卵。

【辨证论治】

一、辨证要点

辨病情轻重　轻者仅有肛门及会阴部瘙痒，一般无全身症状；重者肛门周围瘙痒较甚，兼睡眠不安，精神烦躁、恶心呕吐、食欲不振、腹痛、遗尿等。

二、治疗原则

本病治疗以驱虫止痒为主，常内服、外治相结合。

三、分证论治

证候：肛门、会阴部瘙痒，夜间尤甚，睡眠不安，精神烦躁，或尿频、遗尿，或肛周湿疹、糜烂，或食欲不振，形体消瘦，面色苍黄，舌淡，苔白，脉无力。

辨证分析：本病以肛周瘙痒，夜间尤甚为特征。蛲虫夜间移行至肛周产卵，刺激皮肤粘膜，导致奇痒、尿频，甚至遗尿；瘙痒较甚，抓破皮肤则肛周湿疹、糜烂。

治法：杀虫止痒，结合外治。

方药：驱虫粉内服，加外用蛲虫膏。

驱虫粉用使君子粉杀虫，生大黄粉泻下虫体，以8：1比例混合。每次剂量0.3g×（年龄+1），1日3次，饭前1小时吞服，每日总量不超过12g，疗程为7天。可连用1～2个疗程。

蛲虫膏（含百部、甲紫）于每晚睡前涂擦肛门；亦可用生百部30g，浓煎至30ml，每晚作保留灌肠，连用10天。

尿频加黄柏、苍术、滑石清热燥湿，利水通淋；湿热下注，肛周溃烂，加黄柏、苍术、百部、苦参、地肤子清热燥湿，杀虫止痒；腹痛加木香、白芍行气缓急止痛。

【其他疗法】

1. 中成药

（1）化虫丸：每次2～6g，1日1～2次，早晨空腹或睡前用温开水送下。用于驱虫消积。

（2）追虫丸：3～6岁，每次2～3g；6～9岁，每次3～5g；9岁以上，每次5～6g；1日1次，空腹温开水送服。用于蛲虫病肛门奇痒者。

2. 外治疗法

（1）雄黄粉20g，冰片2g，凡士林100g。调匀，涂肛门。用于杀虫。

（2）百部50g，苦参25g。共研细末，加凡士林调成膏状，每晚睡前用温水洗肛门后涂药膏，连用7天。用于杀虫止痒。

（3）大蒜30g，捣碎，冷水浸泡1日，过滤取汁100ml，每晚睡前15～20ml，保留灌肠，7日为1疗程。

3. 西医疗法

（1）恩波吡维铵：每次5mg/kg，睡前1次顿服，2～3周后重复治疗1次。

（2）甲苯哒唑：剂量和用法与驱蛔虫治疗相同，2周后重复1次。

【调护与预防】

1. 调护

（1）患儿床单及内衣应勤洗勤换，并用开水洗烫煮沸，以杀死虫卵。

（2）勤洗肛门，穿满裆裤，防止小儿用手搔抓肛门。

（3）治疗期间应配合清洁环境和衣被、食物、玩具的消毒。

2. 预防

（1）加强卫生宣传，切断传播途径。

（2）培养良好的卫生习惯，饭前、便后洗手，勤剪指甲，不吮吸手指。

第二节 紫 癜

紫癜是小儿常见的出血性疾病之一，以血液溢于皮肤、黏膜之下，出现瘀斑、瘀点，压之不退色为临床特征，常伴鼻衄、齿衄，甚则便血、尿血等。本病以学龄期儿童多见，可反复发作，一般预后较好。

中医古典文献里无紫癜病名，根据其临床表现，当属"血证"范畴。并与"斑毒"、"葡萄疫""肌衄"等病证相似。《医宗金鉴·外科心法要诀》指出："此证多因婴儿感受疠疫之气，郁于皮肤，凝结而成，大、小青紫斑点，色状若葡萄，发于遍身，唯腿胫居多。"与本病的病因病机及临床特点相似。

本病包括西医学的过敏性紫癜和血小板减少性紫癜。

【病因病机】

紫癜病因有内、外之分，外因责之于外感风热邪毒，迫血妄行；内因责之于正气亏虚，血不归经所致。

1. 风热伤络　由于小儿脏腑娇嫩，形气未充，卫外功能不固，易感时令之邪。风热邪毒蕴郁于皮毛肌肉之间，损伤阳络，血溢于皮下，发为紫癜。邪重者，还可伤其阴络，出现便血、尿血等。

2. 血热妄行　小儿脾常不足，若过食辛辣香燥肥腻之品，易损伤脾胃，生湿生热。若外邪入侵，与积热相合，热邪炽盛，迫血妄行，泛溢肌表而发为紫癜。上损清窍，而为鼻衄、齿衄；内伤胃肠脉络，见呕血、便血；下注膀胱而见尿血。

3. 气不摄血　若小儿素体脾气不足，后天又失于调养，或久病迁延，致心脾气虚，统摄无权，气不摄血而血溢脉外，发为紫癜，可并见鼻衄、齿衄等多种出血表现。

4. 阴虚火旺　先天禀赋不足，或久病损伤肝肾之阴，虚火内炽，灼伤血络，血溢于肌肤之间而成紫癜。

综上所述，本病外因为感受风热邪毒，内因为气阴亏虚。病位在心、肝、脾、肾。早期多为风热伤络，血热妄行，属实证；病久由实转虚，或素体亏虚为主者，则多见虚证，或虚实并见，证属气虚失摄，阴虚火旺。

【诊断要点】

（一）过敏性紫癜

1. 发病前可有上呼吸道感染或服食某些致敏食物、药物等诱因。

2. 紫癜多见于下肢伸侧及臀部、关节周围，对称性分布。为略高于皮肤的鲜红色至深红色斑丘疹，大小不一，分批出现，压之不退色。可伴有腹痛、呕吐、血便等消化道症状。

3. 血小板计数正常或升高，出血、凝血时间正常，血块收缩试验正常。可有镜下血尿、蛋白尿。

（二）血小板减少性紫癜

1. 瘀点、瘀斑可遍及全身，以四肢及头面部多见。瘀点多为针尖样大小，一般不高出皮面，多不对称，可伴有鼻衄、齿衄、尿血、便血等，严重者可并发颅内出血。

2. 血小板计数降低，急性型一般低于 $20 \times 10^9/L$，慢性型一般在 $30 \times 10^9/L \sim 80 \times 10^9/L$ 之间。出血时间延长，凝血时间正常，血块收缩不良，束臂试验阳性。

【鉴别诊断】

主要是鉴别过敏性紫癜与血小板减少性紫癜，具体内容见诊断要点。

【辨证论治】

（一）辨证要点

1. 辨虚实　起病急，病程短，紫癜颜色鲜明者，多属实证；起病缓，病程缠绵，反复发作，紫癜颜色较淡者，多属虚证。

2. 辨轻重　以出血量的多少及是否伴有肾脏损害或颅内出血等作为判断依据。紫斑稀疏而少，无其他血证者，为轻症；紫斑密集，伴便血、尿血，颅内出血或出血量较大，气随血脱者，为重症。

（二）治疗原则

本病属血证范畴，治疗不能见血止血，而应辨其虚实寒热而治之。实证以清热凉血为主；虚证以益气摄血、滋阴降火为主。

（三）分型施治

1. 风热伤络

证候：起病较急，皮肤紫癜散发，尤以小腿及臀部居多，颜色鲜红，大小不一，对称分布，伴有瘙痒，可有发热、腹痛、关节肿痛、尿血等，舌红，苔薄黄，脉浮数。

辨证分析：本证由外感风热之邪，内窜血络所致。以起病较急，紫癜色泽鲜红，伴风热表证为辨证要点。风热为阳邪，故斑色鲜红；风性善行而数变，故起病急，紫癜大小不一，瘙痒。

治法：疏风散邪，清热凉血。

方药：连翘败毒散加减。

常用薄荷、防风、牛蒡子疏风散邪；连翘、栀子、黄芩、升麻清热解毒；玄参、当归、红花、芍药养血活血。

皮肤瘙痒加浮萍、蝉蜕、白鲜皮祛风止痒；尿血加白茅根、小蓟、藕节炭凉血止血；关节肿痛加桑枝、苍耳子、牛膝祛风通络。

2. 血热妄行

证候：起病较急，皮肤出现瘀点瘀斑，色泽鲜红，常密集成片，或伴鼻衄、齿衄、便血、尿血，心烦口渴，便秘尿赤，或伴腹痛，舌红，苔黄，脉数。

辨证分析：本证由热毒壅盛，迫血妄行，灼伤络脉，血液外渗所致。以起病急，紫癜及其他出血鲜红，伴热毒内盛，血分郁热之象为辨证要点。

治法：清热解毒，凉血止血。

方药：犀角地黄汤加味。

常用水牛角清心凉血，生地凉血养阴，水牛角和生地黄是本方的主药，均宜重用，水牛角一般用到30~60g。丹皮、赤芍活血散瘀；紫草、玄参凉血止血；黄芩、生甘草清热解毒。

伴有齿衄、鼻衄者加栀子、白茅根凉血解毒；尿血加大蓟、小蓟凉血止血；大便出血加地榆炭、槐花收敛止血；腹中作痛重用白芍、甘草缓急止痛。

3. 气不摄血

证候：病程较长，紫癜反复出现，色青紫暗淡，常有鼻衄、齿衄，神疲乏力，面色苍黄，食欲不振，头晕心悸，舌淡苔薄，脉细无力。

辨证分析：本证常因病久未愈，气虚不能摄血所致。以紫癜反复日久，色青紫暗淡，兼气血不足之象为辨证要点。

治法：健脾养心，益气摄血。

方药：归脾汤加减。

常用党参、白术、茯苓、甘草健脾益气；黄芪、当归补气生血；远志、酸枣仁、龙眼肉养血宁心；木香醒脾理气，补而不滞；生姜、大枣调和脾胃。

出血不止加三七粉、云南白药、蒲黄炭以和血止血；纳呆便溏，去酸枣仁、龙眼肉，加炒麦芽、陈皮、山药、扁豆健脾消食。

4. 阴虚火旺

证候：紫癜时发时止，颜色鲜红，伴鼻衄、齿衄或尿血，低热盗汗，口干咽燥，心烦少寐，大便干燥，小便黄赤，舌光红，苔少，脉细数。

辨证分析：本证由阴虚火旺，灼伤血络所致。以紫癜时发时止，颜色鲜红，兼阴虚火旺之象为辨证要点。

治法：滋阴降火，凉血止血。

方药：大补阴丸合茜根散加减。

常用熟地、龟板滋肾填精；阿胶养血止血；知母、黄柏清退虚火；茜草根、黄芩、侧柏叶凉血止血。

鼻衄、齿衄者加丹皮、旱莲草、女贞子凉血止血；低热者加银柴胡、地骨皮以清虚热；盗汗加煅牡蛎、煅龙骨、浮小麦以敛汗止汗。

【其他疗法】

1. 中成药

（1）云南白药：每次 0.5~1g，1 日 2~3 次。温开水冲服。用于各型紫癜。

（2）血康口服液：每次 5~10ml，1 日 3 次。用于紫癜兼瘀血征象者。

（3）宁血糖浆：每次 5~10ml，1 日 3 次。用于气不摄血证。

（4）十灰散：每次 5~10g，1 日 3 次。温开水冲服。用于血热妄行证。

2. 食疗法

（1）枸杞子 15g，大枣 10 枚，鸡蛋 2 个。煮熟后，吃蛋饮汤。用于气不摄血证。

（2）大枣 10 枚，紫草 25g。水煎服。用于各证型。

【调护与预防】

1. 调护

（1）急性期或出血量多时，要卧床休息，消除患儿紧张情绪。

（2）饮食宜清淡，富于营养，易于消化。有消化道出血者应暂禁食，或给予流质饮食。

（3）密切观察紫癜及出血情况，及时测量血压，出血严重者，应及时进行抢救。

（4）避免跌仆碰撞外伤，以免引起或加重出血。

2. 预防

（1）积极参加体育活动，增强抗病能力。

（2）积极寻找引起本病的各种原因，防治各种感染性疾病。不吃容易引起过敏的食品及药物。

第三节　维生素 D 缺乏性佝偻病

维生素 D 缺乏性佝偻病简称佝偻病，是小儿体内维生素 D 不足，引起钙磷代谢失常的一种慢性营养性疾病。以多汗、烦躁、夜惊、方颅、囟门迟闭，甚至鸡胸、肋缘外翻，下肢弯曲为特征。

本病好发于 3 岁以内婴幼儿，以冬春两季多见。一般预后良好，但病情重，迁延失治者，易导致骨骼畸形，留有后遗症，影响儿童正常生长发育。近年来，随着对本病防治工作的加强，患病率逐年下降，且多数患儿属轻症。

本病与中医学五迟、五软、夜啼、汗证、鸡胸、龟背等多种病证相关。早在隋代《诸病源候论·小儿杂病诸候》中就明确提出了"数见风日"的预防措施。

【病因病机】

小儿先天禀赋不足，后天调护失宜是本病的主要发病原因。脾肾不足，精血亏虚，骨脉失养为发病之关键。

1. 先天禀赋不足 胎儿的生长发育全赖孕母的气血濡养。若孕妇起居失常，少见阳光；或偏食、少食，营养失调；或疾病影响，均可影响胎儿的营养及发育，致小儿先天不足，肾气内亏。

2. 后天调护失宜 婴幼儿生机蓬勃，发育迅速，若母乳不足或人工喂养，又未及时添加辅食，致使小儿气血生化乏源，脏腑失于濡养，脾肾亏损，筋骨肌肉不充而发病。或户外活动少，光照不足，脏腑筋骨不得阳光温煦，致使骨骼发育不坚，发育障碍。

本病病机主要是脾肾亏虚。病位主要在脾肾，常累及心肺肝。先天肾气不足，骨骼不坚而致生长发育迟缓，囟门迟闭，牙齿晚出，甚至骨骼畸形；脾失健运，土不生金，致使肺气虚损，肌肉软弱，毛发稀疏，多汗易感；心气不足，心神不安，则惊悸、烦躁；脾虚及肝，筋失所养，肝木偏旺，致烦躁夜啼，坐立行走无力甚至抽搐。

【诊断要点】

1. 病史 多见于婴幼儿，好发于冬春季。有维生素 D 缺乏史。

2. 临床表现 本病临床上分以下四期。

（1）初期：多汗、夜惊、烦躁等神经精神症状，或有发稀，枕秃等症。血生化轻度改变或正常。

（2）激期：除初期症状外，主要表现为骨骼改变和运动功能发育迟缓。可见方颅、前囟迟闭、牙齿晚出、肋骨串珠、鸡胸，下肢畸形等。腕部 X 线摄片见临时钙化带模糊，干骺端增宽，边缘呈毛刷状。血清钙、磷均降低，碱性磷酸酶增高。

（3）恢复期：经治疗后症状、体征逐渐减轻、消失，X 线片临时钙化带重现，血生化恢复正常。

（4）后遗症期：重症患儿残留不同程度的骨骼畸形或运动功能障碍，多见于 2 岁以上儿童。理化检查正常。

【鉴别诊断】

1. 脑积水（解颅） 常于生后数月起病，前囟及头颅进行性增大，颅骨缝开解，目珠下垂如落日状。X 线摄片可协助诊断。

2. 先天性甲状腺功能低下 又称克汀病、呆小病。出生 3 个月后呈现生长发育迟缓，明显矮小，出牙迟，前囟大而闭合晚。患儿智力明显低下，表情呆滞，皮肤粗糙干燥，血钙磷正常，X 线片示骨龄延迟，但钙化正常。血清 TSH、T4 测定可资鉴别。

【辨证论治】

（一）辨证要点

1. 辨病期 初期症见烦躁、多汗、枕秃、夜间惊啼，骨骼病变轻微或无；激期除初期症状加重外，还出现明显骨骼改变，如方颅、串珠肋、肋缘外翻、手镯、鸡胸、漏斗胸等；经治疗后，临床症状消失，为恢复期；若留有不同程度的骨骼畸形，为后遗症期。

2. 辨脏腑 初期病变主要在肺脾，表现肌肉松弛，纳呆便溏，毛发稀疏，多汗易感冒；活动期病及心肝肾，除肺脾病变外，还有烦躁、夜啼，骨骼改变明显，见坐迟、立迟、行走无力，甚至抽搐等。

3. 辨轻重 有轻度颅骨软化、方颅、肋骨串珠、囟门增大等骨骼改变为轻证；有典型肋骨串珠及手、脚镯、囟门迟闭、出牙迟缓、甚至鸡胸、漏斗胸、脊柱畸形、"X"或"O"型腿，病理性骨折等为重证。

（二）治疗原则

本病以调补脾肾为要。初期以健脾益气补肺为主；激期宜健脾平肝，重则补肾填精；恢复期、后遗症期当补肾填精，佐以健脾。本病在调补脾肾的同时，还要注意采取综合措施，包括日光照射、及时添加辅食、合理膳食，活动期避免久坐久立等。

（三）分证论治

1. 肺脾气虚

证候：多汗，夜惊，烦躁不安，毛发稀疏，枕秃，囟门开大，伴有轻度骨骼改变，或形体虚胖，肌肉松软，大便不实，食欲不振，反复感冒，舌质淡，苔薄白，脉软无力。

辨证分析：本证见于佝偻病初期，以肺脾气虚兼心神不宁证候为辨证要点。脾气虚，运化失健，证见肌肉松软，大便不实，食欲不振；脾虚及肺，卫外不固，则见多汗、反复感冒；脾虚肝旺，见烦躁、夜惊等症。

治法：健脾益气，补肺固表。

方药：人参五味子汤加减。

常用黄芪健脾补肺益气；党参、白术、茯苓、甘草健脾益气；五味子、酸枣仁敛表止汗安神；陈皮、神曲调脾助运。

汗多者加浮小麦、煅牡蛎止汗；夜惊烦躁者，酌加煅龙骨、合欢皮、夜交藤养心安神；大便不实加苍术、山药、扁豆以健脾燥湿。

2. 脾虚肝旺

证候：头部多汗，发稀枕秃，囟门迟闭，出牙延迟，坐立行走无力，夜啼不宁，易惊惕，甚则抽搐，纳呆食少，舌淡苔薄，脉细弦。

辨证分析：本证多见于佝偻病激期，以脾虚、肝旺两方面的症状为辨证要点。脾虚化源不足则纳呆乏力，多汗发稀；肝旺动风则夜啼易惊、抽搐；脾虚及肾，则囟门迟闭、出牙延迟、坐立行无力。

治法：健脾助运，平肝息风。

方药：益脾镇惊散加减。

常用人参补益脾气；白术、茯苓健脾助运；灯心草安神镇惊；钩藤平肝息风；甘草调和诸药。

多汗者，加煅龙骨、五味子固表止汗；夜啼者加蝉蜕、竹叶清心降火；睡中惊惕者加珍珠母、僵蚕息风镇惊；抽搐者加全蝎、蜈蚣息风止痉。

3. 肾精亏损

证候：有明显的骨骼改变，如头颅方大，肋软骨沟，肋骨串珠，手镯，脚镯，鸡胸，漏斗胸，下肢弯曲，出牙、坐立、行走迟缓，面白虚烦，形瘦神疲，舌淡，苔少，脉细无力。

辨证分析：本证由病久及肾，肾精亏损，骨失充养所致，以骨骼改变为辨证要点。尤以颅骨软化、囟门迟闭、出牙延迟为多见，恢复期、后遗症期则见鸡胸、漏斗胸、下肢弯曲。

治法：补肾填精，佐以健脾。

方药：补肾地黄丸加减。

常用紫河车、熟地、桑寄生补肾填精；山茱萸、枸杞子养阴柔肝；山药、茯苓益气健脾；肉苁蓉、巴戟天、菟丝子温补肾阳；远志宁心安神。

烦躁夜惊加茯神、酸枣仁养血安神；智力落后加菖蒲、郁金开窍醒神；食少纳呆加砂仁、陈皮醒脾开胃。

【其他疗法】

1. 中成药

（1）玉屏风颗粒：每次 1/2 ~ 1 袋，1 日 3 次。用于肺脾气虚证以肺虚为主者。

（2）六味地黄丸：每次 2 ~ 4g，1 日 3 次。用于肾精亏损证。

（3）龙牡壮骨冲剂：2 岁以下，每次 5g；2 ~ 7 岁，每次 7g；7 岁以上，每次 10g。1 日 3 次。用于各证型。

2. 经验方

黄芪、菟丝子、苍术、麦芽各 10g，牡蛎 30g。水煎服，1 日 1 剂。用于肺脾气虚及脾肾亏虚型。

3. 西医疗法

（1）维生素 D 制剂：①口服法：维生素 D 每日 50 ~ 150ug，视临床和 X 线骨片改善情况于 2 ~ 4 周后改为预防量（每日 10ug）。②突击疗法：对于重症佝偻病或无法口服者，可 1 次肌肉注射维生素 D_3 7500 ~ 15000ug，2 ~ 3 个月后口服预防量。（注：1IU 维生素 D = 0.025μg 维生素 D_3）

（2）钙剂：维生素 D 治疗期间应同时补充钙剂。

【调护与预防】

1. 调护

（1）勿使患儿久坐、久立及过早行走，不系过紧的裤带，提倡穿背带裤，以防骨骼畸形。

（2）每日做户外活动，直接接受日光照射，同时注意防止受凉。

2. 预防

（1）加强孕期保健，孕妇应多作户外活动，食用富含维生素 D、钙、磷的食物。

（2）加强婴儿护养，提倡母乳喂养，及时添加辅食，多晒太阳。早期补充维生素 D。

（3）按时进行体格检查，及早发现，及时预防。

第八章
新生儿疾病

第一节　胎　黄

胎黄以婴儿出生后皮肤、面目、尿液皆黄为特征，因与胎禀因素有关，故称"胎黄"或"胎疸"。胎黄有生理性、病理性之区别。生理性胎黄是指婴儿出生后 2～3 天出现黄疸，足月儿于生后 10～14 天自行消退，早产儿可延迟到 3～4 周消退，食欲良好，睡眠正常，一般无其他症状；病理性胎黄则黄疸出现时间过早（生后 1 天之内出现）或退而复现，程度较重，消退时间延长，伴有精神萎靡、嗜睡、纳呆等表现。本节讨论的是病理性胎黄。

胎黄首见于《诸病源候论·胎疸候》："小儿在胎，其母脏气有热，熏蒸于胎，致生下小儿体皆黄，谓之胎疸也"。《证治准绳·幼科·胎黄》曰："小儿生下遍体皆黄，状如金色，身壮热，大便不通，小便如栀汁，乳食不思，啼哭不止，此胎黄之候也。皆因乳母受湿热，而传与胎也。"提出了胎黄的症状与病因。

西医学的新生儿黄疸可参照本节治疗。

【病因病机】

形成胎黄的原因主要为胎禀湿蕴，或出生后外受寒湿、湿热邪毒。病变脏腑在肝、胆、脾、胃。主要病机为脾胃湿邪内蕴，肝失疏泄，胆汁外溢而发为胎黄。

1. 湿热郁蒸　由于孕母素蕴湿热，遗于胎儿，或胎产之时，或出生后婴儿感受湿热邪毒，湿热蕴结脾胃，熏蒸肝胆，以至胆汁外溢皮肤、面目而发黄。热为阳邪，故黄色鲜明。若湿热化火，邪陷厥阴，则见神昏、抽搐之险象。

2. 寒湿阻滞　若小儿先天禀赋不足，脾阳虚弱，湿浊内生；或产时或生后为寒湿所侵，可致寒湿阻滞，脾阳受困，气机不畅，肝失疏泄，胆汁外溢而发病。寒与湿均属阴邪，故黄色晦暗。

3. 气滞血瘀　先天缺陷，胆道不通，脉络阻滞，或湿热、寒湿蕴结肝经日久，气机不利，血行受阻，脉络瘀积，肝胆疏泄失常，胆汁外溢而发黄。

【诊断要点】

具备以下任何一项者即可诊断为病理性胎黄：

1. 生后 24 小时内出现黄疸。

2. 血清胆红素足月儿 > 221μmol/L，早产儿 > 257μmol/L，或每日上升超过 85μmol/L。

3. 黄疸持续时间足月儿 >2 周，早产儿 >4 周。

4. 黄疸退而复现。

5. 血清结合胆红素 $>34\mu mol/L$。

【鉴别诊断】

1. 生理性胎黄 生后 2~3 天出现黄疸，4~6 天最重，足月儿在生后 10~14 天消退，早产儿可延迟至 3~4 周消退。小儿一般情况良好，不伴有其他临床症状。

2. 母乳性胎黄 黄疸发生于以母乳喂养为主的婴儿，一般状况良好，停止母乳喂养，黄疸可自行消退。

【辨证论治】

（一）辨证要点

1. 辨病因 起病急，病程短，黄色鲜明，舌苔黄腻者，多为湿热郁蒸所致；起病缓，黄疸日久不退，色泽晦暗，舌淡苔白者，多为寒湿阻滞所致；若病程日久，黄疸日渐加重，色泽晦暗，甚则呈墨绿色，肝脾肿大质硬者，为瘀积发黄。

2. 辨轻重 若仅见面目、皮肤发黄，精神、睡眠、饮食尚好，为轻证；若黄疸急剧加重，伴神昏、抽搐、角弓反张，为胎黄动风。黄疸显著，四肢厥冷，脉微欲绝，为胎黄虚脱，皆属危重变证。

（二）治疗原则

生理性胎黄能自行消退，不需治疗。病理性胎黄的治疗，以利湿退黄为基本法则。湿热郁蒸者宜清热利湿，寒湿阻滞者宜温中化湿，瘀积发黄者宜化瘀消积。由于新生儿脾胃薄弱，在治疗过程中不可过用苦寒之剂，以防苦寒败胃。必要时应中西医结合治疗。

（三）分型证治

1. 湿热郁蒸

证候：面目、皮肤发黄，色泽鲜明如橘皮，小便深黄，哭闹不安，腹胀，呕吐，不欲吮乳，口渴唇干，或有发热，大便秘结，舌质红，苔黄腻，指纹滞。

辨证分析：本证以面目、皮肤发黄，黄色鲜明，尿黄便干，舌红，苔黄腻为辨证要点。湿热之邪郁阻脾胃，肝胆疏泄失常，胆汁外溢，故见肤目皆黄；热为阳邪，故黄色鲜明如橘皮。本证重证易发生胎黄动风或胎黄虚脱之变证。

治法：清热利湿退黄。

方药：茵陈蒿汤加味。

常用茵陈、栀子、大黄清热利湿退黄；配伍泽泻、车前子利水化湿；黄芩、金钱草清热解毒。

湿重加猪苓、茯苓、滑石渗湿利水；热重加黄连、虎杖清热泻火；呕吐加半夏、竹茹和中止呕。面目深黄，神昏抽搐者，可用羚角钩藤汤平肝息风。

2. 寒湿阻滞

证候：面目皮肤发黄，色泽晦暗，或持久不退，精神萎靡，四肢欠温，纳呆，小便短少，大便溏薄，色灰白，舌质淡，苔白腻，指纹淡红。

辨证分析：本证以面目皮肤发黄，黄色晦暗，便溏，舌淡为辨证要点。寒湿内阻，气机不畅，肝胆疏泄失常，胆汁不循常道而外溢，故面目、皮肤、尿液皆黄；因寒湿为阴邪，故黄色晦暗；湿性黏滞，寒湿阻遏，故黄疸持续不退。

治法：温中化湿退黄。

方药：茵陈理中汤加减。

常用茵陈蒿利湿退黄；干姜、白术、甘草温中燥湿；党参益气健脾。常配伍薏苡仁、茯苓健脾渗湿。

四肢不温，加附子温阳；肝脾肿大，络脉瘀阻加三棱、莪术活血化瘀；食少纳呆加神曲、砂仁行气醒脾；大便稀溏，加薏苡仁、山药健脾利湿。

3. 气滞血瘀

证候：面目皮肤发黄，颜色逐渐加深，晦暗无华，甚则呈墨绿色，右胁下痞块质硬，肚腹膨胀，青筋显露，小便短黄，大便不调或灰白，舌质紫，可有瘀点，苔黄，指纹紫滞。

辨证分析：本证以皮肤黄疸晦暗无华，右胁下痞块为辨证要点，病程较长，逐渐加重，属于阴黄证。湿瘀交阻，气机不畅，肝胆疏泄失常，胆汁流溢，则面目、皮肤深黄而晦暗；肝为藏血之脏，血瘀不行，故右胁下痞块质硬。

治法：理气化瘀消积。

方药：血府逐瘀汤加减。

方中柴胡、桔梗、枳壳疏肝理气；桃仁、当归、川芎、赤芍、牛膝、生地活血化瘀。

小便短黄，大便秘结，加栀子、茵陈、大黄通腑利湿；腹胀加木香、香橼皮理气；胁下痞块质硬加穿山甲、水蛭活血化瘀。

【其他疗法】

1. 中成药

(1) 茵陈五苓丸：每次 3g，煎水喂服，1 日 1～2 次。用于湿热郁蒸证。

(2) 茵栀黄注射液：每次 10～20ml，加于等量葡萄糖注射液中静脉滴注，1 日 1～2 次。用于湿热郁蒸证。

(3) 紫雪：每次 0.1～0.2g，温开水调服，1 日 1 次。用于胎黄动风。

2. 外治疗法

(1) 茵陈 20g，栀子 10g，大黄 2g，生甘草 3g。煎汤 20ml，保留灌肠。每日或隔日 1 次。用于湿热郁蒸证。

(2) 黄柏 30g。煎水 1000ml，温水浸浴，反复擦洗 10 分钟，1 日 1～2 次。用于湿热郁蒸证。

(3) 大黄、硝石、栀子、黄柏各 10g。煎汤 1000ml，去渣，温水浸浴，反复擦洗 10 分钟，1 日 2 次，3 天为 1 疗程。用于湿热郁蒸证。

3. 西医疗法

(1) 光照疗法：是降低血清未结合胆红素简单而有效的方法。

(2) 药物治疗：①选用苯巴比妥、尼可刹米等肝酶诱导剂，或丙种球蛋白、血红蛋白氧合酶抑制剂，降低血清胆红素。②选用有效抗生素如阿莫西林、头孢噻肟等控制感染，避免使用对肝酶活性有抑制作用的药物，保护肝酶活性。③输血浆或白蛋白，纠正酸中毒，以减少游离的未结合胆红素。

(3) 换血疗法：对于胎儿水肿伴严重贫血、严重溶血性高胆红素血症及已有胆红素脑病的早期表现，换血疗法是有效的救治方法。

【调护与预防】

1. 调护

（1）婴儿出生后密切观察皮肤颜色的变化，及时了解黄疸的出现、消退时间，早期诊断病理性胎黄。

（2）早期开奶，促使胎粪早排。

（3）对重症患儿，应密切观察有无精神萎靡、嗜睡、吸吮困难、两目直视、四肢强直或抽搐等症状，以便及早发现变证。

2. 预防

（1）妊娠期注意饮食卫生，忌饮酒和过食辛热、生冷之品。不可滥用药物。

（2）如孕母有黄疸或肝病史，或曾娩出病理性黄疸婴儿者，产前宜测定血中抗体及其动态变化，并采取相应预防性措施。

（3）保持新生儿脐部、臀部和皮肤的清洁，防止感染。

第二节 脐部疾病

脐部疾病是指小儿出生后，断脐结扎、护理不当或先天性脐部发育异常而发生的脐部病证。有脐湿、脐疮、脐血、脐突四证。其中脐带根部或脱落后脐部创面渗出脂液，浸淫不干，或微见红肿者称为脐湿；脐部红肿热痛，甚至糜烂、流脓者称为脐疮；血从脐中溢出者称为脐血；脐部突起者称为脐突，亦称脐疝。脐部疾病发生在新生儿期，一般预后良好。但若脐血与血液系统疾病有关，则病情较重，预后较差。

在历代文献中，对脐部疾病有较多论述，如《诸病源候论·小儿杂病诸候》指出："脐疮由初生断脐，洗浴不即拭燥，湿气在脐中，因解脱遇风，风湿相搏，故脐疮久不瘥也。"《幼幼集成·胎病论》："脐突者小儿多啼哭所致。"

脐湿、脐疮西医学泛指新生儿脐炎，脐血西医学称脐带出血，脐突包括西医学所称脐疝、脐膨出。

【病因病机】

1. 脐湿、脐疮 断脐护理不当，感受外邪是形成脐湿、脐疮的主要病因。如洗浴时为水湿所侵，或为尿液浸渍，或脐带脱落过早，或衣服摩擦损伤等，使水湿邪毒入侵脐部，浸淫皮肤，久而不干则为脐湿。若湿郁化热，湿热酿毒化火，毒聚成疮，致脐部溃烂腐败而为脐疮。

2. 脐血 断脐时脐带结扎过松，血渗于内；或结扎过紧，伤及血脉，血渗于外；或因胎热内盛，迫血妄行，以致血从脐溢；或因先天禀赋不足，中气虚弱，气不摄血，均可致脐血渗溢。

3. 脐突 形成脐突的内因为小儿先天发育不足，脐孔未完全闭合，或腹壁部分缺损，肌肉嫩薄松弛。外因为啼哭叫扰，用力努挣。啼哭叫扰过多，小肠脂膜突入脐中，而成脐突。

【诊断要点】

1. 病史 有脐带处理不洁，水湿、尿液浸渍脐部或脐带根痂撕伤等病史。

2. 临床表现 脐带根部或脱落后的根部渗液,湿润不干,为脐湿;脐部红肿热痛或伴脓水、糜烂,为脐疮;断脐后脐部有血渗出为脐血;脐部呈半球状或囊状突起,虚大光浮,按之可回纳为脐突。

【辨证论治】

(一) 辨证要点

1. 脐疮应辨常证、变证 仅见脐部发红,创面肿胀,有脓水渗出,无全身症状为常证;若脐部红肿,有脓性或血性渗出,伴发热、烦躁不安,甚则昏迷、抽搐者,为变证。

2. 脐血应辨轻证、重证 脐部出血量少,精神、吮乳良好,无全身症状者,为轻证;若脐部出血量较多,烦躁不安或精神萎靡,拒乳,甚则吐血、便血者,为重证。

(二) 治疗原则

脐湿以收敛燥湿为主;脐疮以清热解毒为原则。轻证可单用外治法,重证则需内外合治。

脐血应分清病因,不能见血止血。脐带结扎失宜所致者,应重新结扎;胎热内蕴,迫血妄行者,宜凉血止血;中气不足,气不摄血者,应益气摄血。

脐突多采用外治或手术疗法。

(三) 分证论治

1. 脐湿

证候:脐带脱落以后,脐部创面渗出脂水,浸渍不干,或微见红肿。

辨证分析:本病以脐部水液渗出为特点,无明显全身症状。水液、尿液或湿毒之邪侵袭脐部,邪壅肌表,刺激皮肤,故见脐部脂水渗出,浸淫不干。

治法:收敛燥湿。

方药:龙骨散。

常用龙骨粉、枯矾粉收敛燥湿。外用,干撒脐部。

局部发红者,加黄柏粉以清热解毒。若局部红肿热痛者,按脐疮处理。

2. 脐疮

证候:脐部红肿热痛,脓水流溢,甚则糜烂,可伴恶寒发热,啼哭烦躁,唇红舌燥,口干欲饮。舌质红,苔黄腻,指纹紫。严重者出现神昏、抽搐。

辨证分析:本病以脐部红肿热痛,脓水流溢,糜烂为特点。秽毒之邪侵入脐部,壅于肌肤,阻滞经络,气血凝滞发为脐疮,故局部红肿热痛。严重者邪毒内陷厥阴,动风扰心则神昏、抽搐。

治法:清热解毒。

方药:犀角消毒饮加减。

常用金银花、水牛角、甘草清解热毒;防风、荆芥、牛蒡子疏风散邪;加黄连、连翘、蒲公英清热解毒。局部可外用如意金黄散。

脐部红肿明显,加连翘、蒲公英、紫花地丁清热解毒消肿;脐部渗出混有血液,加三七、紫草凉血止血;伴神昏、抽搐,加安宫牛黄丸或紫雪丹清心开窍,平肝息风。

3. 脐血

证候:断脐后,脐部渗血,经久不止。或见发热、面赤唇焦、舌红口干,甚则吐、衄、便血、紫斑。或见精神萎靡、四肢欠温、舌淡苔薄、指纹淡。

辨证分析：本病以脐部渗血，经久不止为特点。断脐后，如脐带结扎过松或过紧，可致血溢而出。如胎热内蕴，迫血妄行，可见脐血鲜红；脾虚气不摄血，则见脐血色淡，缓渗不止。

治法：脐带结扎不良者，重新结扎脐带；胎热内盛者，清热凉血止血；气不摄血者，益气摄血。

方药：茜根散或归脾汤加减。

胎热内盛者用茜根散。常用生地黄、茜根、侧柏叶、水牛角凉血止血；黄芩、黄连、栀子泻火解毒；当归活血散瘀。

气不摄血者用归脾汤。常用党参、黄芪、白术、甘草、山药健脾益气；当归养血补血；血余炭、藕节炭摄血止血。

如出血较多加血余炭、侧柏炭、阿胶收涩止血；出血过多，气随血脱者，急服独参汤或生脉散益气固脱。

4. 脐突

证候：脐部呈半球状或囊状突起，虚大光浮，大如胡桃，以指按之，肿物可推回腹内，啼哭叫闹时复出。一般脐部皮色如常，精神、食欲无明显改变。

辨证分析：本病以脐部呈半球状或囊状突起，按之可回纳为特点。临床以局部表现为主，精神、食欲无明显改变。

治法：压脐法外治。

先将突出脐部的小肠脂膜推回腹内，再以纱布棉花包裹光滑质硬的薄片，垫压脐部，外用纱布扎紧。

若脐突直径大于2cm，年龄大于2岁，上述方法治疗无效，可考虑手术修补。

【其他疗法】

1. 中成药

（1）小儿化毒散：每次 0.3～0.5g，1 日 2 次。用于脐疮。

（2）云南白药：每次 0.5g，1 日 2 次。用于脐血。

（3）三七片：每次 1～2 片，研末，水调喂服，1 日 2 次。用于脐血。

2. 外治疗法

（1）如意金黄散：取药粉适量，以水或醋调成糊状敷脐部，1 日 1 次，用于脐疮。

（2）冰硼散：取少许擦于脐部，1 日 2～3 次，用于脐湿、脐疮。

3. 西医疗法

（1）新生儿脐炎：局部用3%过氧化氢溶液及75%酒精冲洗，外搽2%碘酒，再用酒精脱碘，直至痊愈。局部炎症较重，或并发败血症、脓毒血症者，应根据药敏选用有效抗生素治疗。有脓肿形成者，应切开引流。

（2）脐带出血：给予维生素 K_1 1～2mg 肌肉注射，必要时用维生素 K_1 1～2mg 静脉滴注。

【调护与预防】

1. 调护

（1）脐部若有干痂形成，切不可强行剥离，以免发生出血和伤及肉芽。

（2）注意观察脐部情况，如有渗液应及时处理；加强对脐突患儿的护理，避免啼哭，控制咳嗽。

2. 预防

（1）新生儿断脐时要严格无菌操作。

（2）保持新生儿脐部清洁、干燥，防止感染。勤换尿布，防止尿液浸渍。

（3）新生儿啼哭过多，应及时查找原因，作出相应处理，防止脐突的发生。

第三节　硬肿症

硬肿症是指新生儿时期由多种原因引起的皮肤和皮下脂肪硬化、水肿的一种严重疾病，以全身皮肤发凉，体温不升，皮下脂肪变硬、水肿，或伴哭声低微，吮乳困难为特征。硬肿症主要发生在寒冷的冬春季节，多于生后1周内发病，早产儿多见。如果及早服药治疗，并配合复温、保暖等措施，可使病情逐渐好转。若硬肿面积较大，全身症状重者，预后较差，病死率高。

本病可归属于“五硬”、“胎寒”范畴，古代医家对本病已有所认识。如隋代《诸病源候论》记载：“儿在胎之时，母取冷过度，冷气入胞，令儿着冷”。《保婴撮要》指出：“今手足冷而硬者，独阴无阳也，故难治。”指出了本病的病因及预后。

西医学的新生儿寒冷损伤综合征可参照本篇治疗。

【病因病机】

本病内因主要是先天不足，元阳不振。外因多为护理不当，感受寒冷，或感受他病所致。病变脏腑在脾肾。阳气虚衰，气血运行不畅是本病的主要病机。

1. 感受寒邪　常见于先天不足的新生儿，因气候寒冷，保暖不当，或者生后感受他病，致使寒邪入侵，伤及脾肾之阳，阳虚则寒，寒凝经脉，气滞血瘀，故肌肤硬肿、肤色紫暗。

2. 肾阳虚衰　多见于早产、体弱、双胎儿，先天禀赋不足，元阳不振，或出生后患病，阳气更虚，不能温煦肌肤，营于四末，故身冷肢厥。阳虚则内寒，气血运行不畅，气滞血瘀，致肌肤僵硬。

【诊断要点】

1. 病史　有保暖不当、严重感染及窒息、产伤所致的摄入不足等病史。早产儿多见。

2. 临床表现　主要为体温降低、皮肤硬肿，可伴有哭声低弱，反应低下，体温低于35℃，重者低于30℃。硬肿呈对称性，依次为双下肢、臀、面颊、上肢、躯干部等，严重时肢体僵硬，不能活动，多器官功能损害。

3. 实验室检查　合并感染者，可见白细胞及中性粒细胞增高。可有血小板减少、血糖低、血尿素氮升高。心电图检查可显示心肌损害、心动过缓等。

【鉴别诊断】

1. 新生儿水肿　局部或全身水肿，但皮肤发硬、体温下降均不明显。水肿波及范围广泛，眼睑、头皮、四肢、阴囊均可发生。

2. 新生儿皮下坏疽　常有难产或产钳分娩史。多发生于身体受压部位。病变局部皮肤发硬，略红肿，迅速蔓延。病变中央先硬结后转软化，先呈暗红色，以后变为黑色。重者可有溃疡和出血，亦可融合成大片坏疽。

【辨证论治】

（一）辨证要点

辨阳虚与实寒 早产儿、体弱儿体温不升，硬肿范围大，反应迟钝，哭声低怯，气息微弱，属阳虚；体质尚好，有保暖不当史，体温下降较少，硬肿范围较小，属实寒。

（二）治疗原则

本病治疗原则为温阳散寒，活血化瘀。同时注意复温治疗。

（三）分证论治

1. 寒凝血涩

证候：全身发凉，肌肤硬肿，难以捏起，硬肿多局限于臀、小腿、臂、面颊等部位，色暗红、青紫，或红肿如冻伤，患儿反应尚可，指纹红滞。

辨证分析：本证以全身发凉，肌肤硬肿青紫，部位局限为辨证要点。寒性凝滞，外寒内侵，气血运行不畅，不能温煦肌肤、四肢，故全身发凉，皮肤硬肿，不能捏起；寒为阴邪，故硬肿从小腿、大腿向上发展。

治法：温经散寒，活血通络。

方药：当归四逆汤加减。

常用桂枝、细辛温经散寒；当归、川芎、桃仁活血化瘀；白芍和血。

硬肿甚加郁金、鸡血藤活血通络；皮肤紫黯，加红花、丹参活血化瘀；寒甚加制附子、干姜温阳散寒。

2. 阳气虚衰

证候：全身冰冷，肌肤板硬而肿，范围波及全身，僵卧少动，反应极差，气息微弱，哭声低怯，吮乳无力，面色苍白，皮肤暗红，尿少或无，唇舌色淡，指纹淡红或隐伏不现。

辨证分析：本证以全身冰冷，僵卧少动，硬肿范围大为辨证要点。先天不足，元阳不充，故哭声低怯无力，气息微弱；阳气虚衰，阴寒内盛，血脉凝滞，故全身冰冷，肌肤硬肿。

治法：益气温阳，通经活血。

方药：参附汤加味。

常用人参、黄芪补益元气；制附子、巴戟天温肾阳；桂枝、丹参、当归温经活血。

肾阳衰加鹿茸 0.3g（另吞服）补肾壮阳；肌肤水肿，小便不利加茯苓、猪苓、车前子利水消肿；血瘀明显者加桃仁、红花、赤芍活血化瘀。

【其他疗法】

1. 中成药

（1）复方丹参注射液：每次 2ml，加入 10% 葡萄糖注射液 30ml 中静滴。1 日 1 次，5~7 日为 1 个疗程。用于各种证型。

（2）盐酸川芎嗪注射液：每日 2~4mg/kg，加入 10% 葡萄糖注射液中静脉滴注。1 日 1 次，10 日为 1 个疗程。用于各种证型。

（2）生脉注射液：每次 5ml，加入 10% 葡萄糖注射液 50ml 中，静脉滴注，1 日 1 次。用于阳气虚衰证。

2. 外治疗法

（1）生葱 30g，生姜 30g，淡豆豉 30g。捣碎混匀，酒炒，热敷于局部。用于寒凝血涩证。

（2）当归、红花、川芎、赤芍、透骨草各 15g，丁香 9g，川乌、草乌、乳香、没药各 7.5g，肉桂 6g。研极细末，加羊毛脂 100g，凡士林 900g，拌匀成膏。油膏均匀涂于纱布上，加温后敷在硬肿部位，每日换药 1 次。用于阳气虚衰证。

（3）附子、桂枝各 60g，丹参、赤芍、干姜、甘草各 30g。水煎成 2000ml，药液温度开始为 36℃，逐渐加温至 40℃，将患儿仰卧于盆中浸浴，每次 10～20 分钟，1 日 1～2 次。

3. 针灸疗法

硬肿局部用艾条温灸。

4. 复温疗法

复温是治疗本症的重要措施。

（1）轻、中度硬肿：将患儿置于箱温 30℃～34℃ 的暖箱中，于 6～12 小时内恢复正常体温。也可用温水浴、热水袋、火炕、电热毯或母怀取暖等方法。

（2）重度硬肿：只要肛温低于 30℃，均应将患儿置于箱温比肛温高 1℃～2℃ 的暖箱中复温。每小时提高箱温 0.5℃～1℃（箱温不超过 34℃），在 12～24 小时内恢复正常体温。然后根据患儿体温调整暖箱温度。

【调护与预防】

1. 调护

（1）患儿衣被、尿布应清洁柔软干燥，睡卧姿势须勤更换，严防并发症。

（2）供给足够热量，促进疾病恢复，对吸吮能力差的新生儿，可用滴管喂奶，必要时鼻饲，或静脉点滴葡萄糖注射液、血浆等。

（3）观察体温、脉搏、呼吸、硬肿范围及程度、有无出血症状等。

2. 预防

（1）做好孕妇保健工作，避免早产、产伤、窒息等。尽早开始喂养，保证充足的热量供应。

（2）严冬季节出生的新生儿要做好保暖，调节产房内温度为 20℃ 左右，重视早产儿及低体重儿的保暖工作。

（3）出生后 1 周内的新生儿，应经常检查皮肤及皮下脂肪的软硬情况。

附　录

附录一
小儿推拿疗法

　　小儿推拿疗法是通过一定的手法，激发小儿自身的调节作用，增强抗病能力的治疗方法之一。推拿疗法的作用机理为疏通经络，调和气血，安定神智，调理脏腑功能。适用于5岁以下小儿的某些疾病。年龄越小，治疗效果越好。

　　小儿推拿手法应轻快柔和，有的手法虽与成人推拿相同，但手法动作及操作方法却有所不同，治疗穴位也与成人不同。

（一）常用手法

　　1. 推法　用拇指面（正、侧两面均可）或食、中指面，在选定的穴位上作直线推动，称直推法（附录图1）；用双手拇指面在同一穴位起向两端分开推，称分推法（附录图2）。

　　2. 揉法　用指端（食、中、拇指均可）或掌根，在选定的穴位上贴住皮肤，带动皮肉筋脉作旋转回环活动，称揉法（附录图3）。治疗部位小的用指端揉，大的用掌根揉。

　　3. 捏脊法　用双手的中指、无名指和小指握成半拳状，食指半屈，拇指伸直对准食指前半段（附录图4），然后顶住患儿皮肤，拇、食指前移，提拿皮肉（附录图5）。自尾椎两旁双手交替向前，推至大椎两旁，算作捏脊一遍。

　　4. 推脊法　用食、中指（并拢）面自患儿大椎起循脊柱向下直推至腰椎处，称推脊法（附录图6）。此法适用于高热。

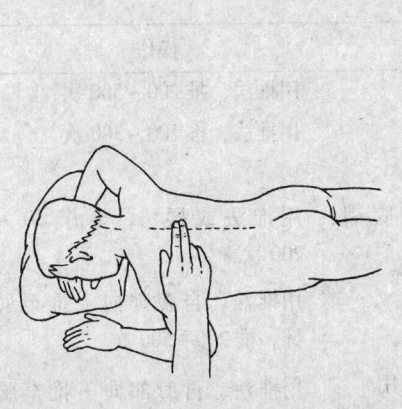 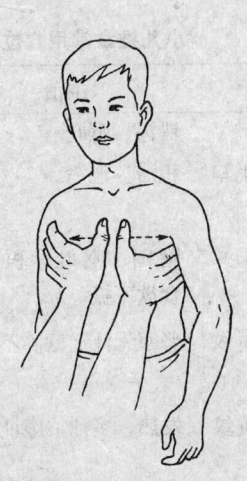 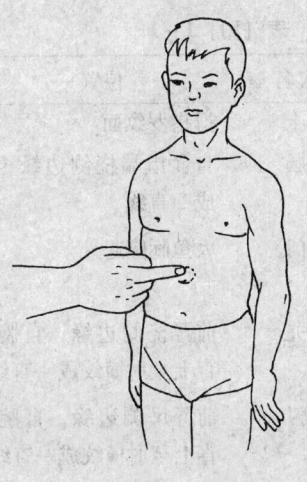

附录图1　直推法　　　　　　附录图2　分推法　　　　　　附录图3　揉法

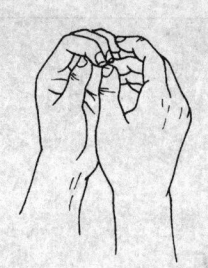
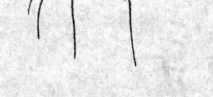
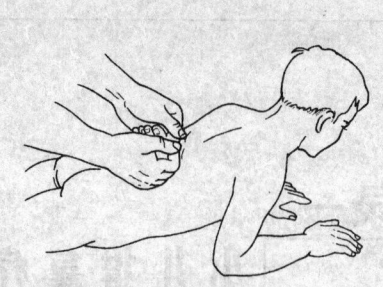
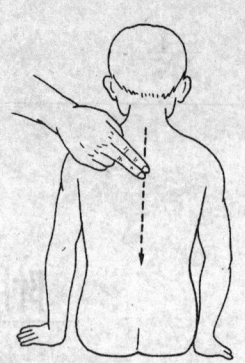

附录图4　捏脊姿势　　　　附录图5　捏脊操作　　　　附录图6　推脊法

（二）常用穴位

小儿推拿的常用穴位（附录图7）

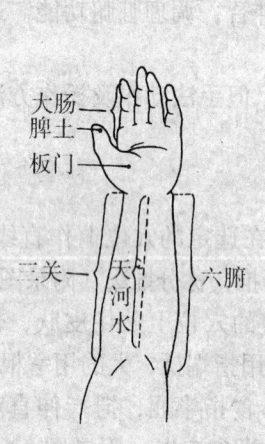
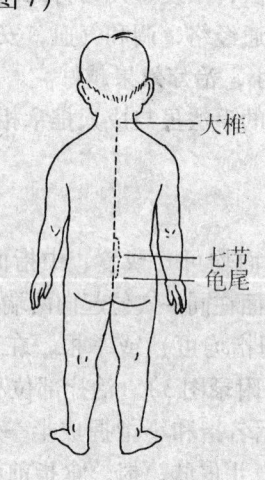
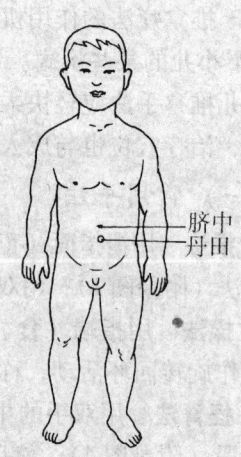

①手部　　　　　　　　②背部　　　　　　　　③正面

附录图7　小儿推拿的常用穴位

表（附）1-1　　　　　　　　　　小儿推拿常用穴位表

穴名	位置	主治	操作
脾土	拇指罗纹面	泄泻、呕吐	用推法，推200~500次
大肠	自食指端桡侧边缘至虎口成一直线	积滞、泄泻	用推法，推100~300次
板门	大鱼际隆起处	胸闷、呕吐、积滞腹满、食欲不振	用推法或揉法，操作50~200次
三关	前臂桡侧边缘，自腕横纹直上至肘横纹成一直线	恶寒无汗、营养不良	用推法，自腕部向上推至肘部，推200~500次
六腑	前臂尺侧边缘，自腕横纹直上至肘横纹成一直线	发热、多汗，虚证忌用	用推法，自肘部向下推至腕部，推100~500次

穴名	位置	主治	操作
天河水	前臂掌侧正中，自腕横纹中点至肘横纹中点成一直线	外感发热，身热烦躁	用推法，自腕部向上推至肘弯处，推100～500次
七节	第四腰椎至尾骶骨成一直线	泄泻、痢疾、积滞腹胀、肠热便秘	用推法，自上而下或自下而上均可，推200～500次
龟尾	尾椎骨处	泄泻、脱肛、便秘	用揉法，揉300～600次
丹田	脐下2寸	少腹痛、遗尿、脱肛、小便短赤	用摩法或揉法，操作3～5分钟

（三）几种常见病证的治疗举例

1. 泄泻　推脾土500次，推大肠200次，摩腹5分钟，揉脐3分钟，推七节300次，揉龟尾500次。吐乳加揉板门50次。

2. 疳证　推脾土500次，推大肠200次，推三关400次，摩腹5分钟，捏脊5遍。

3. 外感发热　推天河水300次，推六腑300次，推脊500次，拿风池、肩井各数次。发热无汗加推三关400次。

4. 脱肛　揉丹田5分钟，摩腹3分钟，揉龟尾500次，推七节骨300次。

附录二

7 岁以下儿童体重、身高、头围、胸围正常值表

年龄	体重（市斤）		身高（厘米）		头围（厘米）		胸围（厘米）	
	男	女	男	女	男	女	男	女
出生时	6.64	6.50	50.56	49.91	33.73	34.38	33.32	33.08
1 月	9.99	9.26	56.64	55.25	38.08	37.33	38.05	37.20
2 月	11.84	11.10	58.98	58.38	39.88	39.21	40.28	39.28
3 月	13.06	12.04	61.59	60.24	40.16	40.48	40.70	40.33
4 月	14.15	13.02	64.00	62.52	41.90	40.89	42.51	41.31
5 月	14.86	13.87	65.69	64.39	42.90	41.86	43.04	41.85
6 月	15.54	14.32	67.39	65.56	43.61	42.56	43.32	42.22
7 月	16.06	14.90	68.43	67.92	44.15	43.01	43.94	42.67
8 月	16.74	15.95	69.70	68.70	44.66	43.68	44.18	43.50
9 月	17.23	16.35	71.54	69.86	45.11	43.97	44.60	43.56
10 月	18.03	16.71	72.74	70.89	45.32	44.30	45.31	44.18
11 月	18.15	17.91	73.78	72.35	45.71	44.65	45.39	44.25
12 月	19.08	17.91	75.61	73.99	46.25	45.09	46.35	45.25
15 月	20.42	19.10	77.64	76.41	46.90	45.74	47.26	46.28
18 月	21.37	20.10	80.02	78.71	47.83	46.38	48.43	47.04
21 月	22.33	21.56	82.90	81.50	48.04	46.83	49.27	48.19
24 月	23.59	22.55	85.14	83.70	48.27	47.09	49.83	48.72
27 月	24.16	23.16	86.83	85.56	48.41	47.27	50.26	49.25
30 月	25.51	24.44	88.56	87.49	48.89	47.84	51.04	50.16
33 月	26.42	25.11	90.84	89.50	49.03	48.11	51.55	50.31
3 岁	27.73	26.52	93.35	92.06	49.34	48.22	51.70	50.68
3.5 岁	29.45	28.59	96.93	95.81	49.74	48.50	52.48	51.67
4 岁	31.27	30.12	100.34	99.71	49.83	49.09	53.03	52.12
4.5 岁	32.57	32.04	103.52	102.44	50.22	49.46	53.74	52.80
5 岁	34.93	33.85	107.02	106.43	50.95	49.79	54.57	53.62
5.5 岁	36.44	35.71	109.53	109.39	50.95	49.92	55.22	54.28
6 岁	38.58	37.92	113.09	112.72	50.98	50.24	55.83	55.14
6.5 岁	39.74	40.15	116.04	115.82	51.25	50.53	56.65	55.93
7 岁	42.72	42.08	119.30	119.06	51.64	50.57	57.31	56.49

附录三
我国儿童计划免疫程序

年龄	接种疫苗
出生	卡介苗、乙肝疫苗
1 个月	乙肝疫苗
2 个月	口服脊髓灰质炎三价混合疫苗
3 个月	口服脊髓灰质炎三价混合疫苗、百白破混合制剂
4 个月	口服脊髓灰质炎三价混合疫苗、百白破混合制剂
5 个月	百白破混合制剂
6 个月	乙肝疫苗
8 个月	麻疹疫苗
1.5～2 岁	百白破混合制剂复种
4 岁	口服脊髓灰质炎三价混合疫苗复种
7 岁	麻疹疫苗复种、百白破混合制剂复种
12 岁	乙肝疫苗复种

附录四

小儿液体疗法

液体疗法的目的在于纠正水、电解质和酸碱平衡紊乱，以恢复机体的正常生理功能。补液方案应根据病史、临床表现及必要的实验室检查结果，综合分析水和电解质紊乱的程度、性质，确定合理的补液总量、液体成分、补液速度和顺序。

（一）补充累积损失量

指补充发病后至补液时所损失的水和电解质的量。

1. 补液量　根据脱水严重程度而定。原则上轻度脱水补 30 ~ 50ml/kg，中度脱水补 50 ~ 100ml/kg，重度脱水补 100 ~ 150ml/kg。实际应用时要根据病情及个体差异灵活掌握，一般先按上述量的 2/3 量给予。

2. 补液成分　根据脱水性质而定。一般而论，低渗性脱水补充 2/3 张含钠溶液，等渗性脱水补充 1/2 张含钠溶液，高渗性脱水补充 1/3 ~ 1/5 张含钠溶液。若临床判断脱水性质有困难，可先按等渗性脱水处理。有条件者最好测血钠含量，以确定脱水性质。

3. 补液速度　累积损失量应在开始输液的 8 ~ 12 小时内补足，对重度脱水或伴有循环衰竭者，一般用生理盐水或 2∶1 等张含钠液按 20ml/kg，总量不超过 300ml，于 30 ~ 60min 内静脉推注或快速滴入。

（二）补充继续损失量

指补液开始后，因呕吐、腹泻等继续损失的液体量。应按实际损失量补充。但腹泻患儿的大便量较难准确计算，一般根据次数和量的多少大致估计，适当增减。补充继续损失量的液体种类，一般用 1/2 张 ~ 1/3 张含钠溶液，于 12 ~ 24 小时内静脉缓慢滴入。

（三）供给生理需要量

指每日维持基础代谢所需的水和电解质量。小儿每日生理需水量约为 60 ~ 80ml/kg，钠、钾、氯各需 1 ~ 2mmol/kg。这部分液体应尽量口服补充，口服有困难者，给予 1/4 张 ~ 1/5 张含钠液加生理需要量的钾，于 24 小时内均匀滴入。

液体疗法常用补液溶液

1. 常用的单种液体

溶液	作用	特点
10%葡萄糖	补水分、热量	无张力
0.9%氯化钠	补钠	等渗，钠∶氯 =1∶1 （3∶2）
10%氯化钾	补钾	静脉滴注。浓度 ≯0.3%，速度 <0.3mmol/kg/h
5%碳酸氢钠	纠酸	1.4%碳酸氢钠为等渗
11.2%乳酸钠	纠酸	1.8%乳酸钠为等渗

2. 常用的混合液体

液体种类	0.9%氯化钠（份）	10%葡萄糖（份）	1.4%碳酸氢钠（份）	张力
2∶1液	2		1	等张
4∶3∶2液	4	3	2	6/9＝2/3张
2∶3∶1液	2	3	1	3/6＝1/2张
1∶1液	1	1		1/2张
1∶2液	1	2		1/3张
1∶3液	1	3		1/4张
1∶4液	1	4		1/5张

3. 几种常用液体的简易配制

液体种类	10%葡萄糖	10%氯化钠	5%碳酸氢钠
2∶1液	500ml	35ml	52≈50ml
4∶3∶2液	500ml	25ml	35ml
2∶3∶1液	500ml	15ml	25ml
1∶1液	500ml	20ml	
1∶4液	500ml	10ml	

【婴幼儿腹泻的液体疗法】

（一）口服补液法：口服补液盐（ORS）可预防和纠正轻、中度脱水，适用于腹泻时能口服且脱水不严重者。主要成分为氯化钠3.5g，碳酸氢钠2.5g，枸橼酸钾1.5g，葡萄糖20g，加温水至1000ml配制，为2/3张溶液，按轻度脱水50～80ml/kg，中度脱水80～100ml/kg，于8～12小时内补完。口服补液时不禁食不禁水，但应注意频繁呕吐、腹胀、休克、心肾功能不全和新生儿不宜口服补液。

（二）静脉输液法：适用于中、重度脱水，吐泻严重或口服补液失败者。制定补液方案要考虑三定：定量、定性、定速；三先：先盐后糖、先浓后淡、先快后慢；三见：见酸补碱、见尿补钾、见惊补钙或镁。

1. 第一天补液　可分三步，每一步骤又需分别定量、定性和定速。

定量：根据脱水的程度确定补液总量，包括累积损失量、继续损失量和生理需要量三部分。

定性：根据脱水的性质选择液体的种类。

定速：根据脱水程度和补液量确定输液的速度。

（1）第一步：对重度脱水或中度脱水伴有明显周围循环障碍者，首先进行扩容。

定量：按20ml/kg，总量＜300ml。

定性：用2∶1等张含钠液。

定速：30～60min内静脉缓慢推注或快速点滴输入。

（2）第二步：补充累计损失量，对轻度和中度脱水无明显周围循环障碍者不需要扩容，可直接开始补液。

定量：为总液量的一半（扩容者减去扩容量）。一般轻度脱水约 90~120ml/kg，中度脱水约 120~150ml/kg，重度脱水约 150~180ml/kg。

定性：按脱水类型选择，等渗性脱水用 1/2 张含钠液、低渗性脱水用 2/3 张含钠液、高渗性脱水用 1/3~1/5 张含钠液。

定速：8~12h 内输入，平均速度为 8~10ml/kg/h。

（3）第三步：补充继续损失量和生理需要量。

定量：剩余量。

定性：继续损失量用 1/2~1/3 张含钠液，生理需要量用 1/3~1/5 张含钠液。

定速：二者一起在 12~16h 内补完，平均速度为 5ml/kg/h。

（4）其它

见酸补碱：腹泻所引起的代谢性酸中毒一般经上述补液即能与脱水同时纠正。对重症酸中毒可根据症状结合血气分析结果，另加碱性液纠正，可按以下公式计算：（－BE）×0.5×体重（kg）＝5%碳酸氢钠量（ml）。

见尿补钾：见尿后应及时补钾，钾的生理需要量为每日 10% 氯化钾 2~3ml/kg，静脉滴注浓度为 0.2%~0.3%，不能直接静脉注射，一般加在继续损失量和生理需要量中补充，滴注速度宜慢，每日静滴时间不短于 6~8h。

见惊补钙或镁：腹泻患儿抽搐时补钙、镁，可用 10% 葡萄糖酸钙加等量 10% 的葡萄糖液稀释后缓慢静脉注射，如无效可用 25% 硫酸镁按 0.2~0.4ml/kg，加倍稀释后进行深部肌肉注射。

（二）第二天及以后的补液

主要是补充生理需要量和继续损失量，继续补钾，供给热量。一般可改为口服补液，病重或频繁吐泻者仍需静脉补液。一般生理需要量按每日 60~80ml/kg，用 1/5 张含钠液补充，继续损失量丢失多少补充多少，用 1/2~1/3 张含钠液补充，于 12~24 小时内均匀输入。

附录五
儿科常用方剂

二 画

二陈汤(《太平惠民和剂局方》)　半夏　茯苓　陈皮　炙甘草

丁萸理中汤(《医宗金鉴》)　丁香　吴茱萸　党参　白术　干姜　炙甘草

人参乌梅汤(《温病条辨》)　人参　乌梅　木瓜　山药　莲子肉　炙甘草

人参五味子汤(《幼幼集成》)　人参　白术　茯苓　五味子　麦冬　炙甘草　生姜　大枣

八珍汤(《正体类要》)　当归　川芎　熟地　白芍　人参　白术　茯苓　甘草

三 画

三拗汤(《太平惠民和剂局方》)　麻黄　杏仁　甘草

三子养亲汤(《韩氏医通》)　苏子　白芥子　莱菔子

大补阴丸(《丹溪心法》)　黄柏　知母　熟地黄　龟版　猪脊髓

大定风珠(《温病条辨》)　白芍　阿胶　龟版　地黄　麻仁　五味子　牡蛎　麦冬　炙甘草　鳖甲　鸡子黄

大青龙汤(《伤寒论》)　麻黄　桂枝　甘草　杏仁　生姜　大枣　石膏

小青龙汤(《伤寒论》)　麻黄　桂枝　芍药　细辛　半夏　干姜　五味子　甘草

小建中汤(《伤寒论》)　桂枝　白芍　甘草　生姜　大枣　饴糖

己椒苈黄丸(《金匮要略》)　防己　椒目　葶苈　大黄

四 画

五皮饮(《中藏经》)　生姜皮　桑白皮　陈橘皮　大腹皮　茯苓皮

五苓散(《伤寒论》)　桂枝　茯苓　泽泻　猪苓　白术

五虎汤(《医宗金鉴》)　麻黄　杏仁　石膏　甘草　细茶

五味消毒饮(《医宗金鉴》)　野菊花　银花　蒲公英　紫花地丁　紫背天葵子

止痉散 (验方)　全蝎　蜈蚣　天麻　僵蚕

少腹逐瘀汤(《医林改错》)　小茴香　炒干姜　延胡索　没药　当归　川芎　肉桂　赤芍　蒲黄　五灵脂

牛黄清心丸(《痘疹世医心法》)　牛黄　黄芩　黄连　栀子　郁金　朱砂

匀气散(《医宗金鉴》)　陈皮　桔梗　炮姜　砂仁　木香　炙甘草　红枣

乌药散(《小儿药证直诀》)　乌药　白芍　香附　高良姜

乌梅丸(《伤寒论》)　乌梅　细辛　干姜　川椒　黄连　黄柏　桂枝　附子　人参

当归

　　六君子汤(《世医得效方》)　　人参　白术　茯苓　甘草　陈皮　半夏
　　六味地黄丸(《小儿药证直诀》)　　熟地　山茱萸　山药　茯苓　泽泻　丹皮

五　画

　　玉屏风散(《丹溪心法》)　　黄芪　防风　白术
　　甘麦大枣汤(《金匮要略》)　　甘草　小麦　大枣
　　甘露消毒丹(《温热经纬》)　　滑石　黄芩　茵陈　藿香　连翘　石菖蒲　白蔻　薄荷　木通　射干　川贝母
　　石斛夜光丸(《原机启微》)　　天门冬　人参　茯苓　麦门冬　熟地黄　生地黄　菟丝子　菊花　草决明　杏仁　干山药　枸杞子　牛膝　五味子　白蒺藜　石斛　肉苁蓉　川芎　炙甘草　枳壳　青葙子　防风　川黄连　水牛角　羚羊角
　　龙骨散（验方）　　龙骨　枯矾
　　龙胆泻肝汤(《太平惠民和剂局方》)　　龙胆草　黄芩　栀子　泽泻　木通　车前子　当归　生地黄　柴胡　甘草
　　归脾汤(《济生方》)　　白术　黄芪　龙眼肉　茯神　酸枣仁　党参　当归　木香　远志　炙甘草　生姜　大枣
　　四神丸(《内科摘要》)　　补骨脂　肉豆蔻　吴茱萸　五味子　生姜　大枣
　　生脉散(《内外伤辨惑论》)　　人参　麦门冬　五味子
　　失笑散(《太平惠民和剂局方》)　　五灵脂　蒲黄
　　白虎汤(《伤寒论》)　　石膏　知母　粳米　甘草
　　白头翁汤(《伤寒论》)　　白头翁　秦皮　黄芩　黄柏
　　瓜蒌薤白半夏汤(《金匮要略》)　　瓜蒌实　薤白　半夏　白酒
　　加味六味地黄丸(《医宗金鉴》)　　熟地黄　山药　山萸肉　牡丹皮　茯苓　泽泻　鹿茸　五加皮　麝香

六　画

　　当归四逆汤(《伤寒论》)　　桂枝　细辛　白芍　当归　炙甘草　木通　大枣
　　曲麦枳术丸(《医学正传》)　　神曲　麦芽　枳实　白术
　　朱砂安神丸(《内外伤辨惑论》)　　川连　生地　当归　甘草　辰砂
　　华盖散(《太平惠民和剂局方》)　　麻黄　杏仁　甘草　桑白皮　紫苏子　赤茯苓　陈皮
　　血府逐瘀汤(《医林改错》)　　当归　生地黄　牛膝　红花　桃仁　柴胡　枳壳　赤芍　川芎　桔梗　甘草
　　异功散(《小儿药证直诀》)　　人参　白术　茯苓　陈皮　甘草
　　导赤散(《小儿药证直诀》)　　生地黄　竹叶　木通　甘草
　　防己黄芪汤(《金匮要略》)　　防己　甘草　白术　黄芪　生姜　大枣

七　画

　　苏葶丸(《医宗金鉴》)　　苦葶苈子　南苏子

杞菊地黄丸(《医级》)　　生地黄　山茱萸　茯苓　山药　丹皮　泽泻　枸杞子　菊花

连翘败毒散(《医方集解》)　　黑荆芥　炒防风　银花　连翘　生甘草　前胡　柴胡　川芎　枳壳　桔梗　茯苓　薄荷　生姜　羌活　独活

牡蛎散(《太平惠民和剂局方》)　　煅牡蛎　黄芪　麻黄根　浮小麦

沙参麦冬汤(《温病条辨》)　沙参　麦冬　玉竹　甘草　桑叶　白扁豆　天花粉

补中益气汤(《脾胃论》)　　黄芪　人参　白术　甘草　当归　陈皮　升麻　柴胡　生姜　大枣

补肾地黄丸(《医宗金鉴》)　熟地　泽泻　丹皮　山萸肉　牛膝　山药　鹿茸　茯苓

附子泻心汤(《伤寒论》)　　附子　大黄　黄芩　黄连

附子理中丸(《太平惠民和剂局方》)　炮附子　人参　白术　干姜　甘草

驱虫粉（验方）　使君子　生大黄

驱蛔承气汤(《急腹症方药新解》)　　大黄　芒硝　枳实　厚朴　槟榔　使君子　苦楝子

八　画

青蒿鳖甲汤(《温病条辨》)　　青蒿　鳖甲　知母　生地　丹皮

固真汤(《证治准绳》)　　人参　白术　茯苓　炙甘草　黄芪　附子　肉桂　山药

知柏地黄丸(《医宗金鉴》)　　干地黄　牡丹皮　山萸肉　山药　泽泻　茯苓　知母　黄柏

使君子散(《医宗金鉴》)　　使君子　白芜荑　苦楝子　甘草

金沸草散(《南阳活人书》)　　金沸草　前胡　荆芥　细辛　半夏　茯苓　甘草　生姜　大枣

金匮肾气丸(《金匮要略》)　　熟地黄　山药　茯苓　山萸肉　牡丹皮　泽泻　茯苓　桂枝　附子

肥儿丸(《医宗金鉴》)　　麦芽　胡黄连　人参　白术　茯苓　黄连　使君子　神曲　炒山楂　炙甘草　芦荟

炙甘草汤(《伤寒论》)　　炙甘草　大枣　阿胶　生姜　人参　生地　桂枝　麦冬　麻仁

定吐丸(《医宗金鉴》)　　丁香　蝎梢　半夏　枣肉为丸

定痫丸(《医学心悟》)　　天麻　川贝　胆星　半夏　陈皮　茯苓　茯神　丹参　麦冬　菖蒲　远志　全蝎　僵蚕　琥珀　辰砂　竹沥　姜汁　甘草

泻黄散(《小儿药证直诀》)　　藿香叶　山栀子仁　石膏　甘草　防风

泻心导赤散(《医宗金鉴》)　　生地　木通　黄连　甘草梢

参附汤(《校注妇人良方》)　　人参　附子　生姜　大枣

参附龙牡救逆汤（验方）　　人参　附子　龙骨　牡蛎　白芍　炙甘草

参苓白术散(《太平惠民和剂局方》)　　人参　茯苓　白术　桔梗　山药　甘草　白扁豆　莲肉　砂仁　薏苡仁

九　画

荆防败毒散(《摄生众妙方》)　　荆芥　防风　羌活　独活　柴胡　川芎　枳壳　茯苓

甘草　桔梗　前胡　人参　生姜　薄荷

茵陈蒿汤(《伤寒论》)　茵陈蒿　栀子　大黄

茵陈理中汤(《张氏医通》)　茵陈蒿　党参　干姜　白术　甘草

茜根散(《证治准绳》)　茜根　地榆　生地　当归　山栀　黄芩　黄连　犀角

香砂平胃散(《医宗金鉴》)　香附　苍术　陈皮　厚朴　砂仁　山楂肉　神曲　麦芽　枳壳　白芍　甘草

保和丸(《丹溪心法》)　山楂　神曲　半夏　茯苓　陈皮　连翘　莱菔子

养脏散(《医宗金鉴》)　当归　沉香　木香　肉桂　川芎　丁香

养胃增液汤(经验方)　石斛　乌梅　沙参　玉竹　白芍　甘草

宣毒发表汤(《痘疹仁端录》)　升麻　葛根　枳壳　防风　荆芥　薄荷　木通　连翘　牛蒡子　竹叶　甘草　前胡　桔梗　杏仁

十　画

桂枝甘草龙骨牡蛎汤(《伤寒论》)　桂枝　甘草　龙骨　牡蛎

真武汤(《伤寒论》)　茯苓　芍药　白术　生姜　附子

逐寒荡惊汤(《福幼编》)　胡椒　炮姜　肉桂　丁香　灶心土

柴胡葛根汤(《外科正宗》)　柴胡　天花粉　葛根　黄芩　桔梗　连翘　牛蒡子　石膏　升麻　甘草

透疹凉解汤(验方)　桑叶　甘菊　薄荷　连翘　牛蒡子　赤芍　蝉蜕　紫花地丁　黄连　藏红花

健脾丸(《医方集解》)　人参　白术　陈皮　麦芽　山楂　枳实　神曲

射干麻黄汤(《金匮要略》)　射干　麻黄　细辛　五味子　紫菀　款冬花　半夏　大枣　生姜

益脾镇惊散(《医宗金鉴》)　人参　白术　茯苓　朱砂　钩藤　炙甘草　灯心

资生健脾丸(《先醒斋医学广笔记》)　人参　白术　茯苓　扁豆　陈皮　山药　甘草　莲子肉　苡仁　砂仁　桔梗　藿香　橘红　黄连　泽泻　芡实　山楂　麦芽　白豆蔻

凉营清气汤(《喉痧症治概要》)　水牛角　鲜石斛　山栀　丹皮　鲜生地　薄荷　川连　赤芍　玄参　石膏　甘草　连翘　竹叶　茅根　芦根　金汁

消乳丸(《证治准绳》)　香附　砂仁　陈皮　神曲　麦芽　甘草

涤痰汤(《严氏易简归一方》)　半夏　陈皮　甘草　竹茹　枳实　生姜　胆星　人参　菖蒲

调元散(《活幼心书》)　人参　茯苓　茯神　白术　白芍　熟地　当归　黄芪　川芎　甘草　石菖蒲　山药

调脾散(验方)　苍术　陈皮　山楂　鸡内金　佩兰

通窍活血汤(《医林改错》)　赤芍　川芎　桃仁　红花　红枣　生姜　麝香　大葱

桑菊饮(《温病条辨》)　桑叶　菊花　杏仁　连翘　薄荷　桔梗　芦根　甘草

桑白皮汤(《景岳全书》)　桑白皮　半夏　苏子　杏仁　贝母　黄芩　黄连　山栀

十一画

理中丸(《伤寒论》)　人参　干姜　白术　甘草

黄连温胆汤(《六因条辨》)　半夏　陈皮　竹茹　枳实　茯苓　炙甘草　大枣　黄连

黄连解毒汤(《肘后方》)　黄连　黄柏　黄芩　栀子

黄芪桂枝五物汤(《金匮要略》)　黄芪　桂枝　芍药　当归　炙甘草　大枣

菟丝子散(《医宗必读》)　菟丝子　鸡内金　肉苁蓉　牡蛎　附子　五味子

羚角钩藤汤(《通俗伤寒论》)　羚羊角　桑叶　川贝母　生地黄　钩藤　菊花　茯神　竹茹　白芍　甘草

银翘散(《温病条辨》)　银花　连翘　竹叶　荆芥　牛蒡子　薄荷　豆豉　甘草　桔梗　芦根

麻杏石甘汤(《伤寒论》)　麻黄　杏仁　石膏　甘草

麻黄连翘赤小豆汤(《伤寒论》)　麻黄　连翘　赤小豆　杏仁　生梓白皮　生姜　大枣　炙甘草

羚角钩藤汤(《重订通俗伤寒论》)　羚羊角片　霜桑叶　川贝母　鲜生地　钩藤　滁菊花　茯神　白芍　甘草

清金化痰汤(《统旨方》)　黄芩　栀子　桑白皮　知母　瓜蒌仁　贝母　麦冬　桔梗　橘皮　茯苓　甘草

清胃解毒汤（验方）　升麻　黄连　生地　丹皮　石膏　黄芩

清咽下痰汤（验方）　玄参　桔梗　甘草　牛蒡子　贝母　瓜蒌　射干　荆芥　马兜铃

清热泻脾散(《医宗金鉴》)　栀子　石膏　黄连　生地黄　黄芩　茯苓　灯心

清解透表汤（验方）　西河柳　蝉蜕　葛根　升麻　紫草根　桑叶　菊花　甘草　牛蒡子　银花　连翘

清瘟败毒饮(《疫疹一得》)　生石膏　生地黄　犀角（用水牛角代）　黄连　栀子　桔梗　黄芩　知母　赤芍　玄参　连翘　甘草　丹皮　鲜竹叶

十二画

琥珀抱龙丸(《活幼心书》)　琥珀　天竺黄　檀香　人参　茯苓　粉甘草　枳壳　枳实　朱砂　山药　南星　金箔

葛根黄芩黄连汤(《伤寒论》)　葛根　黄芩　黄连

葱豉汤(《肘后备急方》)　葱白　豆豉

葶苈大枣泻肺汤(《金匮要略》)　葶苈子　大枣

普济消毒饮(《景岳全书》)　黄芩　黄连　橘红　玄参　生甘草　连翘　牛蒡子　板蓝根　马勃　白僵蚕　升麻　柴胡　桔梗

温胆汤(《千金要方》)　半夏　陈皮　竹茹　枳实　炙甘草

犀角地黄汤(《备急千金要方》)　犀角（用水牛角代）　生地　丹皮　芍药

犀角消毒饮(《医宗金鉴》)　防风　牛蒡子　荆芥　犀角（用水牛角代）　金银花　甘草

缓肝理脾汤(《医宗金鉴》)　桂枝　人参　茯苓　白术　白芍　陈皮　山药　扁豆　炙甘草　煨姜　大枣

十三画

解肌透痧汤(《丁氏医案》)　　荆芥　牛蒡子　蝉蜕　浮萍　僵蚕　射干　豆豉　马勃　葛根　甘草　桔梗　前胡　连翘　竹茹

新加香薷饮(《温病条辨》)　　香薷　银花　鲜扁豆花　厚朴　连翘

十四画

缩泉丸(《校注妇人良方》)　　益智仁　台乌药　山药

十五画以上

增液汤(《温病条辨》)　　生地　玄参　麦冬

镇惊丸(《医宗金鉴》)　　茯神　麦冬　朱砂　远志　石菖蒲　枣仁　牛黄　黄连　钩藤　珍珠　胆南星　天竺黄　犀角（用水牛角代）　甘草

藿香正气散(《太平惠民和剂局方》)　　大腹皮　白芷　紫苏　茯苓　半夏曲　白术　陈皮　厚朴　苦桔梗　藿香　甘草

附录六

儿科常用中成药

二　画

二冬膏：天门冬　麦门冬

十全大补丸：党参　白术　茯苓　甘草　当归　川芎　白芍　熟地黄　黄芪　肉桂

人参归脾丸：人参　苡仁　远志　甘草　白术　黄芪　当归　木香　茯苓　龙眼肉

丁桂儿脐贴：丁香　肉桂　荜茇

三　画

三黄片：黄连　黄芩　大黄

大山楂丸：山楂　六神曲　麦芽

川芎嗪注射液：川芎嗪

小儿化毒散：牛黄　珍珠　雄黄　大黄　黄连　甘草　天花粉　川贝母　赤芍　乳香　没药　冰片

小儿回春丹：防风　羌活　雄黄　牛黄　天竺黄　川贝母　胆南星　麝香　冰片　朱砂　蛇含石　天麻　钩藤　全蝎　僵蚕　白附子　甘草

小儿金丹片：胆南星　橘红　羌活　前胡　天麻　防风　葛根　大青叶　山川柳　玄参（去皮）　甘草　生地　钩藤　木通　枳壳　牛蒡子　桔梗　赤芍　川贝母（去心）　朱砂粉　冰片粉　清半夏　羚羊角粉　犀角粉　薄荷冰　荆芥穗

小儿香橘丹（丸）：苍术　白术　茯苓　甘草　山药　白扁豆　薏苡仁　莲子肉　泽泻　陈皮　砂仁　木香　法半夏　香附　枳实　厚朴　六神曲　麦芽　山楂

小儿牛黄散：钩藤　僵蚕　天麻　全蝎　黄连　大黄　胆南星　浙贝母　天竺黄　半夏　橘红　滑石　人工牛黄　朱砂　麝香　冰片

小儿健脾丸：人参　白术　炙甘草　山药　莲子　扁豆　木香　草豆蔻　陈皮　青皮　神曲　麦芽　谷芽　山楂　芡实　苡仁　当归　枳壳

小儿羚羊散：羚羊角　水牛角浓缩粉　人工牛黄　黄连　银花　连翘　西河柳　牛蒡子　葛根　浮萍　紫草　赤芍　天竺黄　川贝　朱砂　冰片　甘草

小儿紫草丸：紫草　西河柳　升麻　羌活　菊花　银花　地丁　青黛　雄黄　制乳香　没药　牛黄　玄参　朱砂　琥珀　石决明　梅片　浙贝　核桃仁　甘草

小儿清肺颗粒：茯苓　半夏　川贝　百部　黄芩　胆南星　白前　石膏　沉香

小儿宣肺止咳颗粒：麻黄　竹叶　防风　黄芩　桔梗　白芥子　苦杏仁　南葶苈子　马兰　黄芪　山药　山楂　甘草

小儿热速清口服液：柴胡　黄芩　板蓝根　葛根　水牛角　连翘　大黄

小儿清热解毒口服液：银花　连翘　黄芩　栀子　知母　生地　石膏　玄参　板蓝根　麦冬

小柴胡颗粒：柴胡　黄芩　人参　炙甘草　生姜　半夏　大枣

小青龙口服液：麻黄　桂枝　芍药　甘草　干姜　细辛　半夏　五味子

川贝枇杷糖浆：川贝母　桔梗　枇杷叶

四　画

开窍通关散：牙皂　雄黄　细辛　蟾蜍　麝香　冰片等

木香槟榔丸：木香　槟榔　枳壳　陈皮　青皮　香附　三棱　莪术　黄连　黄柏　大黄　牵牛子　芒硝

五子衍宗丸：枸杞子　菟丝子　覆盆子　五味子　车前子

五福化毒丹：连翘　犀角（用水牛角代）　黄连　玄参　生地　赤芍　青黛　桔梗　炒牛蒡子　芒硝

牛黄千金散：天竺黄　大黄　钩藤　制天南星　雄黄　川贝母　僵蚕　天麻　橘红　半夏　甘草　黄连　人造牛黄　朱砂　麝香　冰片

牛黄清心丸：牛黄　当归　川芎　甘草　山药　黄芩　苦杏仁　大豆黄卷　大枣　白术　茯苓　桔梗　防风　柴胡　阿胶　干姜　白芍　人参　六神曲　肉桂　麦冬　白蔹　蒲黄　麝香　冰片　水牛角粉　羚羊角　朱砂　雄黄

牛黄解毒片：牛黄　雄黄　石膏　大黄　黄芩　桔梗　冰片　甘草

牛黄镇惊丸：牛黄　全蝎　僵蚕　珍珠　麝香　朱砂　雄黄　天麻　钩藤　防风　琥珀　胆南星　白附子　半夏　天竺黄　冰片　薄荷　甘草

化虫丸：玄明粉　大黄　雷丸　槟榔　苦楝皮　芜荑　牵牛子　使君子　鹤虱

化积口服液：茯苓　莪术　雷丸　海螵蛸　三棱　红花　鸡内金　槟榔　鹤虱　使君子

丹参注射液：丹参

六神丸：人工牛黄　蟾酥　珍珠　冰片　麝香　雄黄粉　百草霜

双黄连口服液：黄芩　银花　连翘

双黄连注射液（粉针剂）：黄芩　银花　连翘

五　画

玉枢丹（紫金锭）：麝香　雄黄　山慈姑　千金子霜　红大戟　朱砂　五倍子

玉屏风颗粒：黄芪　白术　防风

玉屏风口服液：黄芪　白术　防风

龙胆泻肝丸：龙胆草　柴胡　黄芩　栀子　泽泻　木通　车前子　当归　地黄　甘草

龙牡壮骨颗粒：党参　茯苓　白术　龙骨　牡蛎　龟板　黄芪　山药　五味子　麦冬

归脾丸：党参　白术　黄芪　甘草　茯苓　远志　酸枣仁　龙眼肉　当归　木香　大枣

白金丸：郁金　明矾

生脉注射液：红参　麦冬　五味子

生脉饮口服液：人参　麦冬　五味子

宁血糖浆：花生衣

六　画

西瓜霜：西瓜　硝石　芒硝　冰片

百令胶囊：发酵虫草菌粉

如意金黄散（金黄散）：姜黄　大黄　黄柏　苍术　厚朴　陈皮　甘草　生胆南星　白芷　天花粉

至宝丹：牛黄　麝香　水牛角粉　玳瑁等

血康口服液：肿节风等

冰硼散：冰片　硼砂　朱砂　玄明粉

安宫牛黄丸（散）：牛黄　水牛角浓缩粉　麝香　珍珠　朱砂　雄黄　黄连　黄芩　栀子　郁金　冰片

羊胆丸：羊胆干膏　百部　白及　浙贝母　甘草粉

七　画

医痫丸：白附子　天南星　半夏　猪牙皂　僵蚕　乌梢蛇　蜈蚣　全蝎　白矾　雄黄　朱砂

抗病毒口服液：板蓝根　石膏　芦根　生地　藿香　连翘等

局方至宝丹：犀角（用水牛角代）　牛黄　玳瑁　麝香　朱砂　雄黄　琥珀　安息香　冰片

附子理中丸：附子　党参　白术　干姜　甘草

八　画

板蓝根颗粒：板蓝根

肾炎清热片：白茅根　连翘　杏仁　大腹皮　蒲公英　泽泻　茯苓皮　桂枝　车前子　蝉蜕　赤小豆　生石膏等

罗汉果止咳糖浆：罗汉果　百部　杏仁　北沙参　白前　桑白皮　枇杷叶　桔梗　薄荷油

知柏地黄丸：知母　黄柏　熟地黄　山茱萸　牡丹皮　山药　茯苓　泽泻

使君子丸：使君子　制南星　槟榔

肥儿丸：肉豆蔻　木香　六神曲　炒麦芽　胡黄连　槟榔　使君子仁

河车大造丸：紫河车　熟地黄　天冬　麦冬　杜仲　牛膝　黄柏　制龟甲

参附注射液：人参　附子

参麦注射液：人参　麦冬

九　画

茵陈五苓丸：茵陈　泽泻　茯苓　猪苓　白术　肉桂

茵栀黄注射液：茵陈　山栀子　黄芩甙

枳实导滞丸：枳实　大黄　黄连　黄芩　六神曲　白术　茯苓　泽泻

柏子养心丸：　柏子仁　党参　黄芪　川芎　当归　茯苓　远志　酸枣仁　肉桂　五味子　半夏曲　炙甘草

哮喘颗粒：麻黄　石膏粉　白果　前胡　桑白皮　旋覆梗　半夏　大青叶　平地木　甘草　砂糖

香砂养胃丸：白术　厚朴　木香　砂仁　陈皮　茯苓　半夏　香附　枳实　藿香　甘草

香连丸：吴茱萸　制黄连　木香

复方丹参注射液：丹参　降香

脉络宁注射液：玄参　牛膝　红花　党参　石斛　金银花　炮山甲等

急支糖浆：炙麻黄　野荞麦根　四季青　前胡等

追虫丸：牵牛子　槟榔　木香　雷丸　茵陈　大皂角　苦楝皮

养阴清肺口服液：生地黄　川贝母　甘草

穿琥宁注射液：穿心莲内酯

神犀丹：水牛角　石菖蒲　黄芩　生地　忍冬藤　连翘　板蓝根　淡豆豉　玄参　天花粉　紫草

十　画

珠黄散：珍珠　牛黄

桂龙咳喘宁：桂枝　龙骨　牡蛎　瓜蒌皮　半夏　黄连等

十一画

蛇胆川贝液：三蛇胆汁　杂蛇胆汁　川贝母　杏仁水　蜂蜜　薄荷脑

银黄口服液：银花　黄芩提取物

羚羊清肺液：羚羊角　川贝　川军　甘草　朱砂　青礞石　黄芩　牛黄　生石膏

清开灵颗粒：胆酸　去氧胆酸　水牛角　珍珠母　黄芩　金银花　栀子　板蓝根

清开灵注射液：水牛角　黄芩贰　珍珠粉　栀子　板蓝根　银花　胆酸

清热化滞颗粒：大黄　大青叶　北寒水石　焦麦芽　焦山楂　焦槟榔　草豆蔻　广藿香　薄荷　化橘红　前胡

清热解毒口服液：银花　连翘　黄芩　栀子　知母　生地黄　石膏　玄参　板蓝根　麦冬

十二画

琥珀抱龙丸：琥珀　竹黄　檀香　党参　茯苓　甘草　山药　枳壳　枳实　胆南星　朱砂　牛黄

琥珀镇惊丸：琥珀　麝香　僵蚕　浙贝母　牛黄　珍珠　朱砂　雄黄　胆星　橘红　法夏　天麻　钩藤　全蝎　麦冬　天竺黄等

葛根芩连微丸：葛根　黄芩　黄连　炙甘草

紫金锭（玉枢丹）：山慈姑　红大戟　千金子霜　五倍子　麝香　朱砂　雄黄

　　紫雪丹：石膏　寒水石　滑石　磁石　玄参　木香　沉香　升麻　甘草　丁香　芒硝　水牛角浓缩粉　羚羊角　麝香　朱砂

　　猴枣散：猴枣　羚羊角　贝母　天竺黄　礞石　伽楠香　月石　麝香

十三画

　　锡类散：冰片　珍珠　人工牛黄　象牙屑　人指甲

十四画

　　静灵口服液：熟地　淮山药　山茱萸　丹皮　茯苓　泽泻　石菖蒲　远志　龙齿　知母　黄柏等

　　赛金化毒散：大黄　黄连　人工牛黄　珍珠（飞）　朱砂（飞）　雄黄（飞）　乳香（制）　没药（制）　赤芍　冰片　川贝　天花粉　甘草

　　缩泉丸：益智仁　乌药　山药

十五画以上

　　醒脑静注射液：麝香　冰片　郁金　山栀

　　藿香正气口服液：苍术　陈皮　厚朴　白芷　茯苓　大腹皮　生半夏　甘草浸膏　藿香油　苏叶油

　　鹭鸶咳丸（鹭鸶涎丸）：鹭鸶涎　牛蒡子　栀子　生石膏　天花粉

主要参考文献

1. 汪受传. 中医儿科学（新二版）. 北京：中国中医药出版社，2002
2. 苏树蓉. 中医儿科学. 北京：人民卫生出版社，2003
3. 刘百祥. 中医儿科学. 北京：人民卫生出版社，2005
4. 刘慧瑾. 中医儿科学. 南京：江苏科学技术出版社，2002